# MenuPausia

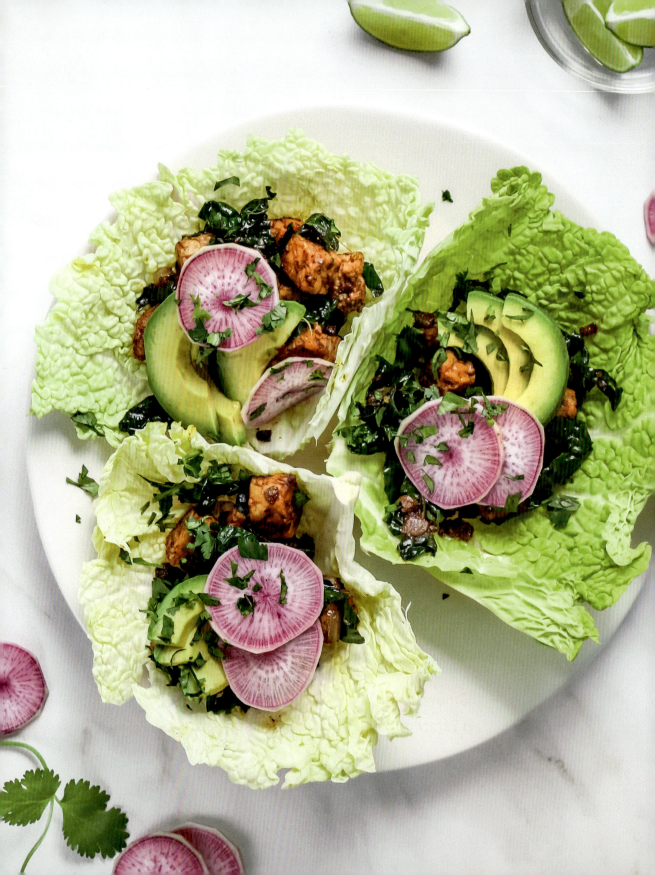

# MenuPausia

Cinco planes dietéticos únicos para perder peso y mejorar el estado de ánimo, el sueño y los sofocos

Anna Cabeca

Ginecobstetra, osteópata, miembro del
Colegio Estadounidense de Obstetras y Ginecólogos

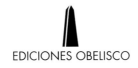

EDICIONES OBELISCO

Si este libro le ha interesado y desea que le mantengamos informado
de nuestras publicaciones, escríbanos indicándonos qué temas son de su interés
(Astrología, Autoayuda, Psicología, Artes Marciales, Naturismo,
Espiritualidad, Tradición…) y gustosamente le complaceremos.

Puede consultar nuestro catálogo en www.edicionesobelisco.com

Los editores no han comprobado la eficacia ni el resultado de las recetas,
productos, fórmulas técnicas, ejercicios o similares contenidos en este libro.
Instan a los lectores a consultar al médico o especialista de la salud ante
cualquier duda que surja. No asumen, por lo tanto, responsabilidad alguna
en cuanto a su utilización ni realizan asesoramiento al respecto.

**Colección Salud y Vida natural**
MenuPausia
*Anna Cabeca*

Título original: *Menupause: Five Unique Eating Plans
to Break Through Your Weight Loss Plateau
and Improve Mood, Sleep, and Hot Flashes*

1.ª edición: noviembre de 2023

Traducción: *Meritxell Almarza*
Maquetación: *Juan Bejarano*
Corrección: *Sara Moreno*
Diseño de cubierta: *Jennifer K. Beal Davis*
Fotografías: *A. J. Kane*

© 2022, Anna Cabeca
Libro publicado por acuerdo con Rodale Books,
sello editorial de Random House,
división de Penguin Random House LLC
(Reservados todos los derechos)
© 2023, Ediciones Obelisco, S. L.
(Reservados los derechos para la presente edición)

Edita: Ediciones Obelisco, S. L.
Collita, 23-25. Pol. Ind. Molí de la Bastida
08191 Rubí - Barcelona - España
Tel. 93 309 85 25
E-mail: info@edicionesobelisco.com

ISBN: 978-84-1172-068-7
DL B 18179-2023

*Printed in Poland*

Reservados todos los derechos. Ninguna parte de esta publicación, incluido el diseño de la cubierta,
puede ser reproducida, almacenada, transmitida o utilizada en manera alguna por ningún medio,
ya sea electrónico, químico, mecánico, óptico, de grabación o electrográfico, sin el previo consentimiento
por escrito del editor. Diríjase a CEDRO (Centro Español de Derechos Reprográficos, www.cedro.org)
si necesita fotocopiar o escanear algún fragmento de esta obra.

¡En las pausas de la vida es donde encontramos la magia!

A mis hijas Brittany, Amanda, Amira y Avamarie, y a mi hijo Garrett, que en paz descanse: agradezco todos los días por teneros.

A mi prima Grace y a todas las mujeres que, como tú, se las han visto y deseado para saber cuál es el siguiente paso que tienen que dar para gozar de una excelente salud. Este libro es para vosotras.

A todas las mujeres de mi Club de la Doctora Amiga, por compartir vuestras historias y jornadas y construir una comunidad llena de cariño. Os estoy muy agradecida.

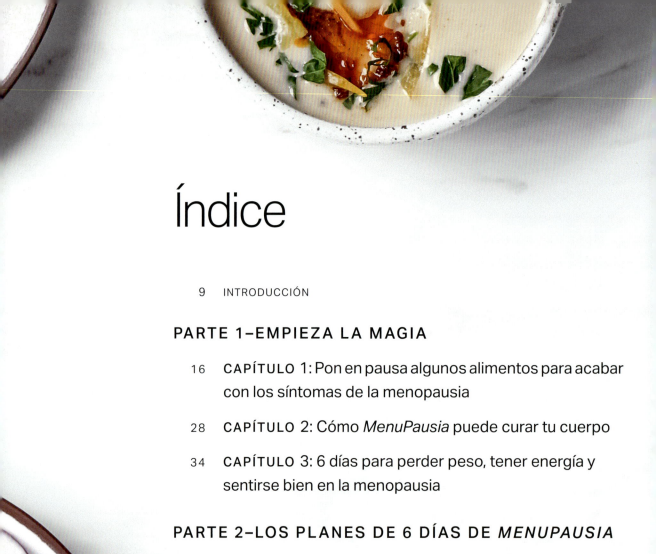

# Índice

9   INTRODUCCIÓN

## PARTE 1–EMPIEZA LA MAGIA

16   **CAPÍTULO 1:** Pon en pausa algunos alimentos para acabar con los síntomas de la menopausia

28   **CAPÍTULO 2:** Cómo *MenuPausia* puede curar tu cuerpo

34   **CAPÍTULO 3:** 6 días para perder peso, tener energía y sentirse bien en la menopausia

## PARTE 2–LOS PLANES DE 6 DÍAS DE *MENUPAUSIA*

44   **CAPÍTULO 4:** Plan keto verde extremo

60   **CAPÍTULO 5:** Plan keto verde desintoxicante a base de plantas

70   **CAPÍTULO 6:** Pausa en los carbohidratos

86   **CAPÍTULO 7:** Plan keto verde depurativo

104   **CAPÍTULO 8:** Plan para modificar los carbohidratos

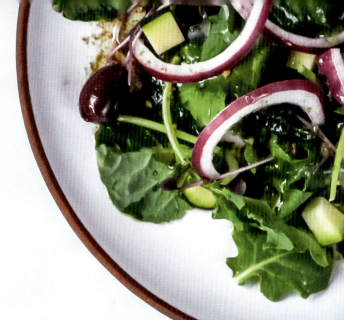

## PARTE 3–LAS RECETAS DE *MENUPAUSIA*

- 119   **CAPÍTULO 9:** Recetas del plan keto verde extremo
- 163   **CAPÍTULO 10:** Recetas del plan keto verde desintoxicante a base de plantas
- 195   **CAPÍTULO 11:** Recetas de la pausa en los carbohidratos
- 231   **CAPÍTULO 12:** Recetas del plan keto verde depurativo
- 249   **CAPÍTULO 13:** Recetas del plan para modificar los carbohidratos
- 288   **CAPÍTULO 14:** Pon en pausa lo que ya no te sirve
- 293   RECURSOS
- 294   AGRADECIMIENTOS
- 295   REFERENCIAS
- 298   ÍNDICE ANALÍTICO

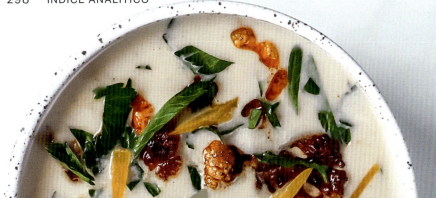

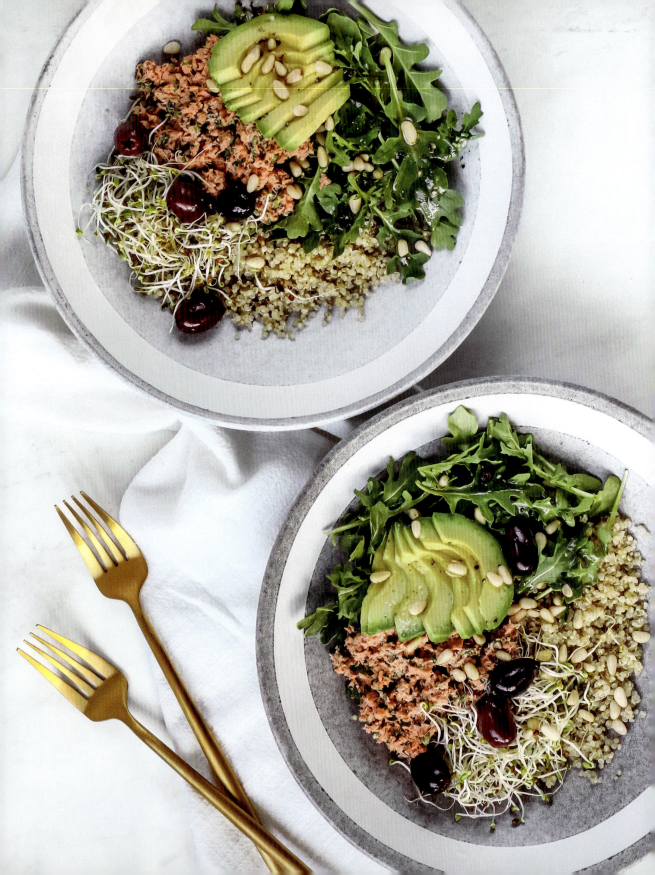

# Introducción

Bienvenida al proceso que te permitirá recuperar la salud y la vida con alimentos sabrosos y que, además, son buenos para tu cuerpo. Si lo sigues, formarás parte de una familia de mujeres que piensan igual que tú, como las que han llegado a mis comunidades de Facebook y al Club de la Doctora Amiga en mi página web. Nuestro objetivo común es apoyarnos mutuamente de forma abierta y sincera en las distintas etapas de la vida, pero especialmente en la menopausia, que puede ser la más difícil.

Seamos sinceras: la fluctuación hormonal que precipita la menopausia causa estragos en nuestra vida, por muy normal y feliz que sea. Lo sé, lo digo por experiencia. Lo he vivido no una, sino dos veces. La primera fue cuando tenía 39 años. Mi hijo pequeño falleció en un trágico accidente y, como consecuencia, el estrés, la falta de sueño y la profunda tristeza me interrumpieron la menstruación. Me sumí en lo que los médicos diagnosticaron una «menopausia precoz». Ni siquiera pensaba en la menopausia, para mí era algo que les ocurría sobre todo a las mujeres de más de 50 años. Pero llegaron los síntomas, empezando por el aumento de peso. Había luchado toda mi vida contra el sobrepeso –una vez llegué a pesar más de cien kilos–, por lo que esta situación me daba mucho miedo y no estaba preparada ni me sentía capaz de afrontarla.

Con el tiempo –¡y no gracias a ningún médico!–, pude revertir mi menopausia precoz y, milagrosamente, tuve otro bebé. Pero cuando cumplí los 48, más cerca de cuando suele empezar la menopausia, todos los síntomas volvieron, sólo que peor. Esta vez me dolían las articulaciones, dormía menos, sufría depresión y me costaba abrocharme casi toda la ropa. Sentí que mi cuerpo me traicionaba. Era como si tuviera el síndrome premenstrual tomándome la pastilla y no sabía cuándo acabaría o ni siquiera si acabaría.

En ambas ocasiones, necesité toda mi fuerza de voluntad para poner orden a mis hormonas y a mi vida. Recuerdo que llegué a sentirme tan mal que no quería salir de la cama. Pero tenía que mejorar. Necesitaba sentirme mejor.

Y lo conseguí.

Lo conseguí por medios naturales, principalmente la alimentación y el estilo de vida. Sí, mi estrategia para cuidar de mí misma empezó con la comida. Eliminé el gluten, los azúcares refinados y los alimentos procesados, y aumenté el consumo de proteínas, verduras y grasas saludables. Empecé a tomar mejores suplementos. Y comencé a escribir en un diario cómo me sentía, lo cual me ayudó a confirmar que la comida me estaba curando de verdad.

Pronto empecé a sentirme estupenda, completa de nuevo y preparada para afrontar la vida a toda máquina. Pasé a crear programas en línea para ayudar a las mujeres a equilibrar las hormonas y sanar su cuerpo. Escribí dos libros sobre el tema: *The Hormone Fix* y

En la página anterior: Bol de quinoa con salmón, página 263

*Keto-Green 16,* que incluían planes dietéticos para ayudar a las mujeres (y también a los hombres) a superar el efecto colateral casi universal de los cambios hormonales: el aumento de peso. También he creado plataformas –como mi página web, dranna.com–, varios pódcast y el programa *The Girlfriend Doctor Show* para difundir información y ayudar a mujeres de todo el mundo.

Mis dietas y estos programas han tenido mucho más éxito del que jamás habría imaginado. Gracias a ellos, decenas de miles de mujeres previenen y revierten los síntomas de la menopausia y consiguen perder peso de forma segura y fácil mientras recuperan el equilibrio hormonal.

Lo que me lleva a *MenuPausia*. Se trata de un novedoso libro de cocina repleto de recetas sabrosas y saciantes, organizadas en cinco innovadores planes dietéticos de seis días que tienen el propósito de mejorar tu salud y bienestar. La variedad de planes dietéticos te ayudará a perder peso y a acelerar los resultados. Al igual que con la menopausia tienes que cambiar tu rutina de ejercicios, también tienes que cambiar tu rutina alimentaria. Mi objetivo al escribir este libro de cocina es compartir contigo alimentos deliciosos y nutritivos que aliviarán tus síntomas y te ayudarán a sentirte estupenda. Con este libro, descubrirás una gran variedad de platos deliciosos y de calidad para que puedas vivir una vida plena, una vida en la que te levantes cada día queriendo a la mujer en la que te has convertido.

La salud siempre empieza con alimentos ricos en nutrientes. Este concepto no es nuevo, por supuesto. Desde la antigüedad, la alimentación ha sido fundamental para la medicina, para curarse y para prevenir enfermedades. Al padre de la medicina, Hipócrates, le debemos esta famosa cita: «Que el alimento sea tu medicina y la medicina, tu alimento». La comida fue el primer medicamento que se utilizó en la antigüedad para restablecer la armonía de una persona enferma. Y aún funciona de maravilla.

Mujeres de todo el mundo lo saben. En Occidente, muchas nos acercamos a la menopausia con miedo y temor: aumento de peso, insomnio, niebla mental, ansiedad, depresión, sofocos, pérdida de libido, pérdida de memoria y mucho más. No es casualidad que suframos más síntomas menopáusicos que las mujeres de otras culturas. ¿Es culpa de nuestra dieta? En gran medida, ¡sí!

Tras la muerte de mi precioso hijo, mi familia y yo hicimos un viaje por todo el mundo. Una de mis misiones era descubrir las mejores prácticas naturales para curar, prácticas que pudiera incorporar a mi vida y a la vida de las mujeres. En este viaje, descubrí que la menopausia y otras fases por las que pasa el cuerpo femenino provocan menos síntomas en mujeres de otras culturas que en las estadounidenses y que las mujeres mayores son veneradas, escuchadas y respetadas por su sabiduría.

¿Por qué? Porque en otras culturas la menopausia se trata con métodos naturales y la dieta es la mejor forma de reducir los síntomas y facilitar la transición.

¡Sí, la dieta! Los cambios en la dieta y en el estilo de vida no sólo hacen más llevadera la menopausia, sino también la perimenopausia y la posmenopausia.

Por eso, en este libro incluyo secciones extras llamadas «La menopausia en el mundo», que ilustran cómo las mujeres de otros países pasan por la menopausia de forma natural y tienen muy pocas complicaciones fisiológicas. Las dietas naturales que siguen equilibran las hormonas y, junto al ejercicio físico, ayudan a reducir los efectos negativos de la menopausia. Además, muchas mujeres de estas culturas, a medida que envejecen, siguen teniendo niveles naturalmente altos de hormonas sexuales –como el estrógeno, la dehidroepiandrosterona (DHEA) y la progesterona–, niveles que son superiores a los de las mujeres estadounidenses de la misma edad. La razón tiene que ver con la dieta, sí, pero también con mantener una actitud positiva. Aunque las mujeres de otros países también sufren estrés, su cultura les ofrece estrategias para afrontarlo, como comunidades de apoyo, hogares multigeneracionales y un profundo sentido de la espiritualidad, del significado y del propósito de la vida. Es lo que sucede, por ejemplo, en las zonas azules, las regiones del planeta que tienen el mayor número de personas que superan los 100 años.

Nosotras también podemos tener la misma actitud y llevar el mismo estilo de vida. Por eso he creado muchas recetas que reflejan culturas en las que la transición a la menopausia se produce casi sin síntomas y se considera un momento de celebración.

Cuando aprendas a preparar comidas deliciosas repletas de nutrientes curativos –en lugar de depender de alimentos precocinados o procesados–, darás un paso de gigante para sentirte y verte mejor, ¡y será para toda la vida! Cuando sepas cocinar platos saludables, los síntomas de la menopausia prácticamente desaparecerán. Cuando empieces a disfrutar de esta forma de vida, te sentirás más feliz y plena, y te lo mereces.

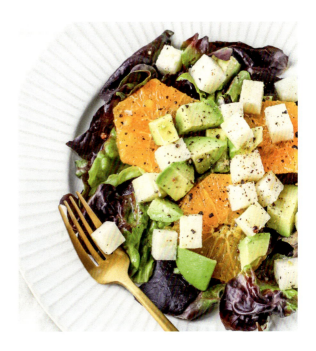

Con *MenuPausia* podrás cambiar tu forma de comer, consolidar nuevos hábitos alimentarios, cuidar tu salud y bajar de peso. Sólo tienes que comer alimentos de verdad. Alimentos frescos y ecológicos. Alimentos llenos de nutrientes, proteínas buenas y grasas curativas que mantienen tu cuerpo en plena forma. Estos alimentos te harán bien, independientemente de la edad que tengas o de la etapa de la vida en la que estés. ¡Y toda tu familia los disfrutará!

He visto como la alimentación produce cambios casi milagrosos en mujeres que están en la perimenopausia o en plena menopausia. Se sentían enfermas, fatigadas y desorientadas, sufrían depresión y ansiedad y les agobiaban los kilos de más. Al cambiar su alimentación, estaban más sexis y esbeltas, su humor mejoró, su cabeza empezó a funcionar mejor, su cuerpo se fortaleció..., ¡entre muchos otros cambios!

Arriba: Ensalada de jícama, página 177

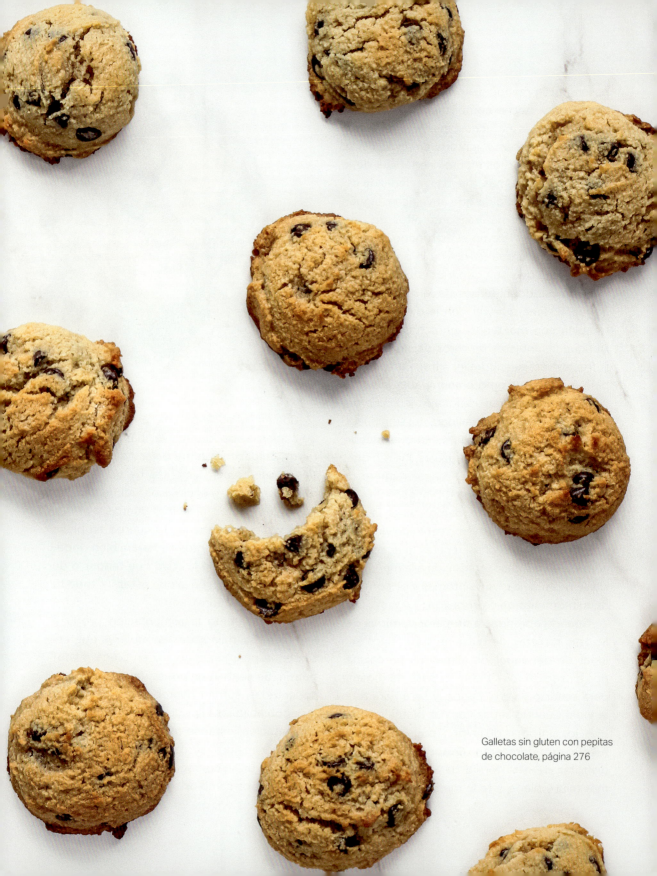

Galletas sin gluten con pepitas de chocolate, página 276

En estas páginas conocerás todos los beneficios que te ofrece este tipo de alimentación. Los planes de 6 días que son fáciles de seguir y las recetas que los acompañan te ayudarán a:

- Quitarte kilos de encima rápidamente, bajar una talla en menos de una semana, lucir tu mejor aspecto en un acontecimiento próximo al que quieres acudir o mantenerte en el peso que siempre has soñado.

- Entender cómo el aumento de peso afecta y empeora los síntomas más comunes de la menopausia: sofocos, sudores nocturnos, insomnio, irritabilidad, ansiedad, depresión, fatiga y niebla mental. Si tienes sobrepeso, los síntomas serán aún más duros. Pero si consigues adelgazar, tu viaje por la menopausia será tranquilo. Por esta razón, en este libro dedico mucho tiempo a la relación entre el peso y la menopausia.

- Superar la llamada «resistencia a perder peso», que es muy frustrante porque parece que no consigues perder ni un kilo o los pierdes demasiado despacio.

- Afrontar y superar síntomas desconcertantes, como los sofocos, los sudores nocturnos, la falta de sueño, la depresión y la irritabilidad.

- Restablecer tu organismo si te has alimentado mal demasiado tiempo o estás agotada, tanto física como mentalmente, por culpa de un estilo de vida muy ajetreado.

- Reequilibrar tus hormonas, tanto si estás en la perimenopausia, la menopausia o la posmenopausia.

- Desintoxicarte del alcohol, la cafeína, los alimentos procesados y los alimentos de origen animal llenos de antibióticos y hormonas.

- Poner en pausa algunos alimentos y sustancias que te sientan mal.

- Ayudar a reducir los síntomas de enfermedades crónicas como las autoinmunes, la inflamación, el dolor y otros problemas relacionados con la menopausia y el envejecimiento.

- Ayudar a prevenir enfermedades relacionadas con la menopausia, como cardiopatías, diabetes, osteoporosis e incluso ciertos tipos de cáncer.

Tengas la edad que tengas, sea lo que sea lo que necesites, este libro es para ti. Espero que también lo utilices como recurso para planificar comidas flexibles y centradas en tus necesidades específicas: perder peso, regular las hormona, desintoxicarte y mucho más.

Me encanta la forma de comer de *MenuPausia*. Sus «pausas» nos dan tiempo para reflexionar, sanar, hacer introspección y valorar lo que de verdad importa. También desestancan la pérdida de peso y nos mantienen en el buen camino en este viaje por la menopausia. Hacen maravillas y nos hacen sentir revitalizadas física, mental y emocionalmente. En *MenuPausia* es donde empieza la magia.

Con mucho cariño, te doy la bienvenida a la familia.

–Dra. Anna Cabeca,
*la Doctora Amiga*

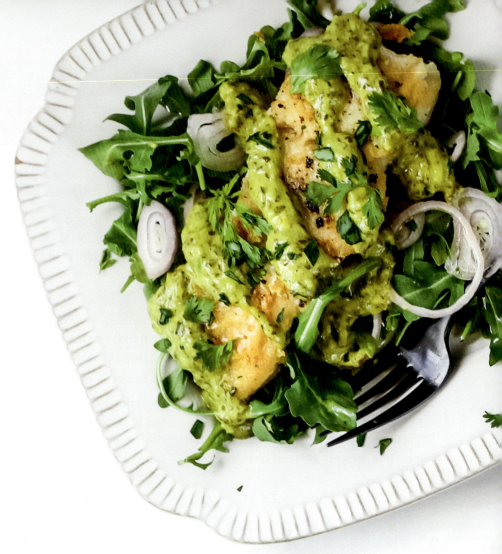
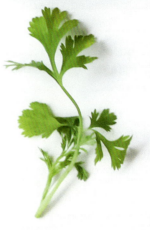
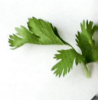

PARTE I

# Empieza la magia

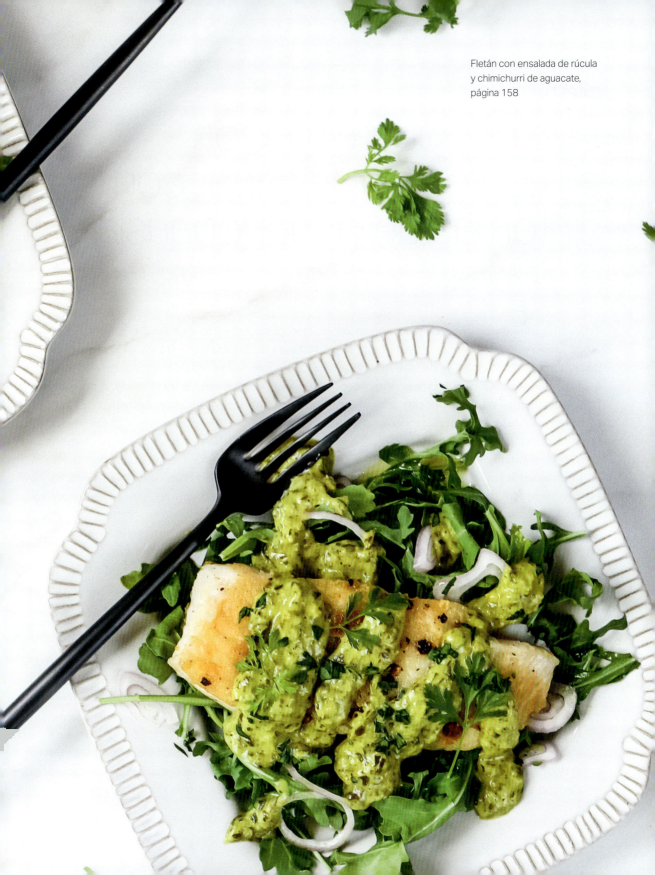

Fletán con ensalada de rúcula y chimichurri de aguacate, página 158

CAPÍTULO 1

# Pon en pausa algunos alimentos para acabar con los síntomas de la menopausia

*¡En las pausas de la vida es donde encontramos la magia!*

Tal vez hayas elegido este libro porque estás empezando a darte cuenta –o ya hace tiempo que te has dado cuenta– de que tu cuerpo está cambiando. Quizás has ganado peso, tienes problemas para dormir por la noche o te sientes confusa, de mal humor y letárgica durante el día. ¿Qué ocurre?

Si te estás acercando a la edad media en la que llega la menopausia, normalmente en torno a los 51 años –aunque también puede ser 10 años antes, o pasados los 35–, estos cambios tienen una explicación sencilla: tu producción hormonal ha empezado a disminuir. Pero sé que esta explicación médica no ayuda mucho en el calor del momento.

Hablando de calor: sí, muchas sufrimos esos sofocos a raudales. Te sientes como si, en cualquier momento, estuvieras a punto de convertirte en una bola de fuego. Tus partes íntimas se secan como el desierto del Sahara y temes que tus días de sexo hayan terminado.

Tu estado de ánimo parece una montaña rusa: un momento estás riendo y, al siguiente, llorando y al final sÓlo quieres sentarte en un rincón con una enorme tarrina de helado de chocolate cubierto con jarabe de chocolate, virutas de chocolate y frutos secos recubiertos de chocolate. Voy a ser realista: el chocolate suele ser bueno para la salud, pero quizá no en cantidades tan abundantes. ¿Y los kilos de más? ¡Oh, Dios, cómo odiamos los michelines! Y ENGORDAR en sitios raros, como la barriga y la espalda. De hecho, podemos estar haciéndolo todo bien –y, gracias a eso, hemos estado sanas durante muchos años–, pero ya no funciona.

Más allá de estos síntomas desagradables, está lo que da miedo a largo plazo: cuando llegas a la menopausia, aumenta el riesgo de padecer enfermedades cardíacas, diabetes, ciertos tipos de cáncer, osteoporosis y enfermedades autoinmunes.

¡Pero tengo una buena noticia! En realidad, ¡una gran noticia! El declive hormonal es natural y esperable, pero con medidas simples podrás aliviar y prevenir estas deficiencias, tener una mayor calidad de vida, detener consecuencias negativas para tu salud y revertir otros cambios relacionados con la edad. Estas medidas implican poner en pausa determinadas sustancias que dañan nuestra salud

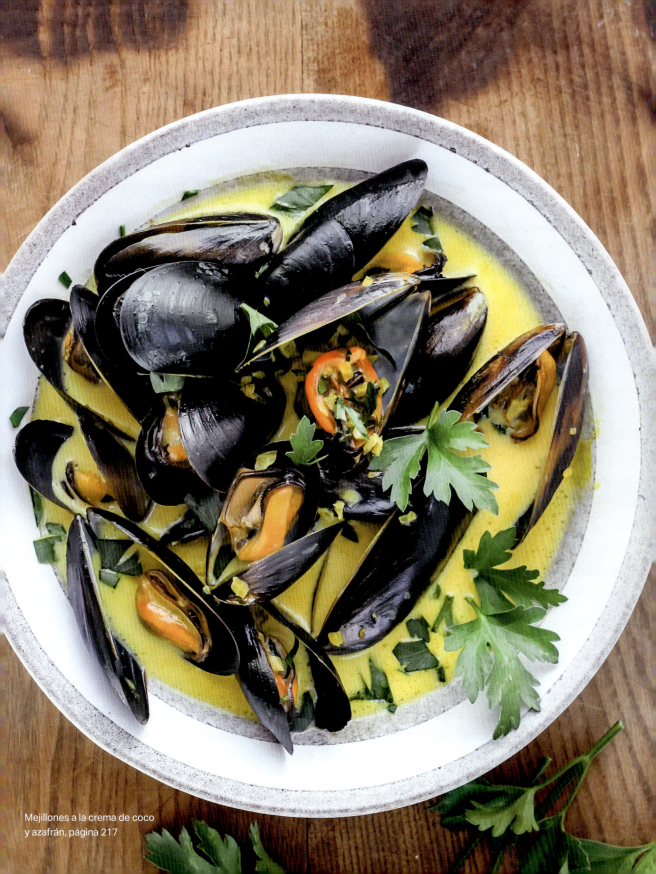

Mejillones a la crema de coco
y azafrán, página 217

y empeoran los síntomas a medida que pasamos las distintas etapas de la vida. Siempre les digo a mis pacientes que, aunque la menopausia es natural, el sufrimiento es opcional. Esto es lo que pretende *MenuPausia*.

Entre las sustancias que deben pausarse están:

- Carbohidratos
- Calorías en exceso
- Azúcar añadido
- Alimentos procesados
- Alimentos inflamatorios
- Alimentos que desencadenan enfermedades autoinmunes
- Proteínas no orgánicas
- Alcohol
- Cafeína

Poner en pausa significa dejar de comer ciertas cosas hasta que los síntomas mejoren y te sientas bien. Mi objetivo es que aprendas a escuchar a tu cuerpo, que pares y pienses qué alimentos eliges y tomes decisiones conscientes, en lugar de dejar que el impulso las tome por ti.

Y creo que te encantarán los resultados. Mira lo que Annie me contó sobre su experiencia: «Tengo 56 años y tengo la menopausia quirúrgica, porque tuvieron que extirparme los ovarios. Tengo unos 60 sofocos al día: durante el día cada 20 minutos y por la noche cada hora, más o menos. Empecé este programa porque mi ginecólogo/cirujano no podía ofrecerme nada que me aliviara, salvo antidepresivos, que rechacé rotundamente.

»Así que, durante dos meses y medio, seguí el plan keto verde extremo. Perdí casi 7 kilos, muchos centímetros y mi piel mejoró mucho. ¡Y ni un solo sofoco!».

Me alegro mucho por Annie y otras como ella. ¡Tú puedes sentir la misma magia!

## Los planes de 6 días de *MenuPausia*

El método con el que haces una pausa y restableces la paz, el equilibrio, la armonía, la energía y la salud consiste en seguir uno de mis cinco planes, o incluso varios, según sea necesario.

¿Por qué cinco planes de alimentación y por qué seis días?

Nuestras necesidades dietéticas cambian a medida que cambian nuestras hormonas. La nutrición que necesitabas a los 5 años es muy diferente de la que necesitas a los 50. Puede que tu figura esbelta y torneada esté desapareciendo poco a poco a medida que entras en la menopausia, o puede que seas como yo y hayas hecho dietas yoyó y combatido el sobrepeso toda tu vida. El aumento de peso durante la menopausia es una realidad dura e imposible de ignorar para la que la mayoría tenemos que prepararnos. Pero podemos hacerle frente con las estrategias de pausa adecuadas. Poner en pausa ciertos alimentos y, en su lugar, insistir en otros, tiene un notable poder curativo, como estás a punto de aprender.

Hacer pausas también puede ayudarte a desestancarte. A todas nos ha pasado: llevamos unos meses a dieta y el ritmo al que perdíamos peso semana tras semana se ha detenido de repente. Es una señal de que debes cambiar algo.

Cambiar también ayuda a combatir el aburrimiento. No sé a ti, pero a mí me aburre

## Entiende la menopausia

La menopausia es el momento de la vida en que dejamos de tener la menstruación de forma natural. Marca el final de nuestra etapa reproductiva. Dado que la menstruación puede fluctuar durante la perimenopausia (la fase en la que los ovarios empiezan a producir menos estrógeno), sabrás que has llegado realmente a la menopausia cuando hayan pasado 12 meses sin que te baje la regla.

En Estados Unidos la edad media del inicio de la menopausia se sitúa en los 51 años, pero la perimenopausia (el período de transición hacia la menopausia, cuando empieza la fluctuación hormonal) empieza cinco o hasta quince años antes. A veces, la perimenopausia puede empezar incluso a los 30. Una cambia mucho durante estos años. Y, como recordarás de la pubertad, las transiciones pueden ser incómodas cuando tu cuerpo y tu estado de ánimo te traicionan con frecuencia.

Para algunas mujeres, la menopausia no es nada del otro mundo. Pero, para otras, puede ser atroz. En una encuesta realizada por la Asociación Americana de Jubilados, el 84 % de las mujeres que participaron afirmaron que los síntomas de la menopausia interferían en su vida. Mis propios síntomas eran los que muchas ya habéis experimentado: aumento de peso, niebla mental, noches de insomnio, caída del cabello, irritabilidad, entre otros. Realmente creía que, si aguantaba, con el tiempo los síntomas desaparecerían. Por desgracia, no fue así. Parecía que se eternizaban.

Aparte del sufrimiento que algunas hemos experimentado, no recibimos la ayuda que deberíamos de nuestros médicos. Una encuesta de 2013 de la Universidad Johns Hopkins descubrió que sólo uno de cada cinco residentes estadounidenses de obstetricia y ginecología había recibido formación en medicina de la menopausia. ¡Eso es sólo el 20 % de los ginecólogos!

Cuando nos prestan atención, nos dan consejos como estos: «Ignóralo; mejorará». O: «Puedes tomar antidepresivos, que te aliviarán los sofocos, pero te bajará la libido y puede que engordes». O: «Toma, prueba esta receta estándar de terapia de reemplazo hormonal, pero puede aumentar el riesgo de que se te formen coágulos en la sangre, de que sufras un infarto de miocardio, un derrame cerebral o cáncer de mama».

¡Vaya! Tu cuerpo ya está cambiando como un loco y seguramente no quieres estresarlo más, especialmente con productos farmacéuticos que podrían dañar tu bienestar. (Para ser totalmente transparente: sí, creo en el reemplazo hormonal, siempre y cuando las hormonas sean bioidénticas).

Obviamente, las opciones no son demasiado fabulosas. Por eso no me sorprende que muchas mujeres busquen soluciones más naturales y seguras que los fármacos, y la nutrición encabeza la lista.

Va de maravilla para equilibrar nuestras hormonas, como escribí en mi superventas *The Hormone Fix*. La nutrición y el estilo de vida, más que los medicamentos, curan y regulan nuestras hormonas maestras: insulina, cortisol y oxitocina, la más poderosa de las tres, la hormona del amor, la alegría y la unión. Cuando las tres funcionan al máximo, las hormonas reproductivas –estrógeno, progesterona, testosterona y DHEA– están equilibradas durante toda la menopausia.

## Cura tu intestino en tres días

Muchas mujeres sufren problemas intestinales durante la menopausia. Lo he visto en mis pacientes y clientas, ¡y yo misma lo sé muy bien! Durante años sufrí problemas intestinales provocados principalmente por la sensibilidad a los productos lácteos. Incluso ahora, después de más de 15 años sin tomar lácteos, cuando como algo que contiene leche o suero, al día siguiente me hincho y gano peso, a veces hasta un kilo y medio.

La salud del intestino es extremadamente importante para la salud de todo el organismo. Alberga billones de bacterias sanas, también denominadas colectivamente «microbioma». Estas bacterias metabolizan nutrientes, producen vitaminas y desintoxican las sustancias nocivas que llegan al organismo desde el medio ambiente. También ayudan al funcionamiento del cerebro, los músculos y el sistema inmunitario.

Pero, a medida que envejecemos, nuestro intestino se resiente y la proporción saludable de bacterias buenas peligra. La consecuencia inmediata es la aparición de gases, hinchazón, reflujo ácido, estreñimiento y diarrea. Aunque hay muchas posibles causas para los problemas digestivos, el desequilibrio hormonal es uno de los factores principales. Afortunadamente, esto significa que la nutrición suele ser el mejor punto de partida para solucionarlos. En muchos casos, los problemas intestinales pueden aliviarse con una dieta más sana y rica en fibra y bebiendo más agua.

Seguro que ahora mismo estás pensando: «¡Pero necesito que el alivio sea inmediato, doctora Anna! No quiero esperar mucho tiempo para que la dieta solucione mis problemas digestivos».

Pues bien, te sorprenderá –quizá incluso te alegrará– saber que no tienes que esperar. Puedes mejorar la salud de tu microbioma en tres días –sin tomar ningún medicamento– y aliviar los síntomas rápidamente.

Prueba de ello es un estudio de 2013 de la Universidad de Harvard, que descubrió que, tras hacer cambios saludables en la dieta, las bacterias intestinales pueden cambiar en sólo tres días. El equipo de investigadores percibió que, cuando las personas se pasan a una dieta carnívora, el número de bacterias intestinales beneficiosas que procesan las proteínas aumenta. Cuando seguían una dieta vegetal, proliferaba otro tipo de bacterias buenas, las que procesan el almidón y la celulosa. Este estudio demuestra el asombroso poder de los alimentos que comemos, tanto animales como vegetales, y lo rápido pueden curarnos.

Así pues, la solución a casi cualquier problema intestinal es sencilla: prepara cada comida con alimentos ricos en fibra, como verduras, legumbres, semillas y frutos secos. Los vegetales verdes son especialmente importantes, porque son alcalinos. Los alimentos alcalinos ayudan a sanar el intestino proporcionándole prebióticos, alimentos ricos en fibra de los que se alimentan las bacterias intestinales beneficiosas. Añade alimentos proteicos sanos y orgánicos por sus propios beneficios. Todos estos alimentos propician bacterias intestinales saludables que, a su vez, te mantienen feliz y sana, y pueden incorporarse a la comunidad masiva y diversa de bacterias que viven y trabajan dentro de tu sistema digestivo. Los planes nutricionales de este libro pueden ayudarte a conseguir una buena salud intestinal rápidamente.

fácilmente comer lo mismo día tras día, por muy bien que me siente o por mucho que esté cambiando mi figura. Necesito cambiar las cosas para seguir por el buen camino. Cuando nos aburrimos de la dieta, es fácil que caigamos en la tentación y nos desviemos. Eso no te ocurrirá con los planes de *MenuPausia*. Puedes probar algo nuevo cada seis días si quieres. Además, muchas de las recetas que te ofrezco en las próximas páginas sirven para varios planes, con lo tendrás una amplia variedad de recetas para mantener el interés y no desviarte del camino.

También creo que, a menudo, no comemos los alimentos adecuados en suficiente cantidad y, por lo tanto, nos perdemos gran parte de su poder curativo e inmunitario. Así que, de vez en cuando, es necesario ajustar lo que comemos y cómo lo comemos. Tenemos que abrir nuestras alas, ampliar nuestros horizontes alimentarios y salir de la rutina, si es que estamos atrapados en ella.

Ahora hablemos un momento de los seis días. Al poco de alimentarlo adecuadamente, tu maravilloso cuerpo empieza a cambiar a mejor. Considera lo que dicen varios estudios clínicos sobre los efectos de la comida sana en tu cuerpo en sólo una semana:

**Después de 15 minutos:** Si tu primera comida del día no contiene alimentos procesados, como pan blanco, cereales azucarados o dónuts, y, en cambio, incluye proteínas orgánicas magras, verduras frescas y grasas saludables, deberías sentirte con energía física y mental después de una sola comida.

**Después de 3 horas:** Los beneficios siguen llegando a medida que se absorbe esa primera comida saludable. El revestimiento de las arterias empieza a dilatarse para aumentar el flujo sanguíneo a los tejidos y órganos.

**Después de 6 horas:** Un día de alimentación nutritiva aumenta el colesterol HDL en la sangre y empieza a eliminar el colesterol LDL. Por eso me refiero al HDL –que técnicamente significa lipoproteína de alta densidad– como el «colesterol bueno» y al LDL como «colesterol malo».

**Después de 12-16 horas:** Si has eliminado el azúcar y reducido mucho los carbohidratos, tu cuerpo entra en un estado de quema de grasa llamado cetosis.

**Después de 24 horas:** Es posible que incluso hayas perdido medio kilo o uno entero, porque todavía estás quemando grasa y, además, eliminas el exceso de agua y las toxinas de tu cuerpo.

**Después de 3 días:** Una vez que tu cuerpo percibe que pierde peso y está bien alimentado, las cifras sanguíneas (colesterol, presión arterial y azúcar en sangre) empiezan a mejorar. A medida que el azúcar en sangre y la insulina empiecen a responder con normalidad, también disminuirán gradualmente los sofocos y los sudores nocturnos. Otros síntomas de la menopausia también empiezan a aminorar.

**Después de 6-7 días:** Los niveles en sangre de importantes nutrientes antinflamatorios y que refuerzan el sistema inmunitario son más altos. Tu intestino funciona mejor y deberías pesar unos 2 kilos menos. ¡Y tal vez para el fin de semana tengas una talla más pequeña!

Es increíble lo que puede ocurrir en seis días, ¿verdad? ¿No quieres empezar a sentirte mejor de inmediato? ¡Claro que sí!

# ¿Qué plan de 6 días es el más adecuado para ti?

La respuesta depende de dónde te encuentres en este momento, de tus objetivos y de los síntomas que estés experimentando. Más adelante entraré en los detalles de cada plan, pero por ahora, aquí tienes un resumen de cada uno, así como los síntomas que controlan mejor:

## El plan keto verde extremo

Este plan se basa en tres principios nutricionales:

1. Cetosis. Comes de forma cetogénica: pocos carbohidratos, proteínas moderadas y muchas grasas saludables. Esto prácticamente agota tus reservas de carbohidratos. Tu cuerpo empieza a quemar su propia grasa corporal para obtener energía, ayudándote a perder peso rápidamente y haciéndote más sensible a la insulina, lo que es clave para envejecer de forma saludable y eliminar los sofocos.

2. Alcalinidad. Este plan trata de mantener el pH urinario en un nivel «alcalino» óptimo, que normalmente es 7 o más. Un pH urinario más alcalino que ácido está relacionado con tasas más bajas de cáncer, obesidad y sobrepeso, enfermedades cardiovasculares, síndrome metabólico y otras enfermedades crónicas. Tener un pH urinario alcalino también ayuda a aliviar los efectos secundarios de una alimentación cetogénica estricta.

    Puedes medir la cetosis y la alcalinidad utilizando mis tiras reactivas duales especiales (consulta la sección «Recursos» de este libro).

3. Protección autoinmune. Llamo a este plan «extremo» porque pone en pausa ciertos alimentos (incluso algunos que se consideran «saludables») y los sustituye por otros que te ayudan a estar más sana: densos en nutrientes, que reducen la inflamación y disminuyen los síntomas de las enfermedades autoinmunes. El plan keto verde extremo permite menos alimentos que mi plan principal, el keto verde.

**Este plan es el mejor si:**

- Experimentas estos síntomas clave de la menopausia: sofocos, sudores nocturnos, niebla mental, aumento inesperado de peso y cansancio físico y mental.
- Necesitas perder peso de forma constante.
- Eres «resistente a la pérdida de peso», es decir, te cuesta perder kilos.
- Te han diagnosticado desequilibrios hormonales.
- Tienes resistencia a la insulina, prediabetes o diabetes.
- Padeces una enfermedad autoinmune, como artritis reumatoide, lupus, enfermedad inflamatoria intestinal, esclerosis múltiple, diabetes de tipo 1 o psoriasis, entre otras.

## El plan keto verde desintoxicante a base de plantas

Este plan es 100 % vegetal. Sustituye los alimentos de origen animal por otros de origen vegetal, como alubias, legumbres, tofu y tempeh, y utiliza muchas verduras alcalinas.

**Este plan es el mejor si:**

- Eres vegana o vegetariana.
- Quieres dejar de comer productos de origen animal periódicamente, algo que recomiendo encarecidamente.
- Experimentas estos síntomas de la menopausia: problemas digestivos (hinchazón, estreñimiento, síndrome del intestino irritable, etc.), trastornos del sueño, sofocos, sudores nocturnos y aumento de peso.
- Necesitas perder peso de forma constante.
- Te han diagnosticado desequilibrios hormonales o concentraciones anormales de lípidos (triglicéridos altos y colesterol total alto), o te han dicho que corres el riesgo de sufrir una enfermedad cardíaca.
- Quieres probar el estilo de vida a base de plantas.

## La pausa en los carbohidratos

En este plan, pones en pausa temporalmente todos los carbohidratos y sólo comes proteínas animales orgánicas. Antes de que pongas los ojos en blanco, escúchame. Es cierto que este plan no es para todo el mundo, pero es una forma eficaz de desestancar la pérdida de peso y conseguir que la báscula baje rápidamente. También elimina enseguida la hinchazón que puedes experimentar al comer alimentos sanos pero que producen gases, como la col o las coles de Bruselas. Además, está comprobado que las personas con enfermedades autoinmunes suelen beneficiarse de este tipo de plan.

**Este plan es el mejor si:**

- Quieres perder peso de forma rápida al inicio.
- Después de perder algunos kilos, te has estancado.
- Eres «resistente a la pérdida de peso», es decir, te cuesta perder kilos.
- Padeces una enfermedad autoinmune (se ha demostrado que una dieta 100 % proteica también ayuda en estos casos).
- Eres resistente a la insulina.
- Experimentas síntomas de la menopausia como resistencia a la insulina, aumento repentino de peso, grasa abdominal difícil de eliminar, antojos, trastornos del sueño, hinchazón frecuente y niebla mental.

## ¿Mi pareja también puede usar estos planes?

¡Por supuesto! El aumento de peso, los problemas autoinmunes, el desequilibrio hormonal, los problemas intestinales, etc., no son patrimonio exclusivo de las mujeres.

Los hombres padecen la «menopausia masculina» o *andropausia*, que es una disminución de sus hormonas. A medida que envejecen y se adentran en la andropausia, experimentan cambios hormonales que pueden afectar a los músculos, los huesos, el cerebro, la resistencia a la insulina y la salud cardiovascular. Es decir, a sus ganas de vivir y a mucho más.

Sabemos, por ejemplo, que la testosterona de un hombre alcanza su punto máximo a los 20 años y disminuye gradualmente un 1% al año después de los 30. La testosterona es una hormona sexual importante tanto para el hombre como para la mujer. Es esencial para la libido, la excitación y el orgasmo. En los hombres también es importante para lograr una erección.

Además, un hombre también puede empezar a producir demasiado estrógeno a medida que envejece. Sí, estrógeno. Y eso puede ocasionar aún más síntomas y problemas de salud. Sus desequilibrios hormonales provocan algunos de los mismos síntomas que experimentamos nosotras:

- Aumento de la grasa abdominal
- Niebla mental y fatiga
- Sudores nocturnos
- Cambios de humor
- Mayor riesgo de resistencia a la insulina
- Pérdida ósea y debilidad
- Disminución de la masa muscular
- Senos masculinos

Entonces, ¿qué pueden hacer? Los mismos cambios nutricionales y de estilo de vida (la dieta y mantener un peso saludable son clave) que enfatizo aquí. Son cambios que restauran naturalmente el equilibrio hormonal.

Keith, un ejecutivo de 57 años que empezó a seguir el plan keto verde extremo con 16 horas de ayuno intermitente, me envió un mensaje de texto al cabo de tres días para decirme que sus antojos habían desaparecido después de haberse pasado un mes siguiendo los principios «al 70%», presumía de que la presión arterial había mejorado, tenía más energía, había perdido casi 7 kilos y tenía los abdominales definidos. Y, por supuesto, ¡también quiso comentar su mejora en el rendimiento sexual!

El camino hacia la salud puede estar lleno de baches. Pero, al igual que ocurre en otros viajes, el trayecto es más llevadero cuando se comparte con un ser querido.

Por eso es tan importante contar con un compañero que no sólo comparta tus objetivos de perder peso y estar más sana, sino que también pueda acompañarte en el viaje. Muchos expertos afirman que una pareja que te apoye puede marcar la diferencia entre el fracaso y el éxito. Y seamos sinceras: la función sexual es muy importante y puede significar la diferencia entre el divorcio y un matrimonio largo y feliz.

# El plan keto verde depurativo

Se trata de una limpieza líquida a base de batidos, zumos y caldos que te restaurarán y energizarán a nivel celular.

No dejes que la palabra «limpieza» te asuste. No se trata de una desintoxicación dura que te dejará débil y temblorosa; más bien, es un plan suave que te dejará fuerte, esculpida y revitalizada. No se trata de privación, sino de restauración y renovación.

**Este plan es el mejor si:**

- Te sientes agotada.
- Quieres tener más energía.
- Quieres perder peso, sobre todo grasa abdominal.
- Luchas contra las ansias de comer.
- Necesitas desintoxicar el organismo tras un período de ingesta excesiva de alimentos procesados y cargados de azúcar.
- Necesitas poner fin a síntomas específicos de la menopausia, como fatiga, dolor articular, niebla mental, estreñimiento y problemas cutáneos como el acné adulto.
- Quieres ayunar para crecer espiritualmente.

# El plan para modificar los carbohidratos

Éste es el más liberal de los cinco planes y permite añadir a la dieta carbohidratos saludables, pero sin gluten, según se toleren. Por ejemplo, los vegetales con más almidón –como los boniatos, los tubérculos y las legumbres– y los granos, como la quinoa, el arroz integral y la avena sin gluten. En este plan te das más «un festín», pero es muy alcalinizante y una forma excelente de reforzar la salud inmunitaria.

**Este plan es el mejor si:**

- Has alcanzado el peso deseado y necesitas pasar a un plan de mantenimiento.
- Quieres un plan de alimentación más amplio.
- Deseas mantener las hormonas en equilibrio para prevenir los principales síntomas de la menopausia, como sofocos, sudores nocturnos, trastornos del sueño, fatiga, irritabilidad y ansiedad, depresión y problemas de memoria.
- No eres sensible a los carbohidratos (es decir, los carbohidratos no te provocan antojos ni un aumento de peso inesperado).
- Eres intolerante al gluten.
- Quieres disfrutar comiendo (comer de forma menos estricta).
- Te estás entrenando para una prueba atlética de alta intensidad y necesitas una mayor ingesta de carbohidratos para energizarte.

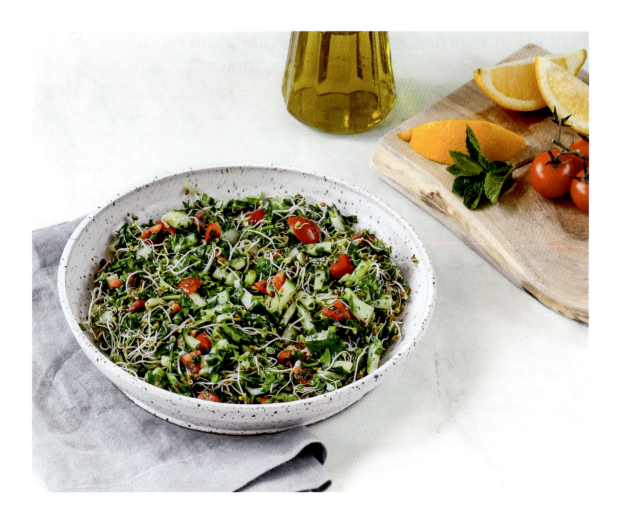

Pues aquí lo tienes: la esencia de *MenuPausia,* acompañada de alimentos y comidas deliciosas, todo demostrado médicamente. Y, por cierto: *puedes probar todos los planes, no tienes por qué quedarte con sólo uno.*

Así que, ¡aguanta! La menopausia no significa el fin de la vida «normal». Tal y como lo veo, es una oportunidad para mejorar nuestros hábitos –especialmente la dieta– para que podamos vivir felices y sanas la vida que elijamos. Las recetas de *MenuPausia* y los recursos adicionales que tengo para ti (dranna.com/menupause-extras) te ayudarán a conseguirlo y a estar más sana y feliz en todo momento.

Arriba: Tabulé keto verde de la Dra. Anna, página 182

## La menopausia en el mundo: Asia

Japón nos ofrece un bello ejemplo de cómo se siente y se lleva la menopausia. Las mujeres japonesas tienden a considerarla su «segunda primavera», una época de renovación. Se preocupan menos por los sofocos y los sudores nocturnos porque los padecen con menos frecuencia. Y por una buena razón: su dieta.

Muchos expertos han sugerido que la menopausia es mucho más fácil para las mujeres asiáticas que para las occidentales porque las primeras siguen dietas tradicionales, en su mayoría vegetales. Está bien documentado que las mujeres occidentales comen mucha más carne y cuatro veces más grasas saturadas que las que siguen dietas tradicionales asiáticas a base de plantas, y sólo entre una cuarta parte y la mitad de la fibra que comen las asiáticas.

Además, las japonesas no consideran que la menopausia sea un signo de mediana edad, sino un proceso natural. Su palabra para menopausia se traduce, en líneas generales, como «renovación y regeneración». Creo que una mentalidad positiva como ésta puede cambiar tu fisiología, haciéndola más saludable y generando un mayor bienestar físico. Hasta hace poco, no existía la palabra «sofoco» en japonés, ¡y solo un 25 % de las mujeres japonesas los tienen!

Si quieres probar las recetas de inspiración asiática de *MenuPausia,* tienes el Pad thai de fideos asiáticos (página 150), el Tom kha gai keto verde (página 143), el Ramen con miso y jengibre (página 187) y la Ternera desmenuzada con soja y jengibre (página 224).

CAPÍTULO 2

# Cómo *MenuPausia* puede curar tu cuerpo

Los cinco planes de *MenuPausia* funcionan porque consideran que los alimentos son nuestro mejor remedio. Descubrí la conexión entre la alimentación y la menopausia hace años, cuando buscaba respuestas a mis propios problemas de salud, que parecían necesitar algo más que un abordaje médico convencional.

Entonces me di cuenta de que también tenía que tomarme en serio el proverbio bíblico «Médico, cúrate a ti mismo». Necesitaba recuperarme, sentirme mejor y ser más fuerte antes de poder ayudar a otras mujeres. Mi viaje de estudio e investigación por todo el mundo me enseñó que la ayuda no está sólo en la prescripción médica o farmacéutica, ni mucho menos. Sé que los medicamentos recetados y la cirugía a veces son necesarios, pero he descubierto que la mejor medicina se encuentra en el estilo de vida y en la alimentación: lo que comemos y lo que no comemos.

Como he mencionado antes, otras culturas parecen tomarse esto más en serio que la nuestra y su salud colectiva lo demuestra. Parecen saber intuitivamente que, para curar las hormonas, se necesita algo más que hormonas. Así que recuerda: lo que pones en el plato puede ser más curativo que lo que hay en un frasco de pastillas.

## La comida es la solución

Los alimentos actúan como un protector natural contra las enfermedades en general y alivian la menopausia en particular. Por ejemplo, los alimentos nutritivos y curativos:

**Combaten la inflamación.** Cuando te cortas un dedo, el enrojecimiento y la hinchazón de la herida son signos de inflamación. Conocida como inflamación aguda, a corto plazo es beneficiosa porque significa que tu sistema inmunitario está respondiendo a la lesión y a los intrusos, como las bacterias, para curar tu cuerpo. A medida que el dedo se cura, el enrojecimiento y la hinchazón disminuyen y la respuesta inflamatoria se calma. En este caso, tu sistema inmunitario detecta que la crisis a corto plazo que supuso el corte en el dedo ya no requiere una respuesta de cinco alarmas.

Sin embargo, cuando la inflamación es crónica, el sistema inmunitario no consigue calmarse y entonces libera un flujo continuo de sustancias inflamatorias que afectan a casi todos los tejidos, hormonas y células del organismo. La inflamación crónica no resuelta es la causa de la mayoría de las enfermedades, por lo que es necesario controlarla.

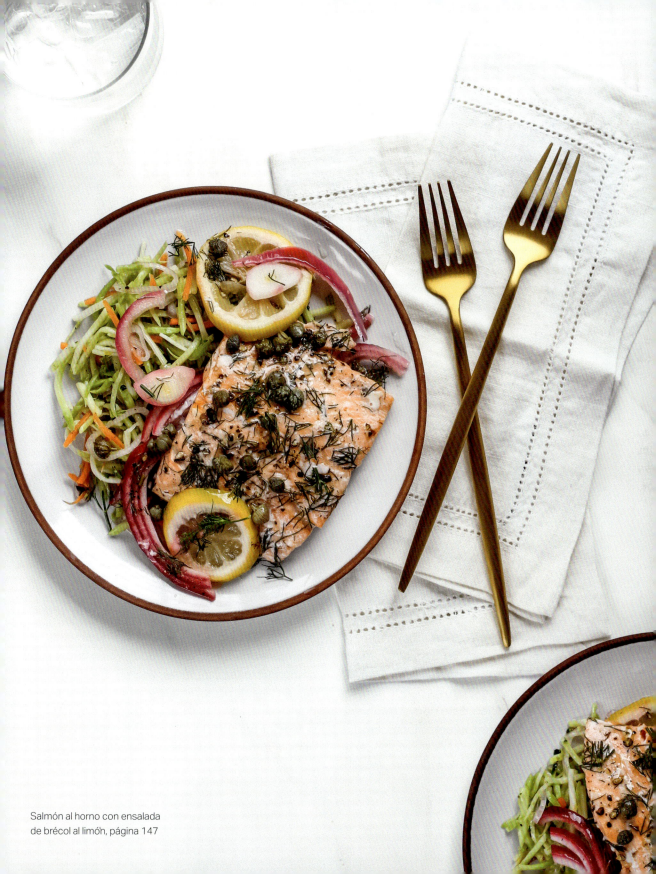

Salmón al horno con ensalada de brécol al limón, página 147

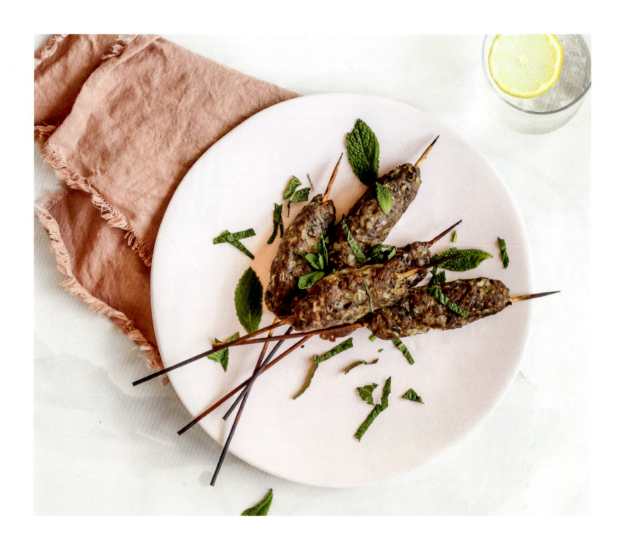

Al entrar en la menopausia, los niveles hormonales descienden repentinamente, lo que puede provocar que la inflamación cause estragos en todo el cuerpo. El aumento de peso propio de la menopausia puede agravar aún más esta situación. Está demostrado que el tejido adiposo libera agentes inflamatorios que pueden incrementar el riesgo de padecer diabetes, enfermedades cardiovasculares y cáncer.

En mis programas, he visto como los cambios dietéticos pueden reducir drásticamente la inflamación. Las mujeres que siguen mis recomendaciones dietéticas sienten menos dolor en las articulaciones, menos molestias menstruales, menos cambios de humor y menos dolor crónico debido a la inflamación (especialmente dolor de espalda crónico).

Arriba: Brochetas de kafta, página 210

Lisa B. dice: «Hace unos años que soy vegana, así que decidí probar el plan keto verde desintoxicante a base de plantas. Desde entonces ha mejorado enormemente mi salud emocional, mental y física. Gracias a que mis hormonas han vuelto a equilibrarse, he notado incluso cambios en mi matrimonio. Estoy menos irritable y más feliz. Aunque mi objetivo era perder 7 kilos, he perdido 12 y mi marido, 9».

**Equilibran las hormonas.** Estos mensajeros químicos afectan a la salud en todos los aspectos, desde la energía y las capacidades cognitivas hasta el peso y el deseo sexual. Para funcionar de forma saludable, nuestro cuerpo depende de un delicado equilibrio de hormonas reproductivas: estrógeno, progesterona, testosterona y DHEA.

Sin embargo, a medida que nos acercamos a la menopausia y durante la perimenopausia, se producen desequilibrios hormonales, que se manifiestan en forma de problemas: dolores de cabeza, articulares y musculares, irregularidad menstrual, aumento de peso e hinchazón, sequedad vaginal, debilitamiento de los músculos del suelo pélvico, incontinencia y disminución de la libido.

¡La comida es nuestra salvadora! Pocas veces pensamos que lo que comemos afecta a nuestras hormonas, pero la comida es el mejor regulador hormonal.

Los alimentos:

- Suministran el material de construcción para fabricar hormonas.
- Aumentan los niveles de ciertas hormonas, como la insulina, y cambian la forma en que se metaboliza el estrógeno y otras hormonas sexuales femeninas.
- Aumentan la oxitocina (una importante hormona del bienestar) y modulan el cortisol (otra hormona importante).
- Estimulan la liberación de testosterona, importante para la salud a medida que envejeces.

Cuando mantienes una dieta alcalina, con muchas verduras verdes y crucíferas (como el brécol y la coliflor), tu cuerpo empieza a eliminar el exceso de estrógeno y mantiene a raya las sensaciones extrañas (¡superimportante!).

**Resuelven la resistencia a la insulina.** Comer muchos alimentos azucarados y procesados y picotear constantemente puede provocar resistencia a la insulina. Entonces la glucosa, que produce energía (azúcar en la sangre), no puede entrar en las células de la forma en que lo haría normalmente. Como consecuencia, acaba almacenándose en forma de grasa.

Aunque a menudo no lo relacionamos porque nadie nos lo ha dicho, la resistencia a la insulina se esconde detrás de muchos de los síntomas más comunes de la menopausia: sofocos, fatiga, dificultad para concentrarse y aumento de peso.

Mis recomendaciones nutricionales ayudan a regular la insulina y a revertir esta resistencia de una forma importante: devolviendo a tu organismo su sensibilidad a la insulina y desterrando los síntomas de la menopausia.

**Mejoran la salud celular.** La salud comienza en las células. Los nutrientes que el cuerpo absorbe de los alimentos que ingiere pueden mejorar o empeorar la salud del organismo a nivel celular. En tu cuerpo nacen cada día casi 2 billones de células nuevas, y elegir los ali-

# La menopausia en el mundo: Oriente Medio

La región del Oriente Medio está formada por 20 países que se extienden desde el golfo Pérsico hasta el mar Mediterráneo. Yo desciendo en parte de esa región, así que crecí con esa fantástica comida.

Mientras escribía este libro, me topé con un trabajo llamado «Estudio sobre la sabiduría cultural de las mujeres». Los investigadores entrevistaron a 1010 mujeres de Irán y Japón y descubrieron que, en estas culturas, las mujeres esperan la llegada de la menopausia con positividad, manifiestan menos síntomas típicamente asociados a la menopausia y los que experimentan son menos fuertes. Las dietas de estos dos grupos incluyen muchas legumbres con escasa actividad fitoestrogénica (garbanzos en Irán y soja en Japón). Los investigadores establecieron una correlación entre la ingesta de estas legumbres y el hecho de que estas mujeres tuvieran muy pocas molestias. El estudio concluía con la recomendación de que las mujeres estadounidenses comieran más garbanzos.

No puedo decir que estos resultados me sorprendieran. Los garbanzos son, sin duda, un superalimento internacional. Para que nos hagamos una idea, son una de las legumbres más populares y utilizadas en la dieta de Oriente Medio.

La lista de los beneficios que ofrecen a la salud es larga. Ayudan a controlar la insulina y el azúcar en sangre y son buenos para las mujeres con sofocos intensos. También alivian los problemas digestivos porque contienen mucha fibra, sobre todo una fibra soluble llamada rafinosa. Las bacterias buenas del intestino desmantelan esta fibra para que el colon pueda digerirla a poco a poco y transporte más fácilmente los alimentos por el tubo digestivo.

Como tienen calcio, magnesio y fibra, los garbanzos también fortalecen los huesos. Además, contienen colina, un nutriente que ayuda a producir sustancias químicas importantes para mejorar la memoria y el estado de ánimo, algo muy necesario cuando te sientes confusa o ansiosa e irritable sin motivo aparente.

Entonces, ¿garbanzos? Sí. Sigue el ejemplo de la cocina de Oriente Medio e introdúcelos en tu dieta. A mí me gustan como sustitutos de la proteína animal y se pueden preparar de muchas formas, una de mis favoritas es el hummus.

Algunas sugerencias de *MenuPausia* son Ensalada árabe de la huerta (página 171), Sopa dorada de col y garbanzos (página 180), Espinacas y garbanzos reconfortantes (página 189), Hummus keto verde (página 173), Shakshuka (página 256) y Brochetas de kafta (página 210).

Oriente Medio también tiene otros alimentos superestrellas: verduras de hoja verde, carnes magras y muchas otras legumbres y verduras.

Una advertencia: si padeces una enfermedad autoinmune, deberás poner en pausa las legumbres. Encontrarás la explicación en la página 47.

mentos adecuados garantiza que crezcan y tengan un ciclo vital saludable. Las células son los componentes básicos de todos nuestros órganos y tejidos, son los organismos vivos más pequeños de nuestro cuerpo.

Una alimentación sana les permite curar las partes del cuerpo que están dañadas.

**Refuerzan la salud inmunitaria.** El sistema inmunitario es como un ejército que ataca a los invasores que causan enfermedades. Antes de la menopausia, tenemos niveles saludables de estrógeno, progesterona y DHEA, que refuerzan nuestra función inmunitaria. Pero, a medida que la producción de estas hormonas disminuye durante y después de la menopausia, perdemos esta protección.

Algunos síntomas de la menopausia también pueden debilitar el sistema inmunitario. Por ejemplo, el sueño de calidad es vital para tener una respuesta inmunitaria robusta, pero la menopausia suele provocar insomnio u otras alteraciones del sueño que nos impiden dormir bien.

La fatiga también nos dificulta hacer actividad física de forma regular, que ayuda al sistema inmunitario. La libido baja y la sequedad vaginal pueden interferir en las relaciones sexuales durante la menopausia. La falta de sexo te priva del estímulo inmunitario y la oxitocina que te proporciona la actividad sexual. Además, luchar contra los síntomas de la menopausia, como la caída del cabello, los cambios de humor, el aumento de peso, la pérdida de memoria y los sofocos, no es fácil. Son condiciones estresantes, y los altos niveles de cortisol (la hormona del estrés) también debilitan la respuesta inmunitaria.

¡Otra vez la comida al rescate! Por suerte, no hay nada más poderoso que los alimentos integrales y naturales para recargar tu sistema inmunitario y proteger tu cuerpo de los agravantes de la menopausia y las enfermedades.

**Activan los genes sanos.** Los alimentos contienen información que se comunica con nuestros genes. De hecho, los científicos han descubierto que los alimentos «hablan» con nuestro ADN, activando o desactivando los genes que condicionan nuestra salud. Un buen ejemplo son las grasas omega-3 del pescado, ya que desactivan los genes que le dicen al cuerpo que libere sustancias altamente inflamatorias. Sorprendente, ¿verdad? Lo que comes programa tu cuerpo con mensajes de salud o enfermedad.

Así pues, sí, ¡la comida es medicinal!

Por supuesto, esto no quiere decir que todos los alimentos sean medicinales. Los que consumas para superar la menopausia deben ser integrales, naturales y ricos en nutrientes. Míralo de esta manera: si puedes recogerlo, pelarlo, pescarlo, cazarlo, ordeñarlo o cultivarlo, puedes comértelo para aliviar la menopausia.

CAPÍTULO 3

# 6 días para perder peso, tener energía y sentirse bien en la menopausia

No cabe duda de que los síntomas que estás experimentando son molestos, dolorosos, deprimentes y, obviamente, están alterando tu calidad de vida. Por frustrantes que sean los sofocos, los sudores nocturnos, el dolor articular y otras molestias, hay un síntoma que afecta a todos los demás: el aumento de peso. Es el cambio que más nos molesta. A mí me molestó incluso más que la niebla mental, la irritabilidad y el mal humor.

Lo que resulta tan frustrante del aumento de peso en la menopausia es que es obstinado. Quizás sigues una dieta sana, has reducido los alimentos procesados, pero sigues engordando. Hay algo más que debes saber sobre este síntoma: si tienes sobrepeso o eres obesa, o casi, es posible que sufras sofocos, sudores nocturnos y otros síntomas de forma más intensa que tus compañeras más delgadas.

En un estudio brasileño, los investigadores compararon los síntomas de la menopausia de mujeres con un peso saludable con los de mujeres obesas o con sobrepeso, y descubrieron que tres síntomas empeoraban progresivamente a medida que aumentaba la talla de la mujer: los sofocos y los sudores nocturnos, los problemas musculares y articulares y los problemas de vejiga.

Como médica, lo he observado en mis pacientes. Pero sé que, si podemos abordar y resolver el aumento de peso, los demás síntomas disminuirán y estaremos mucho más sanas. Así que ahora me detendré a hablarte de lo que llamo el «peor síntoma de la menopausia».

Queremos aliviar los síntomas, no empeorarlos, ¿verdad? Pues controlar el peso es absolutamente esencial para nuestro bienestar.

En la página siguiente: Nachos keto verde, página 260

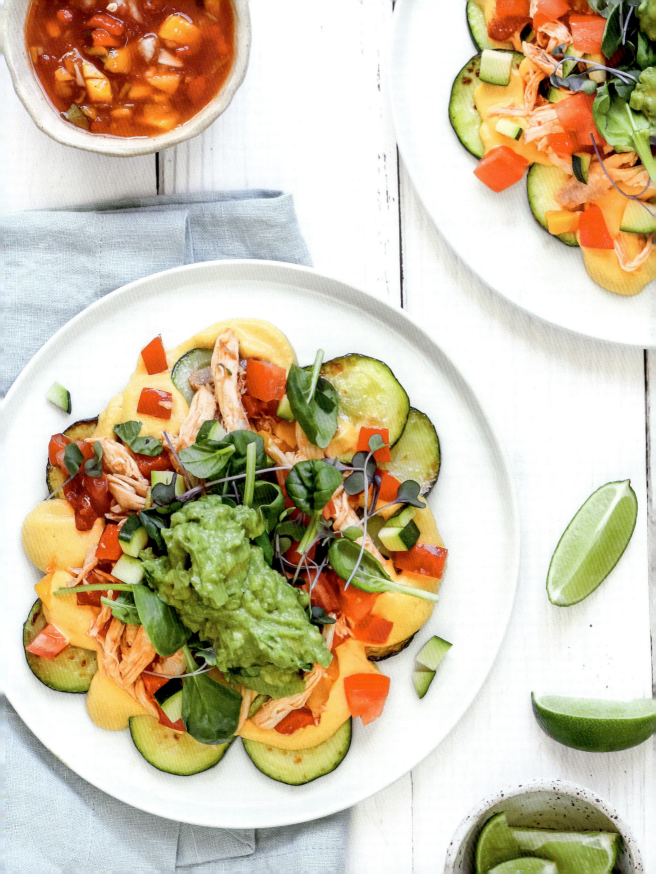

# ¿Por qué engordamos en la menopausia?

En realidad, hay varias razones y todas las podemos resolver. Echa un vistazo:

## Desequilibrio de estrógenos

El principal culpable es la reducción de los niveles de estrógeno. El estrógeno hace que el cuerpo almacene grasa en determinados lugares, como las caderas o el vientre. A medida que te acercas a la menopausia, los altibajos en los niveles de estrógenos (sobre todo las bajadas) son lo que más perjudica a tu peso.

La escasez provoca problemas metabólicos, que, a su vez, causan estragos en la forma en que el cuerpo gestiona la grasa. A medida que disminuyen los niveles de estrógenos, el cuerpo almacena menos grasa subcutánea (la que se puede pellizcar justo debajo de la piel) y empieza a almacenarla a nivel visceral, es decir, alrededor de los órganos abdominales.

La grasa visceral es peligrosa, porque provoca resistencia a la insulina, diabetes, enfermedades cardiovasculares e inflamatorias. El lado positivo es que es más fácil eliminarla con dieta y ejercicio que la grasa subcutánea.

Los niveles bajos de estrógeno también afectan negativamente a las hormonas que controlan el apetito y la saciedad, es decir, la leptina y el neuropéptido Y. Un estudio realizado con animales durante seis semanas en la Universidad de Salud y Ciencia de Oregón demostró que un desequilibrio de estas hormonas provocaba un aumento del 67 % en la ingesta de alimentos. Y eso, naturalmente, se tradujo en un rápido aumento de peso: un incremento medio del 5 % en las seis semanas.

La pérdida de estrógenos también impide una actividad del organismo denominada *gluconeogénesis.* Es el proceso mediante el cual se sintetiza la glucosa a partir de fuentes que no son carbohidratos. En pocas palabras, es la conversión de proteínas o grasas en azúcar para que el cuerpo lo utilice como combustible. Cuando este proceso se ralentiza, el cerebro dispone de menos glucosa para obtener energía, lo que provoca niebla y fatiga mental y falta de memoria. En las mujeres, he visto cómo todo esto afecta psicológicamente al control del peso: ni siquiera tienes ganas de esforzarte porque estás muy cansada mentalmente.

Otro sospechoso habitual es un trastorno denominado *dominancia de estrógenos.* Cuando los cambios de la menopausia llegan y no ajustamos la dieta y el estilo de vida para adaptarnos a ellos, nuestras células de grasa comienzan a almacenar el exceso de estrógeno de nuestra dieta y los agentes hormonales no naturales (también llamados obesógenos) que hay en el ambiente. Cuando esto sucede, tenemos más estrógeno almacenado en las células grasas y esto «domina» nuestro funcionamiento corporal. El estrógeno se convierte en la hormona dominante, interfiriendo en la capacidad del hígado para eliminar el exceso. Todo esto afecta a otras hormonas y tenemos como resultado el aumento de peso.

Otra causa importante de la dominancia de estrógenos es la caída en picado de los niveles de progesterona. Esta disminución es una parte natural del envejecimiento, pero empeora en épocas de estrés, tanto crónico como agudo (*véase* más adelante).

## Niveles bajos de vitamina D

Unos niveles insuficientes de estrógenos pueden provocar niveles bajos de vitamina D, lo que aumenta el almacenamiento de grasa. La vitamina D es una vitamina liposoluble que se produce en la piel con la ayuda de la luz solar y los estrógenos. Por lo tanto, durante la menopausia, muchas mujeres corren el riesgo de tener niveles bajos de vitamina D

Dado que actualmente esta vitamina se considera una hormona, su escasez tiene efectos negativos. Cuando los niveles son bajos, aumentan los sofocos y empeoran la pérdida de memoria y la niebla mental. La vitamina D es una hormona muy importante que las mujeres deben controlar durante la menopausia porque también está implicada en muchas otras funciones, desde la inmunidad hasta la calidad del sueño. Pídele a tu médico que compruebe anualmente tus niveles de vitamina D. También la podemos encontrar en algunos alimentos, como el pescado graso, el aceite de hígado de bacalao, las yemas de huevo y las setas. Y es importante tomar suplementos de vitamina D3 (la más absorbible). Si quieres hacerte un autodiagnóstico, consulta qué opciones tienes en la sección «Recursos» de este libro y en la página dranna.com/menupause-extras

## Pérdida de masa muscular

A medida que envejecemos también perdemos músculo, un tejido metabólicamente activo que quema calorías incluso en reposo. La pérdida de masa muscular provoca una desaceleración completa del metabolismo, que, cuando va acompañada de los otros cambios que he descrito, aparecen los kilos de más. Puedes combatirla haciendo ejercicios de fuerza, acompañados de una ingesta adecuada de proteínas. Restaura tanto tu metabolismo como tu equilibrio hormonal para evitar ganar peso.

## Estrés

El estrés es una de las principales causas del aumento de peso durante la menopausia. En épocas de estrés interno o externo, el cuerpo acumula grasa extra a propósito como parte de su mecanismo de supervivencia. La menopausia es un momento en el que nos enfrentamos a otros retos de la mediana edad, tanto personales como profesionales: la jubilación o más responsabilidades laborales, preocupaciones económicas, inquietudes sobre el envejecimiento, problemas con los hijos o el nido vacío, el cuidado de nuestros padres ancianos... Todo esto provoca estrés. A estas tensiones se le suma el estrés que generan los síntomas de la menopausia (¡hola, sofocos!).

Cuando el cuerpo se ve atacado por el estrés, produce más adrenalina y cortisol. La adrenalina provoca la respuesta de huir o luchar, mientras que el cortisol moviliza glucosa para obtener energía y defenderse del factor estresante. También incita al cuerpo a almacenar grasa extra. Este repunte de hormonas también puede estimularte a comer más y provocarte antojos: ¡más vueltas en un círculo ya de por sí vicioso!

El estrés también suele poner en peligro el sueño, otro factor que contribuye al aumento de peso. La falta de sueño desequilibra los niveles de leptina y grelina, las sustancias químicas que controlan el apetito.

Pero la dieta puede suavizar los estragos hormonales que provoca el estrés. Andrea, una mujer con la que trabajé, lo explica así: «Hace unos años sufrí un gran estrés que me alteró las hormonas, sobre todo el cortisol. Me sentía muy mal física y emocionalmente. Ya no reconocía a la chica del espejo. Entonces tomé la decisión de cuidarme y el resultado me ha cambiado la vida. Desde Acción de Gracias de 2020, he perdido 34 kilos. Estoy agradecida por la gente que hay en mi vida, pero aún más por el cuidado y el amor que me he dado a mí misma».

# Otros riesgos para la salud

Sí, el aumento de peso en la menopausia empeora nuestros síntomas cotidianos, pero también aumenta el riesgo de padecer algunas enfermedades devastadoras. Los médicos rara vez nos lo dicen, y eso no sólo es triste, sino también aterrador. La cura empieza por concienciarse, así que quiero que conozcas los graves inconvenientes que conlleva el aumento de peso en la menopausia.

## Riesgo de cáncer

El sobrepeso o la obesidad son factores que aumentan el riesgo de padecer cáncer de mama, endometrio y útero. La razón es que el tejido adiposo produce un exceso de estrógenos, lo cual tiene un efecto negativo en el organismo. Una mujer con problemas de peso está constantemente sobreexpuesta a los estrógenos y, por lo tanto, el riesgo de cáncer aumenta.

Una mayor cantidad de grasa corporal también supone un riesgo de padecer insuficiencia renal, enfermedades hepáticas, apnea del sueño, trastornos pulmonares y disfunción sexual.

## Diabetes y cardiopatías

Si engordas durante la menopausia, recuerda que la grasa se distribuye alrededor de la cintura, una situación que aumenta el riesgo de diabetes de tipo 2 y enfermedades cardíacas.

A medida que aumenta el peso, también pueden aumentar los niveles de glucosa e insulina. Ésta es la razón por la que las mujeres menopáusicas a menudo también tienen niveles más altos de insulina en ayunas y resistencia a la insulina, que impulsan el aumento de peso, incrementan el riesgo de padecer enfermedades del corazón y son la causa fundamental de los sofocos.

## Caídas

Las mujeres mayores obesas pueden caerse con más facilidad que las que tienen un peso saludable, sobre todo si el exceso de grasa se acumula alrededor de la cintura. Este peso afecta a la estabilidad de su centro de gravedad y, por tanto, aumenta la incidencia de lesiones relacionadas con las caídas.

En el Estudio Longitudinal Mundial de la Osteoporosis en la Mujer (GLOW), los investigadores descubrieron que la obesidad, en contra de la creencia generalizada, no protege contra las fracturas, sino que puede propi-

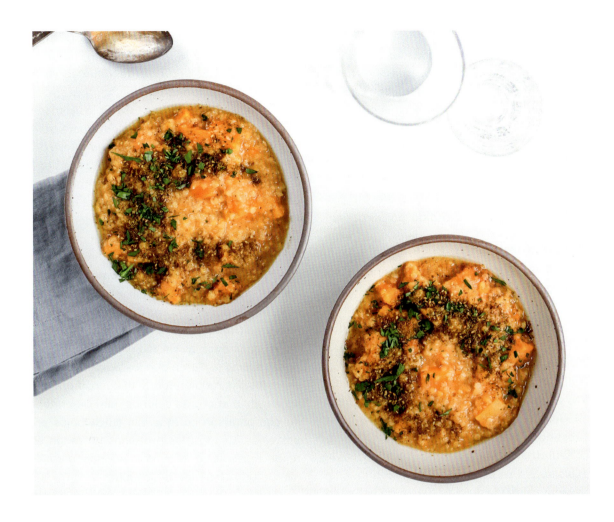

ciarlas, principalmente en el tobillo y la parte superior de la pierna.

Menciono este riesgo porque las fracturas pueden afectar a tu movilidad e impedirte hacer ejercicio. Y la actividad física es vital para compensar la pérdida de masa muscular y de la capacidad para perder peso durante la menopausia. ¡Hay que evitar las fracturas a toda costa!

Arriba: Sopa de lentejas rojas y calabaza, página 178

## Incontinencia urinaria

No pone en peligro la vida, pero la incontinencia urinaria es, sin duda, molesta y embarazosa. La falta de control de la vejiga empeora con la obesidad. Un estudio de 2018 encontró que el sobrepeso aumenta en un 35 % el riesgo de incontinencia urinaria en las mujeres jóvenes y de mediana edad; la obesidad casi duplica el riesgo en un 95 %. Los hallazgos de este estudio son importantes porque quienes tienen incontinencia urinaria de jóvenes tienen más probabilidades de que los síntomas empeoren cuando sean mayores. La incontinencia urinaria no debe considerarse una parte normal del envejecimiento: puede tratarse e incluso curarse.

## Salud mental

Los problemas de peso también afectan psicológicamente. Lo sé, lo digo por experiencia. Cuando pesaba 36 kilos de más, sufrí depresión y ansiedad, sobre todo a causa de mi imagen corporal. No me gustaba mi aspecto. A algunas mujeres, la percepción que tenemos de nuestro cuerpo nos lleva a comer en exceso por motivos emocionales, con lo que ganamos más peso y entramos en un círculo vicioso.

Es un problema físico que también afecta a tu salud mental. La obesidad y el sobrepeso pueden causar disbiosis, un problema en el intestino que altera los niveles de serotonina, el neurotransmisor del bienestar, que en su mayor parte se produce en el intestino. Esta situación altera incluso tu fuerza de voluntad y tu positividad. Sientes que tienes poco control sobre tu cuerpo, tu dieta y tu salud.

# *MenuPausia* te ofrece esperanza

Aunque el riesgo de aumentar de peso en la menopausia es alto, esto no significa que tu destino sea engordar. Lo que sí significa es que quizás tengas que ser más diligente para detener el aumento de peso o mantenerlo dentro de un rango saludable. Sólo entonces podrás minimizar los síntomas y los riesgos innecesarios para la salud. Además, naturalmente obtendrás la fuerza de voluntad para mantenerte así de por vida.

De nuevo, la esperanza está en los alimentos. La comida es una herramienta para perder peso. Ayuda al cuerpo a quemar grasa de muchas maneras diferentes. Algunos alimentos, por ejemplo, tienen un alto contenido en una hormona llamada adiponectina, que actúa en el cerebro para ayudar a perder kilos y evitar el aumento de grasa abdominal. También favorece la utilización de la grasa como fuente de energía. Alimentos como los aguacates y las aceitunas, especias como la cúrcuma y las verduras fibrosas aumentan los niveles de adiponectina en el organismo.

Un quemagrasas clásico son las proteínas. Los estudios sugieren que los alimentos ricos en proteínas requieren que el cuerpo queme un mayor número de calorías para digerirlos, en comparación con los alimentos bajos en proteínas. Es más, las proteínas protegen el tejido muscular que quema calorías, manteniendo una tasa metabólica alta.

Ciertos alimentos también actúan como supresores naturales del apetito, especialmente las proteínas, las grasas dietéticas y los alimentos vegetales ricos en fibra.

Además, cuando haces una pausa en el consumo de ciertos elementos, como los carbohidratos y los alimentos inflamatorios, haces que tu cuerpo esté quemando grasa constantemente.

Así que, sí: ¡se puede comer y perder peso!

## La menopausia en el mundo: la cultura maya

Al contrario de lo que muchos piensan, la cultura maya está vivita y coleando. Y las mujeres mayas son las más beneficiadas. Se han hecho varios estudios sobre la salud y, específicamente, la menopausia de las mujeres mayas de las regiones rurales de Guatemala y de Chichimilá, en la península mexicana de Yucatán. Resulta que estas mujeres apenas experimentan síntomas tradicionales de la menopausia, como sofocos, cambios de humor e insomnio.

Además, las mujeres de Chichimilá, al igual que las japonesas, parecen evitar la osteoporosis. Aunque sus niveles de estrógeno disminuyen gradualmente en la menopausia, al igual que los nuestros, y pierden densidad mineral ósea, como nos ocurre a nosotras, no hay evidencias de que aumenten las fracturas óseas ni la osteoporosis.

Estas mujeres también perciben el envejecimiento como algo positivo. Me parece inspirador que las mujeres mayas –tengan síntomas o no– esperen con ganas la menopausia y su naciente libertad y estado.

Naturalmente, me pregunté cuál es el secreto de su positividad y de que gocen de tan buena salud. Una vez más, la dieta ocupa un lugar destacado. Los mayas siguen una dieta totalmente natural, basada en hierbas. Al igual que la dieta tradicional japonesa, es extremadamente baja en productos animales y en grasas en general.

Si quieres probar algunas recetas deliciosas de *MenuPausia* al estilo maya, te recomiendo: Ensalada de tomate (página 172), Champiñones a la mexicana (página 167), Nachos keto verde (página 260) y Sopa de lentejas rojas y calabaza (página 178).

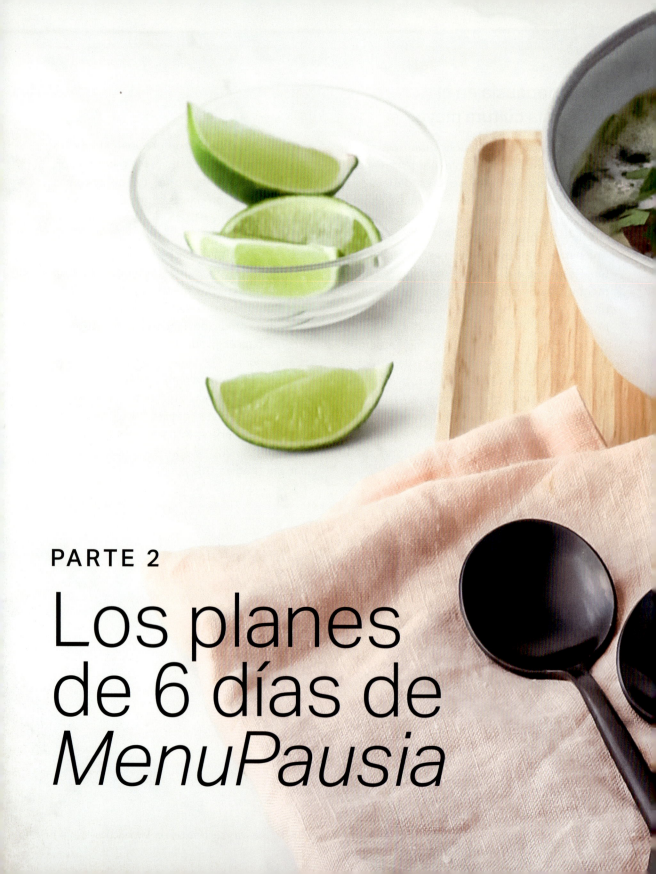

PARTE 2

# Los planes de 6 días de *MenuPausia*

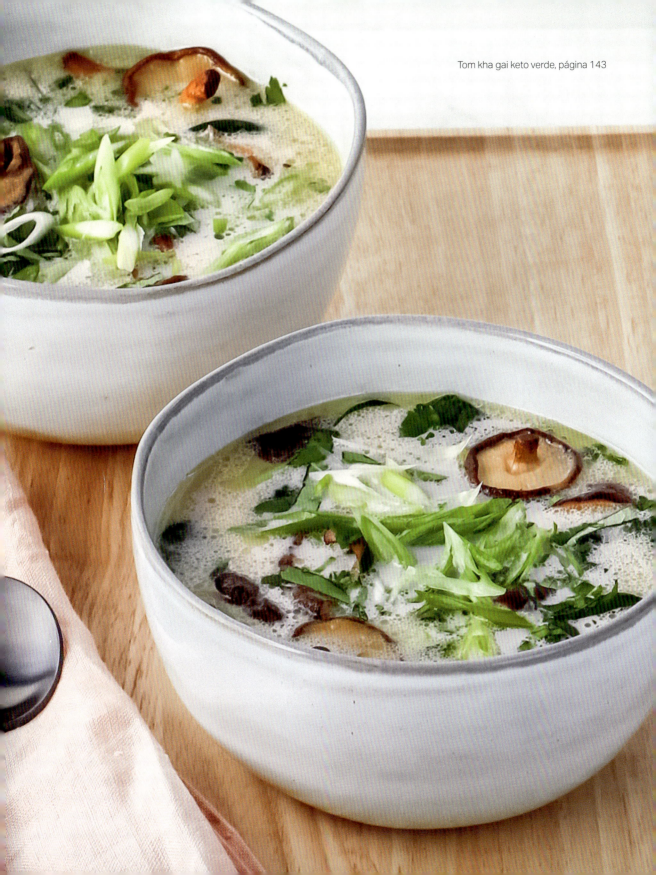

Tom kha gai keto verde, página 143

CAPÍTULO 4
# El plan keto verde extremo

En mis otros libros, *The Hormone Fix* y *Keto-Green 16,* presento una forma de comer que ha ayudado a miles de mujeres a perder un peso que es peligroso y agrava los síntomas de la menopausia: el protocolo keto verde. La alimentación keto verde combina la nutrición cetogénica y la alimentación alcalina, y es una forma muy eficaz y deliciosa de reducir los síntomas y equilibrar las hormonas.

## Sigue este plan si:

- Experimentas los principales síntomas de la menopausia: sofocos, sudores nocturnos, niebla mental, aumento inesperado de peso y cansancio físico y mental.
- Necesitas perder peso de forma constante.
- Eres «resistente a la pérdida de peso», es decir, te cuesta perder kilos.
- Te han diagnosticado desequilibrios hormonales.
- Tienes resistencia a la insulina, prediabetes o diabetes.
- Padeces alguna enfermedad autoinmune.

Me encanta recibir comentarios de las mujeres que siguen este plan. Cuando escucho «Me han desaparecido los sofocos» o «Se acabaron las erupciones cutáneas» o «Por fin puedo dormir» o «He recuperado mi figura» y otros relatos de que les ha funcionado, ¡me emociono de verdad! Sobre todo, porque se curan con la alimentación y no con medicamentos recetados u otras intervenciones médicas para enmascarar los síntomas.

Dicho esto, hay muchas mujeres que me dicen que hace tiempo que el número que aparece en su báscula no cambia, a pesar de que se esfuerzan muchísimo para bajar de peso. Han seguido mi protocolo regular de alimentación keto verde y se sienten mejor, pero están teniendo problemas con el peso, ese síntoma grande y peligroso que afecta a tantos aspectos de la salud física y mental relacionados con la menopausia y la vejez. En estos casos, siempre sospecho que padecen un síndrome frustrante llamado resistencia a perder peso, producido en gran medida por la inflamación, que daña las membranas celulares. Este daño dificulta enormemente la pérdida de peso, por mucho que te esfuerces. En estos casos, ¡el plan keto verde extremo de 6 días es la solución!

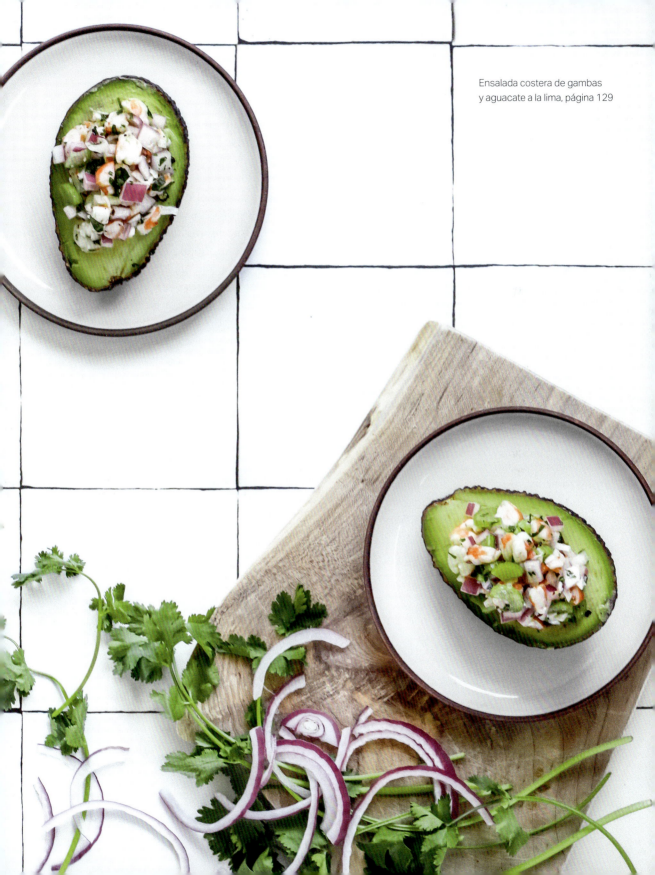

Ensalada costera de gambas
y aguacate a la lima, página 129

## La resistencia a perder peso

Cuando nuestro cuerpo se resiste a perder peso, la inflamación está relacionada sobre todo con las enfermedades autoinmunes. Este tipo de enfermedades no son raras: millones de personas de todo el mundo padecen al menos una. Y, además, provocan una inflamación que conlleva un aumento de peso.

Entre ellas están la artritis reumatoide, la tiroiditis de Hashimoto (hipotiroidismo), la esclerosis múltiple, la enfermedad de Crohn, la colitis, la celiaquía, la diabetes tipo 1 o el lupus. Aunque estas enfermedades afectan a distintas partes del cuerpo, todas tienen algo en común: hacen que el organismo se ataque a sí mismo, desencadenando la inflamación.

Ésta llega hasta las células grasas, que, cuando se inflaman, no pueden liberar la grasa que tienen almacenada. Por lo tanto, se queda encerrada en las células.

Si te ocurre esto, a tu cuerpo le cuesta más mantener el peso óptimo. Y, además, es un círculo vicioso, porque cuanto más peso ganas, más se inflama tu cuerpo. Por si fuera poco, realizar los movimientos cotidianos, que también necesitas para controlar el peso, resulta más doloroso.

Aquí es donde el plan keto verde extremo puede ayudarte. Consiste en evitar los alimentos que causan la resistencia a perder peso y seleccionar sólo aquellos que ayudarán a tus células de grasa a liberarla, por lo que empezarás a adelgazar otra vez.

Los resultados pueden ser estimulantes y realmente asombrosos. Una de las mujeres de mi comunidad de Facebook, Mary D., es la prueba. Eliminó de su dieta toda la fruta, los lácteos y los frutos secos, alimentos que suelen ser perjudiciales si se padece una enfermedad autoinmune. Mary perdió 4 kilos en siete días. ¡Creo que es un récord!

Así pues, con su lista específica de alimentos curativos, el plan keto verde extremo puede ayudarte a calmar la autoinmunidad, controlar la inflamación y hacer que tu báscula vuelva a moverse en la dirección correcta.

# La explicación científica

El plan keto verde extremo de 6 días es lo que su nombre indica: una versión más extrema y de menor duración de mi plan keto verde de 16 días. Tiene beneficios específicos para las mujeres que experimentan resistencia a perder peso, trastornos autoinmunes, resistencia a la insulina y los síntomas comunes de la menopausia.

Lo que lo hace extremo es que ofrece menos opciones alimentarias. Por ejemplo, no incluye frutos secos ni semillas y tampoco permite comer solanáceas, como los tomates y las berenjenas. Tampoco alubias ni otras legumbres. Normalmente, estos alimentos se consideran supersaludables, pero, para las mujeres con problemas de menopausia difíciles de resolver, son un error.

El plan keto verde extremo consta de tres partes que trabajan a tu favor.

## Nutrición cetogénica

Empecemos por la parte keto. El nombre es una reducción del término «cetosis», un estado metabólico en el que el cuerpo no tiene suficiente glucosa (azúcar procedente de los carbohidratos) para obtener energía y, por lo tanto, empieza a quemar grasa. Como resultado, se pierde peso. En este proceso, el cuerpo produce cetonas, que pueden medirse en la orina e indican si se está quemando grasa o no.

La alimentación cetogénica requiere mantener la ingesta de carbohidratos en 40 gramos al día o menos. Por lo tanto, hay que abstenerse de alimentos como el arroz, los cereales, las patatas, las verduras con almidón, el pan, la pasta, el azúcar, la mayoría de las frutas y los productos lácteos.

Sin embargo, eliminar los carbohidratos es sólo una parte de la historia. Dado que el cuerpo tiene un suministro limitado de glucosa, necesita una fuente alternativa de combustible. Ese combustible es la grasa, y mucha. Este plan se centra en un alto consumo de grasas saludables –un 65% de las calorías diarias–, en su mayoría de origen vegetal. Consumirás grasas como aguacate, aceite de aguacate, de oliva, de coco –o cualquier aceite rico en triglicéridos de cadena media (TCM)– y grasas omega-3 procedentes de fuentes proteicas como el salmón y otros pescados grasos.

La grasa es muy importante para nuestras hormonas. Durante años, los consejos dietéticos han propagado el mantra de que la ausencia de grasas es buena y que todas las grasas son malas. Es una mentira peligrosa. La grasa es un componente importante para tener un funcionamiento hormonal adecuado. Así que, si nos falta grasa, surgen problemas simplemente porque el cuerpo no tiene los nutrientes que necesita para fabricar hormonas.

El tercer factor clave en la nutrición cetogénica son las proteínas. Se consumen en proporciones moderadas: un 25% de las calorías diarias. La proteína es un macronutriente altamente «termogénico», lo que significa que eleva el calor corporal y, por lo tanto, aumenta el metabolismo y la quema de grasa. Las proteínas pueden incluso ayudarte a reducir la barriga. En varios estudios, las personas que aumentaron su ingesta de proteínas magras hasta el 25 o 30 % de su dieta eliminaron más grasa abdominal que las que comieron menos.

Esto se debe a que las proteínas reequilibran varias hormonas reguladoras del apetito. Disminuyen los niveles de grelina, la hormona del hambre, y aumentan las hormonas reductoras del apetito: el péptido similar al glucagón-1 (GLP-1), el péptido YY y la colecistoquinina. ¿Y el resultado? Numerosos estudios han demostrado que, si se aumenta la ingesta de proteínas, no se consumen tantas calorías.

¿Y esos preciosos músculos que definen tu cuerpo? Pues bien, empiezan a disminuir durante la perimenopausia y siguen haciéndolo a menos que consumas suficientes proteínas, ya que evitan que la preciada musculatura desaparezca a medida que envejecemos.

Las opciones de proteínas de este plan son variadas e incluyen carnes ecológicas magras, aves de corral, huevos, pescado salvaje y marisco.

## Alcalinidad

El plan keto verde extremo hace hincapié en un factor importante que no está presente en la dieta cetogénica estándar: la alcalinidad. Una dieta alcalina trata de mantener el pH urinario en un nivel alcalino óptimo, que normalmente es 7 o más.

También se ha demostrado que reduce la inflamación, disminuye el dolor articular y alivia las molestias menstruales. Un pH urinario más alcalino equilibra las hormonas, da más energía y ayuda a sentirse mejor en general.

Con una nutrición cetogénica combinada con la nutrición alcalina tienes la mejor dieta para las mujeres, con beneficios espectaculares. Éste es el enfoque:

- Acelera tu metabolismo y optimiza tus hormonas, permitiendo que el cuerpo queme grasa de forma eficiente para obtener energía. Junto con la dieta cetogénica, entrena a tu cuerpo para que queme grasa.

- Estabiliza el azúcar en sangre y te hace sensible a la insulina, por lo que no tienes que preocuparte tanto por los niveles altos de azúcar en sangre, el aumento de peso y diversos síntomas de la menopausia (especialmente los sofocos, que los causa la resistencia a la insulina).

- Controla las punzadas de hambre: se acabaron los antojos.

- Desintoxica el organismo de contaminantes, sustancias químicas y disruptores endocrinos que te impiden perder peso.

- Previene los efectos secundarios más frecuentes de las dietas cetogénicas estándar: dolor de estómago, irritabilidad y sensación de gripe leve (de ahí los apodos de «gripe keto» y «locura keto»).

- Favorece la salud de prácticamente todos los órganos del cuerpo, incluidos el corazón, el cerebro, los huesos, los órganos sexuales, el intestino y la piel.

Para fomentar la alcalinidad, concéntrate en alimentos, hierbas y especias que hagan que tu cuerpo sea más alcalino. Uno de los grupos de alimentos más importantes son las verduras de hoja verde, de ahí el «verde» del plan keto verde extremo: lechuga (de todos los tipos), espinacas, col kale, hojas de diente de león, rúcula, berza, hojas de nabo, de remolacha, de mostaza, acelgas, entre otras. Todas estas verduras de hoja verde mantienen tu cuerpo en un estado alcalino y te ayudan a desintoxicar el cuerpo. Además, son antinflamatorias.

Las crucíferas también son muy importantes para aumentar la alcalinidad. Son básicamente las verduras de la familia de las coles, como el brécol, el repollo, la coliflor y las coles de Bruselas. Se llaman así porque tienen pétalos en forma de cruz.

He incluido estas verduras en varios planes de *MenuPausia* por muchas razones. En primer lugar, contienen indol-3-carbinol (I3C), un compuesto natural que detiene el crecimiento y la expansión de las células grasas. Reduce una forma mala de estrógeno que puede provocar que se acumule grasa e interferir en el desarrollo muscular.

En segundo lugar, las crucíferas contienen un ingrediente natural llamado 3,3'-diindolilmetano (DIM), que ayuda a destruir los estrógenos sintéticos nocivos en el organismo. Estos estrógenos proceden de diversas fuentes, como los gases de la gasolina, los plásticos, los medicamentos, los pesticidas y los perfumes, es decir, cualquier producto de la industria petroquímica.

En tercer lugar, las crucíferas liberan nutrientes azufrados que ayudan al hígado a desintoxicarse y bloquean la formación de células cancerosas.

Verás que mis recetas utilizan muchas hierbas y especias, así como sal marina y, ocasionalmente, germinados. Todos estos ingredientes son muy alcalinizantes y, además, muy sabrosos.

Otra forma sencilla y poderosa de alcalinizar el cuerpo es incluir raíz de maca en la dieta. Uno de los lugares que visité durante el viaje curativo que hice fueron los Andes peruanos, donde conocí la maca. La probé y empecé a tomarla regularmente. Me devolvió la energía física y mental. Me sentía más equilibrada y viva de lo que había estado en mucho tiempo. Con el tiempo, formulé mi propio producto, Mighty Maca® Plus. Es un suplemento a largo plazo que me ha servido a mí y a los miles de mujeres que siguen mis programas y han obtenido grandes resultados. Visita la página dranna.com/menupause-extras para solicitar una muestra.

La maca es pariente del rábano y tiene una larga y venerada historia como estimulante de la producción hormonal y la libido. Después de tomarla, muchas mujeres tienen menos síntomas del síndrome premenstrual, les aumenta la fertilidad, la piel mejora, pierden peso, tienen más energía y más deseo sexual. La maca también tiene un alto contenido en minerales y ácidos grasos esenciales, por lo que es ideal para las hormonas. En este libro descubrirás muchas recetas donde usarla.

Una dieta alcalina también suele limitar los alimentos ácidos, como el exceso de carne, queso, cereales, panes, pasta, azúcar, edulcorantes artificiales, productos de trigo, carbohidratos procesados y refrescos. La dieta típica estadounidense contiene muchos de estos alimentos, que producen ácido. Cuando los fluidos corporales son demasiado ácidos y los riñones y los pulmones no pueden mantener el pH corporal en equilibrio, se crea una situación llamada acidosis. Los niveles de minerales disminuyen y la inflamación puede cronificarse.

Mantener un pH alcalino previene estas consecuencias. También ayuda a optimizar los principales actores hormonales del cuerpo (insulina, cortisol, oxitocina). Cuando estas «hormonas maestras» están equilibradas, muchas otras hormonas, como el estrógeno y la progesterona, se equilibran más rápidamente.

Te recomiendo que analices el pH urinario con regularidad utilizando tiras reactivas que puedes comprar en la mayoría de las farmacias o en dranna.com/menupause-extras. El pH urinario debe estar alrededor del 7 por la mañana. Normalmente se tarda un tiempo en conseguirlo, así que sé paciente y mantén el rumbo. Saber qué pH tienes es una forma sencilla y esclarecedora de determinar si tu fisiología está a la altura o se queda corta.

## Protección contra la autoinmunidad

Aquí viene la parte «extrema» de este plan, que te ayuda a revertir la resistencia a perder peso. Está diseñado para ser un protocolo a corto plazo para reducir la inflamación mientras se cura la enfermedad autoinmune. La autoinmunidad ocurre cuando el sistema inmunitario comienza a atacar a tus propios órganos, tejidos y células. Los síntomas se materializan lentamente: dolor en las articulaciones, fatiga, problemas estomacales y otros.

Pero hay un síntoma que comparten muchas enfermedades autoinmunes: la resistencia a perder peso. Casi todas las personas que padecen una enfermedad autoinmune aumentan de peso.

En la autoinmunidad, una de las causas de la inflamación es una afección llamada «intestino permeable». Esto significa simplemente que el revestimiento intestinal es más permeable de lo que debería ser. Normalmente, el revestimiento intestinal absorbe los nutrientes de los alimentos ingeridos y digeridos y bloquea la entrada de bacterias, desechos y alimentos no digeridos en el torrente sanguíneo. Pero con un intestino permeable, se forman huecos en las paredes intestinales que permiten que partículas de alimentos, desechos, bacterias y toxinas pasen al torrente sanguíneo.

El organismo identifica entonces las partículas filtradas como invasores extraños y se defiende, lo que provoca inflamación en todo el sistema, hasta el nivel celular, incluidas las células grasas.

Todo este escenario supone una carga adicional para tu sistema inmunitario, porque compromete su capacidad para combatir las infecciones. El estrés también hiperestimula tu sistema inmunitario y es más probable que desarrolles resistencia a perder peso.

Los estudios en nutrición han identificado alimentos que ayudan o perjudican a las enfermedades autoinmunes. Cuando pones en pausa ciertos alimentos y los sustituyes por alimentos ricos en nutrientes que te ayudan a estar más sana, puedes reducir la inflamación y los síntomas de las enfermedades autoinmunes.

# Qué comerás en el plan keto verde extremo

Cuando compres estos alimentos, intenta que sean ecológicos. En el caso de las proteínas, elige carne de animales alimentados con pasto, aves de corral ecológicas y criadas en libertad y pescado salvaje. Para más información, consulta la página 79.

**Verduras**
*Acelgas
*Aguacates (técnicamente una fruta)
Alcachofas
*Berros
*Berza
Brécol
*Calabacín
Calabaza, verano
Cebollas
*Cilantro
Col china
*Col kale
Coles de Bruselas
Coliflor
*Endivia
*Escarola
Espárragos
*Espinacas
Hinojo
*Hojas de diente de león
*Hojas de mostaza
*Hojas de nabo
*Hojas de remolacha
Jícama
*Lechuga
*Maca
Pepinos
*Perejil
Puerros
Rábanos
*Achicoria roja
Repollo
*Rúcula
Setas
Zanahorias

* Estas verduras son muy alcalinizantes.

**Frutas (opcional, pero no más de una ración al día, ya que suelen tener un alto contenido en carbohidratos)**
Albaricoques
Bayas
Cerezas
Limas
Limones
Mangos
Manzanas
Melocotones
Papaya
Peras
Piña

**Proteínas**
Bisonte
Caldo de huesos
Carne de vacuno
Cerdo
Cordero
Pato
Pavo
Pescado y marisco
Pollo
Venado
Vísceras

**Grasas**
Aceite de aguacate
Aceite de coco
Aceite de oliva
Aceite de TCM
*Aguacates
Ghee (mantequilla clarificada)

* El aguacate es muy alcalinizante.

**Hierbas y especias**
Ajo (técnicamente una verdura)
Albahaca
Azafrán
Canela
Cebollino
Cúrcuma
Eneldo
Hoja de laurel
Jengibre
Menta
Menta piperita
Romero
Salvia
Tomillo

**Alimentos adicionales (con moderación, hasta 1 taza al día)**
Batido Keto-Green de la Dra. Anna (1 a 2 cacitos diarios)
Leche de frutos secos, almendra, anacardo y coco

# Qué pondrás en pausa en el plan keto verde extremo

### Gluten y cereales

Si padeces una enfermedad autoinmune o corres el riesgo de padecerla, ten en cuenta que el gluten, la proteína del trigo que da volumen al pan, es muy inflamatorio y debe evitarse. Algunas personas también son sensibles a cereales que no contienen gluten y que les causan inflamación. Pon en pausa:

| | |
|---|---|
| Amaranto | Maíz |
| Arroz | Mijo |
| Avena | Quinoa |
| Bulgur | Sorgo |
| Cebada | Trigo |
| Centeno | Trigo sarraceno |
| Espelta | |

### Proteínas

Huevos

### Lácteos

| | |
|---|---|
| Ghee (mantequilla clarificada) | Nata |
| | Queso |
| Leche | Yogur |
| Mantequilla | |

### Legumbres

Las legumbres contienen unas sustancias químicas inflamatorias llamadas lectinas, que son proteínas vegetales que se unen a los hidratos de carbono. Como todos los seres vivos, las plantas han evolucionado para sobrevivir. Como no pueden huir y, por tanto, no pueden escapar de los invasores, han desarrollado sustancias químicas para repeler las plagas. Una de estas sustancias es la lectina.

Sin embargo, el problema de la mayoría de las lectinas es que favorecen la inflamación en el organismo. También pueden aumentar la posibilidad de que el intestino se vuelva permeable de dos maneras: primero, dañando las células que recubren el intestino y, después, causando una respuesta inflamatoria una vez que están fuera del intestino. Para evitar el daño que provocan las lectinas, pon en pausa estos alimentos:

| | |
|---|---|
| Alubias de Lima | Habas |
| Alubias negras | Lentejas |
| Alubias rojas | Soja y productos |
| Cacao en polvo | a base de soja |
| Garbanzos | |

### Solanáceas

Aunque son ricas en nutrientes y el alimento básico de muchas culturas, las plantas de la familia de las solanáceas contienen un grupo de sustancias químicas naturales llamadas alcaloides. Suelen ser muy amargas y funcionan como repelente natural de los insectos. Para quienes padecen enfermedades autoinmunes, los alcaloides pueden estimular y exagerar la respuesta inmunitaria. Se cree, por ejemplo, que aumentan la respuesta inmunitaria a las proteínas que salen del intestino. En el plan keto verde extremo, pon en pausa estas solanáceas:

| | |
|---|---|
| Berenjenas | Todos los pimientos |
| Patatas | Tomates |
| Todas las especias rojas | Tomates verdes |

### Frutos secos y semillas

Aunque estos alimentos están permitidos en mi plan keto verde habitual, los frutos secos y las semillas también tienen un alto contenido en lectinas. Ésta es una de las principales ra-

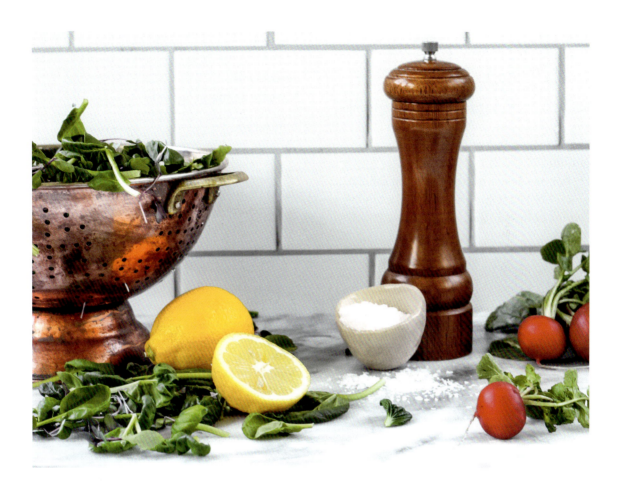

zones por las que se excluyen en las dietas que pretenden curar enfermedades autoinmunes. En el plan keto verde extremo, pon en pausa estos alimentos:

- Almendras
- Anacardos
- Avellanas
- Café
- Nueces
- Nueces de Brasil
- Nueces pecanas
- Piñones
- Pistachos
- Semillas de calabaza
- Semillas de cáñamo
- Semillas de chía
- Semillas de girasol
- Semillas de lino
- Semillas de sésamo

**Especias de semillas y bayas**

- Alcaravea
- Anís
- Comino
- Nuez moscada
- Pimienta
- Pimienta de Jamaica
- Semillas de amapola
- Semillas de apio
- Semillas de hinojo

### Otras sustancias
### (Son muy inflamatorias)

- Alcohol
- Alimentos procesados (también conocidos como «comida basura»)
- Azúcar añadido

El plan keto verde extremo

# El plan keto verde extremo de 6 días

Nota: De cada receta salen dos raciones, a excepción de los batidos, que son individuales. Así que puedes utilizar las sobras en otra comida.

Puedes descargarte un plan de menús con una representación gráfica de las comidas en dranna.com/menupause-extras

## Día 1

**Desayuno**
Frittata del granjero O
Batido sustitutivo básico keto verde de la Dra. Anna

**Almuerzo**
Ensalada costera de gambas y aguacate a la lima

**Cena**
Pastel de búfalo Y Espárragos asados al ajo

## Día 2

**Desayuno**
Sobras de la frittata del granjero O
Batido sustitutivo básico keto verde de la Dra. Anna

**Almuerzo**
Pad thai de fideos asiáticos

**Cena**
Asado con puerros e hinojos Y Ensalada arcoíris

## Día 3

**Desayuno**
Torre de salmón ahumado

**Almuerzo**
Sopa de coliflor y puerros de la Dra. Anna

**Cena**
Salteado de pollo y beicon con crucíferas Y Arroz de coliflor con verduras

## Día 4

**Desayuno**
Sobras de la torre de salmón ahumado O
Batido verde extremo

**Almuerzo**
Rollitos de lechuga con atún y apio O
Ensalada griega keto verde

**Cena**
Sobras del salteado de pollo y beicon con crucíferas Y Arroz de coliflor con verduras O
Salchichas bratwurst con repollo y col kale

## Día 5

**Desayuno**
Tostada vegetariana de aguacate O
Batido sustitutivo básico keto verde de la Dra. Anna

**Almuerzo**
Tom kha gai keto verde O
Ensalada templada de espinacas y col kale con beicon y vinagreta de albahaca y tomillo

### Cena
Coq au vin de mamá Y Coles de Bruselas asadas con rábanos

## Día 6

### Desayuno
Batido verde extremo

### Almuerzo
Sopa de rollitos chinos

### Cena
Salmón al horno con ensalada de brécol al limón O
Brécol al limón O
Fletán con ensalada de rúcula y chimichurri de aguacate

# Monta tu propio plato

Además de utilizar las recetas, puedes elaborar tus propias comidas siguiendo una sencilla plantilla:

Desayuno = 1 ración de proteína + 1 ración de verdura o fruta permitida + 1 ración de grasas.

Por ejemplo: 50 gramos de salmón ahumado, 1 taza de espinacas o una mezcla de hierbas y lechugas y ½ aguacate en rodajas, todo rociado con aceite de oliva y espolvoreado con sal marina.

Almuerzo = 1 ración de proteína + 1 o 2 raciones de verduras permitidas + 1 o 2 raciones de grasas.

Por ejemplo: 1 hamburguesa de ternera + 1 o 2 tazas de espinacas, col kale u hojas de remolacha salteadas en 1 cucharada de aceite de oliva o de coco.

Cena = 1 ración de proteína + 2 raciones de verduras permitidas + 1 o 2 raciones de grasas.

Por ejemplo: 1 muslo de pollo al horno o un bistec de 170 gramos + puré de coliflor + ensalada de hojas aliñadas con 1 cucharada de aceite de oliva, zumo de limón y ajo en polvo.

# Tu lista de la compra para 6 días

Puede que no necesites comprar todos estos productos; probablemente ya tengas muchos en tu cocina. Además, lo que compres dependerá de las opciones de menú que elijas o de si preparas tus propios platos. Esta lista de la compra se basa en los ingredientes de las recetas. Está pensada para dos personas, así que, si cocinas para uno, compra sólo la mitad de cada ingrediente.

Para descargar la lista de la compra de este plan, ve a dranna.com/menupause-extras

# Suplementos y alimentos básicos

Mezcla sustitutiva keto verde o keto alcalino de la Dra. Anna; o un buen sustitutivo de proteína vegana en polvo, como la de guisante o de arroz, y que contenga menos de 3 gramos de azúcar y menos de 10 gramos de carbohidratos por ración
Mighty Maca Plus, envase de 200 gramos; o 1 bolsa de medio kilo de raíz de maca en polvo
Colágeno en polvo, 1 envase (250 g)
Aminos de coco, 1 botella (500 ml)
Levadura nutricional, 1 paquete (150 g)
Aceite de TCM o de coco, 1 botella (500 ml)
Aceite de aguacate, 1 botella (500 ml)
Aceite de oliva virgen extra, 1 botella (500 ml)
Ghee (mantequilla clarificada), 1 tarro (350 g)
Vinagre de manzana (1 litro)
Vinagre balsámico (sin azúcar), 1 botella (500 ml)
Vinagre de vino tinto, 1 botella (500 ml)
Vinagre de vino blanco, 1 botella (500 ml)
Vino tinto seco, 1 botella (750 ml)
Mostaza de Dijon, 1 tarro (250 g)
Ajo picado, 1 bote (100 g)
Condimentos: sal marina, ajo en polvo, cebolla en polvo
Hierbas secas: copos de apio, tomillo o mezcla de zaatar, orégano, laurel, hierbas italianas, zumaque

**Verduras frescas**

Espinacas, 1 bolsa (250 g)
Espinacas baby, 1 bolsa (250 g)
Rúcula, 1 bolsa (500 g)
Lechuga romana, 1 unidad
Col kale, 3 bolsas (500 g)
Repollo verde, 2 unidades pequeñas
Col lombarda, 1 unidad pequeña
Coles de Bruselas (500 g) + 1 paquete coles de Bruselas cortadas en juliana
Brécol, 2 ramilletes pequeños
Ensalada de brécol, 1 bolsa (500 g)
Coliflor, 2 unidades
Rábanos, 1 manojo
Pepinos, 4 pequeños o 2 grandes
Apio, 1 manojo
Espárragos, 1 manojo
Zanahorias, 4 medianas, 1 grande
Calabacín, 1 grande
Cebollas amarillas, 2 pequeñas, 6 medianas
Cebollas rojas
Chalotas, 12 pequeñas, 1 mediana, 1 grande
Cebolletas, 1 manojo grande
Puerros, 2
Ajo, de 4 a 5 cabezas

Apionabo, 1 mediano
Hinojo, 2 bulbos
Brotes de soja, 1 paquete (100 g)
Col china baby, 4 unidades
Jengibre fresco, 1 trozo (5 cm)
Champiñones, 1 paquete (500 g)
Setas shiitake, 1 paquete (500 g)
Champiñones portobello, 4

## Hierbas frescas
Albahaca, 1 paquete (15 g) o 1 manojo
Cilantro, 1 manojo
Eneldo, 1 paquete (15 g) o 1 manojo
Hojas de lima kaffir (disponible en línea), 1 paquete (30 g)
Limonaria, 1 paquete (15 g)
Menta, 1 paquete (15 g) o 1 manojo
Orégano, 1 paquete (15 g) o 1 manojo
Perejil, 1 manojo
Tomillo, 1 paquete (15 g)

## Frutas frescas
Aguacates, 6 medianos
Limones, 10
Limas, 3

## Proteínas
Salmón salvaje ahumado, 1 paquete (85 g)
Salmón salvaje, 2 filetes (de 100 a 170 g cada uno)
Langostinos grandes (350 g)
Fletán salvaje, 2 filetes (de 100 a 170 g cada uno), u otro pescado blanco de carne firme
Atún, 2 latas (100 g)
Pechuga de pollo, 1, con piel y hueso (250 g)
Filetes de pollo (250 g)
Contramuslos de pollo deshuesados y sin piel (400 g)
Contramuslos de pollo, 2, con piel y hueso (250 g)
Muslitos de pollo, 2, con piel y hueso (250 g)
Asado de ternera deshuesado, preferiblemente de pasto (500 g)
Carne picada de vacuno o bisonte, preferiblemente de pasto (500 g)
Carne de cerdo picada (250 g)
Salchicha bratwurst ecológica, 1 paquete (350 g)
Beicon sin azúcar, 1 paquete (250 g)

## Leches vegetales
Leche de almendras sin azúcar (1 litro)
Leche entera de coco sin azúcar, 3 latas (400 ml)

## Otros artículos
Mezcla de harinas para hacer pan sin gluten o pan plano de yuca
Alcaparras, 1 tarro (100 g)
Aceitunas kalamata sin hueso, 1 bote o lata (200 g)
Caldo de ternera, 2 envases (1 litro)
Caldo de pollo o verduras, 3 envases (1 litro)
Arroz de coliflor congelado, 1 o 2 paquetes (300 g)
Arándanos congelados, 1 bolsa (300 g)

# Estrategias para el éxito

1. Sigue este plan exactamente como está o sustituye cualquier comida por los platos que crees tú misma basándote en las listas de alimentos.
2. En este plan tienes la opción de hacer ayuno intermitente. Este tipo de ayuno condensa toda tu ingesta de alimentos en una ventana de tiempo específica. Una forma popular de comenzar es hacer 16 horas de ayuno y, en las 8 horas restantes, hacer las comidas del día. Así, por ejemplo, si haces tu última comida a las seis de la tarde, no comerías hasta las diez de la mañana siguiente. El ayuno intermitente ayuda a perder peso, reducir la inflamación, renovar las células, desintoxicar el cuerpo, entre otras cuestiones.

    También puedes sentir que, en esa ventana de 8 horas, sólo necesitas hacer dos comidas para sentirte satisfecha. Ésta es una forma eficaz de comer, porque favorece la pérdida de peso.
3. Analiza tu pH urinario y tus cetonas a primera hora de la mañana (y cada vez que vayas al baño a lo largo del día), con el objetivo de mantener el pH en 7 o por encima. Cuanto más rosa sea la tira, mayor será tu nivel de cetosis (quema de grasas). Anótalo todo en un diario. Consulta la sección «Recursos» de este libro o visita la página dranna.com/menupause-extras para descargarte una página de diario y saber cómo pedir mis tiras.
4. Pésate cada mañana para comprobar si la resistencia a perder peso ha disminuido.
5. ¡Hidrátate! Cada día bebe unos 35 ml de agua filtrada por cada kilo de tu peso corporal. Pero no bebas más de medio vaso con cualquier comida, para que tus jugos digestivos tengan tiempo de hacer su trabajo. Recomiendo beber agua hasta 20 minutos antes de comer, tomar ese medio vaso de líquido con la comida y esperar una o dos horas antes de volver a beber nada.
6. Nunca te llenes demasiado el estómago. Cuando empieces a sentirte satisfecha, deja de comer.
7. No piques nada entre comidas, porque podría echar por tierra tus objetivos. Puede provocar resistencia a la insulina, aumento de peso, sofocos e inflamación. Puedes añadir más grasas y aceites saludables a las ensaladas de hojas verdes o disfrutar de una taza grande de uno de mis caldos de huesos *(véanse* las páginas 240-246).
8. El sexto día, fíjate en cómo te sientes, sobre todo en lo que se refiere a síntomas autoinmunes comunes como fatiga, dolor articular e hinchazón, molestias digestivas, resistencia a la pérdida de peso o problemas cutáneos. Si tus mejoras son mínimas, sigue el plan otros seis días, o más, y fíjate en tus síntomas periódicamente. Cuando sientas que mejoras, pásate al plan keto verde de 21 días de *The Hormone Fix* o al Plan para modificar los carbohidratos de este libro.

## La menopausia en el mundo: Rituales a la hora de comer

Los rituales son comportamientos simbólicos que nos reconfortan al repetirlos. Muchas culturas del mundo tienen rituales relacionados con la comida: los ayunos y los banquetes que marcan los días sagrados de las tradiciones católica, musulmana y judía; las elegantes ceremonias del té en Asia *(véase* la página 94); o los festivales de la cosecha que se celebran en todas partes, desde Kenia hasta Kentucky. Los estudios arqueológicos muestran que los rituales de las comidas son un elemento importante de la vida humana desde hace decenas de miles de años.

Los rituales ofrecen muchos beneficios, tanto físicos como psicológicos. Por ejemplo, están asociados a la secreción de oxitocina en el cerebro, una de nuestras hormonas maestras que, junto con la insulina y el cortisol, es responsable de los vínculos afectivos y se asocia con la empatía y la confianza. También ayuda a aliviar la depresión, la ansiedad, la disfunción sexual y los problemas gastrointestinales.

Los científicos han descrito los rituales relacionados con las comidas como «un campo de batalla infravalorado para luchar contra la obesidad», porque se ha descubierto que las familias –padres e hijos– que cenan juntas a menudo tienen un peso más saludable. Como ya he explicado, es muy importante para la salud tener un peso adecuado, especialmente durante la menopausia.

Otros estudios demuestran que los rituales alimentarios también traen beneficios psicológicos, ya que estimulan la creación de una red de apoyo y refuerzan la autoestima.

La conclusión es que los rituales a la hora de comer son importantes para tener una menopausia y una vida sanas. ¿Y cómo puedes crear rituales alimentarios que te hagan sentir mejor? Aquí tienes cuatro sugerencias fáciles y sencillas:

1. *Pon una mesa preciosa.* Utiliza tus manteles y servilletas favoritos, la cubertería de plata y tu mejor vajilla. Haz que tus hijos pongan la mesa: es una habilidad importante para la vida y, así, todos participan. Una mesa bien puesta invita a comer y nos prepara a todos para la comida.
2. *Enciende velas.* Me encantan las velas porque emiten un resplandor relajante. Uno de los objetivos de cualquier ritual alimentario es relajarse y conectar con los demás. Encender velas es una forma fácil de conseguirlo. Además, convierten cada comida en una ocasión especial.
3. *Bendice la comida.* Dar las gracias o bendecir la mesa antes de comer reconoce la reverencia, la gratitud y el aprecio por la comida y los nutrientes que proporciona. Tu bendición puede ser así de sencilla: que la comida nos alimente para poder alimentar la vida.
4. *Disfrutad los unos de los otros.* En mi familia, todos compartimos con los demás las alegrías del día en la mesa. Esto nos brinda la oportunidad de apreciarnos. Muy importante: evita los conflictos innecesarios o las críticas. Las discusiones acaloradas activan el sistema nervioso simpático, que interrumpe la digestión.

Ya está. Da sentido a las comidas y disfruta de todos los beneficios, que no son sólo alimentarse.

CAPÍTULO 5

# Plan keto verde desintoxicante a base de plantas

Aunque seas una omnívora empedernida como yo (como de todo menos lácteos), te recomiendo que pongas en pausa los alimentos de origen animal al menos dos o tres veces al año –o más–, en ciclos de seis días. Esta estrategia beneficia la salud y el equilibrio hormonal, como demuestran multitud de estudios.

## Sigue este plan si:

- Eres vegana o vegetariana.
- Quieres dejar de comer productos de origen animal periódicamente, algo que recomiendo encarecidamente.
- Experimentas estos síntomas de la menopausia: problemas digestivos (hinchazón, estreñimiento, síndrome del intestino irritable, etc.), trastornos del sueño, sofocos, sudores nocturnos y aumento de peso.
- Necesitas perder peso de forma constante.
- Te han diagnosticado desequilibrios hormonales o concentraciones anormales de lípidos (triglicéridos altos y colesterol total alto), o te han dicho que corres el riesgo de sufrir una enfermedad cardíaca.
- Quieres probar el estilo de vida a base de plantas.

Escribí sobre la alimentación a base de plantas en mi libro *Keto-Green 16*, que incluye un plan vegano. Las dietas a base de plantas son muy populares, y por una buena razón. Éste es el enfoque nutricional:

## Ayuda al corazón

Un ensayo histórico analizó los patrones alimentarios de unos 96 000 adventistas del séptimo día de Estados Unidos y Canadá, que seguían varios tipos de alimentación: vegana, vegetariana, piscivegetariana, semivegetariana y no vegetariana. Según el análisis, el riesgo de sufrir alguna cardiopatía –la principal causa de muerte entre las mujeres– era menor entre veganos y vegetarianos, ya que consumen más fibra y siguen una dieta más ricas en alcalinizantes y antioxidantes.

La fibra es un milagro nutricional. La necesitamos más que nunca. Ayuda a equilibrar el azúcar en sangre y produce saciedad después de las comidas. También contribuye a que vayamos regularmente al baño y previene el estreñimiento, porque crea un microbioma sano y muy poblado de bacterias intestinales beneficiosas, que a su vez favo-

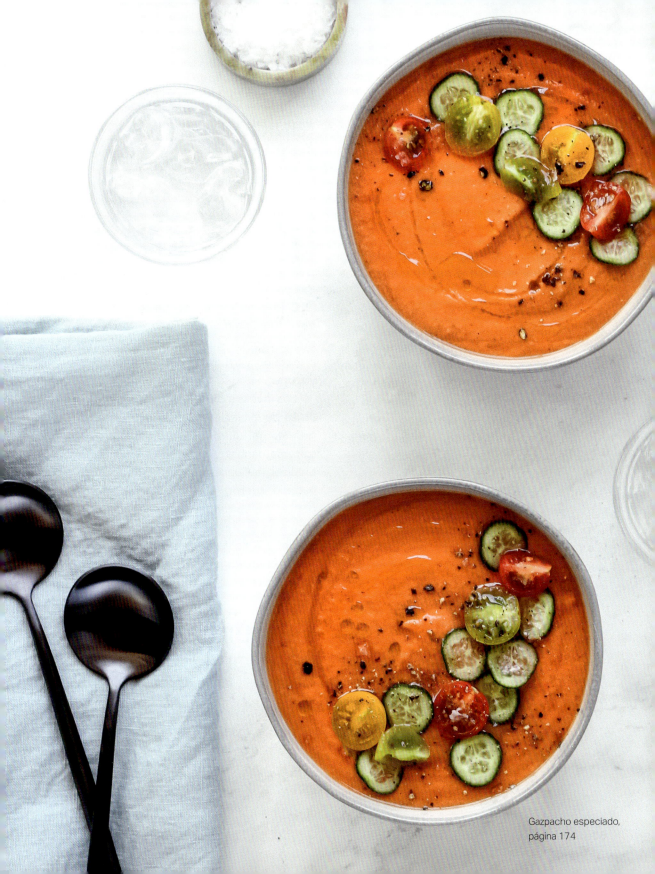

Gazpacho especiado, página 174

recen el control del peso, la inmunidad y el equilibrio hormonal. De hecho, los estudios sugieren que, si comes más fibra, evitarás que tus niveles de estrógeno fluctúen descontroladamente.

Los antioxidantes combaten los radicales libres, que causan enfermedades. Son átomos o moléculas inestables que contienen uno o más electrones desapareados en su órbita exterior. Por eso, intentan estabilizarse «robando» electrones de las membranas celulares.

Al igual que los bordes del jardín impiden que las malas hierbas lo invadan, las membranas celulares protegen a las células de la invasión de radicales libres. Si estos invasores moleculares penetran en las membranas celulares, se generan más radicales libres, del mismo modo que se propagan las malas hierbas. Se pone en marcha una reacción en cadena que acaba provocando inflamación, daño celular y enfermedad. A corto plazo, los ataques de los radicales libres pueden hacer que te sientas inflamada y con la mente nublada; a largo plazo, pueden causar pérdida de memoria, enfermedades cardíacas, derrames cerebrales, párkinson y muchas enfermedades degenerativas. Cuantos más vegetales consumas y más antioxidantes tomes, más aliviarás los problemas de la menopausia y crearás un microbioma sano con gran diversidad de bacterias intestinales beneficiosas.

# Ofrece resultados rápidos

No se tarda mucho en aprovechar los beneficios de una dieta a base de plantas. Un estudio demostró que el cambio a este tipo de alimentación puede regenerar la salud en un período de tiempo relativamente corto. Los investigadores analizaron a 75 personas –hombres y mujeres– que pertenecían a la Iglesia cristiana ortodoxa etíope, que durante la Cuaresma ponen en pausa los alimentos de origen animal y siguen una dieta totalmente vegetal, que consiste en comer granos integrales, verduras de hoja verde, legumbres y frutas.

Los investigadores analizaron a los sujetos antes de iniciar el ayuno de alimentos de origen animal, durante la Cuaresma (que dura siete semanas) y siete semanas después de finalizar la Cuaresma. Los resultados de este estudio fueron espectaculares: los participantes experimentaron una reducción significativa de la presión arterial, del peso y de los niveles de colesterol. Los resultados fueron aún más pronunciados en las mujeres que en los hombres.

# Equilibra las hormonas

La nutrición a base de plantas se asocia a hormonas más equilibradas. Alimentos como las alubias, los guisantes y las lentejas son ricos en estrógeno natural y ayudan a equilibrar esta hormona en el organismo. Las verduras de hoja verde, como la col kale, las espinacas y las acelgas, también pueden ayudarte a mantener el equilibrio hormonal.

La ciencia respalda todo esto. En una encuesta realizada a 754 mujeres premenopáusicas y posmenopáusicas veganas u omnívoras, las veganas declararon que tenían menos sofocos, sudores nocturnos, palpitaciones, cambios en la tensión arterial y otros síntomas físicos molestos que las omnívoras.

Tenlo en cuenta. *U.S. News & World Report* informó recientemente de que las mujeres menopáusicas que siguen una dieta sana a base de plantas (es decir, rica en frutas, verduras, legumbres, frutos secos y granos integrales) pierden peso y pueden reducir considerablemente o eliminar los sofocos y sudores nocturnos.

En este plan disfrutarás de muchas verduras crucíferas, como el brécol, el repollo, la coliflor, la col china y las coles de Bruselas, que contienen grandes cantidades de glucosinolatos. Son sustancias desintoxicantes naturales que ayudan a expulsar los estrógenos nocivos del organismo.

## Ofrece otras ventajas que salvan vidas

Por las pruebas científicas que existen, sabemos que una dieta a base de plantas puede ayudarte a:

- Mantener un peso saludable
- Reducir el riesgo de cáncer
- Prevenir la diabetes de tipo 2
- Reforzar tu sistema inmunitario
- Disminuir la inflamación
- Mejorar tu salud digestiva
- Aumentar la alcalinidad
- Aumentar tu ingesta de minerales
- Aliviar el dolor articular
- Potenciar la desintoxicación
- Fortalecer tus huesos
- Mejorar la calidad del sueño
- Tener más energía
- Favorecer la longevidad

Por lo tanto, si quieres probar a alimentarte a base de plantas o ya lo haces, éste es sin duda el camino que tienes que seguir.

## Qué comerás

Una dieta a base de plantas ofrece mucha variedad, probablemente más que muchos otros planes:

**Verduras:** Prácticamente cualquier verdura fresca, baja en carbohidratos y rica en fibra, como las verduras de hoja verde, lechuga, tomates, espinacas, brécol, col china, champiñones, coles de Bruselas, coliflor, pepinos, pimientos, calabaza amarilla y calabacín.

**Proteínas:** Mis fuentes favoritas de proteínas vegetales son las alubias, el tempeh, el tofu, las lentejas y los garbanzos. Los guisantes y los edamames también son buenas opciones. Compra alimentos no transgénicos siempre que puedas.

**Frutos secos y semillas:** Almendras, anacardos, nueces, semillas de chía, de lino y de cáñamo son alimentos básicos que hay que tener en la cocina, al igual que las mantequillas y las leches de frutos secos, ya que contienen proteínas y grasas saludables.

Las semillas de chía y de lino también son excelentes sustitutos del huevo en repostería, una razón más para probarlas.

Plan keto verde desintoxicante a base de plantas

**Grasas saludables:** Es importante tener a mano aceitunas y aceite de oliva virgen extra, de coco, de TCM, de aguacate y de nuez.

**Hierbas y especias:** ¡No las olvides! Están llenas de antioxidantes y fitonutrientes que equilibran las hormonas. Mis favoritas son el ajo (técnicamente una verdura), el orégano, la albahaca, el tomillo, la menta, la salvia, el romero, la canela, la nuez moscada y el cardamomo.

La conclusión es que seguir una dieta a base de plantas aporta muchos beneficios a las mujeres que se encuentran en las etapas más difíciles de los cambios hormonales. También a las que no les gustan los productos animales o no quieren comerlos siempre y prefieren una dieta natural a base de plantas para controlar sus síntomas.

# El plan keto verde desintoxicante a base de plantas de 6 días

Nota: De cada receta salen dos raciones, a excepción de los batidos, que son individuales. Así que puedes utilizar las sobras en otra comida.

Puedes descargarte un plan de menús con una representación gráfica de las comidas en dranna.com/menupause-extras

## Día 1

**Desayuno**
Granola sin cereales, con 170 gramos (¾ de taza) de leche de nueces o yogur de leche de coco

**Almuerzo**
Sopa de coliflor con tahini Y Champiñones a la mexicana

**Cena**
Ramen con miso y jengibre

## Día 2

**Desayuno**
Batido sustitutivo básico keto verde de la Dra. Anna (*véase* la página 120)

**Almuerzo**
Gazpacho especiado

**Cena**
Tacos de col kale y tempeh

## Día 3

**Desayuno**
Sobras de la granola sin cereales, con 170 gramos (¾ de taza) de leche de nueces o yogur de leche de coco

**Almuerzo**
Ensalada árabe de la huerta Y Tabulé keto verde de la Dra. Anna

**Cena**
Estofado de setas y col kale Y Ensalada de tomate

## Día 4

**Desayuno**
Batido de ensalada de la huerta

**Almuerzo**
Sopa de lentejas rojas y calabaza

**Cena**
Espinacas y garbanzos reconfortantes

## Día 5

**Desayuno**
Sobras de la granola sin cereales, con 170 gramos (¾ de taza) de leche de nueces o yogur de leche de coco

**Almuerzo**
Sobras de la sopa de lentejas rojas y calabaza O
Hummus keto verde CON ensalada de jícama

**Cena**
Pisto

## Día 6

**Desayuno**
Batido de ensalada de la huerta

**Almuerzo**
Sopa dorada de col y garbanzos

**Cena**
Filetes de coliflor asada CON Mézclum de hojas verdes

# Puedes crear tu propio plato

Aunque te recomiendo que sigas el plan de 6 días al pie de la letra, también puedes crear tus propias combinaciones para el desayuno, el almuerzo y la cena. Sólo tienes que seguir esta plantilla:

Desayuno: 1 ración de proteína vegetal + 1 ración de verduras + 1 ración de grasas.

Por ejemplo: un batido hecho con 1 taza de leche de coco, 1 cacito de proteína en polvo, 1 puñado de espinacas y 1 cucharada de mantequilla de almendras.

Almuerzo: 1 ración de proteína vegetal + 1 o 2 raciones de verduras + 1 o 2 raciones de grasas.

Por ejemplo: media o 1 taza de soja negra + 1 o 2 tazas de espinacas, col kale u hojas de remolacha salteadas en 1 cucharada de aceite de oliva, de coco o de aguacate + medio aguacate en rodajas.

Cena: 1 ración de proteína vegetal + 2 raciones de verduras + 1 o 2 raciones de grasas.

Por ejemplo: 1 taza de alubias rojas, arroz de coliflor y una ensalada verde con 1 cucharada de semillas de cáñamo, aliñada con 1 cucharada de aceite de oliva y el zumo de medio o 1 limón.

# Tu lista de la compra para 6 días

Puede que no necesites comprar todos estos productos; probablemente ya tengas muchos en tu cocina. Además, lo que compres dependerá de las opciones de menú que elijas o de si preparas tus propios platos. Esta lista de la compra se basa en los ingredientes de las recetas. Está pensada para dos personas, así que, si cocinas solo para ti, compra la mitad de cada ingrediente (dependiendo de cómo se venda).

Para descargar la lista de la compra de este plan, ve a dranna.com/menupause-extras

## Suplementos y alimentos básicos

Mezcla sustitutiva keto verde o keto alcalino de la Dra. Anna; o un buen sustitutivo de proteína vegana en polvo, como la de guisante o de arroz, y que contenga menos de 3 gramos de azúcar y menos de 10 gramos de carbohidratos por ración

Mighty Maca Plus, envase de 200 gramos; o 1 bolsa de 100 gramos de raíz de maca en polvo

Aceite de coco, 1 tarro (400 ml)

Aceite de oliva virgen extra, 1 botella (500 ml)

Aceite vegetal en espray, 1 bote (200 ml)

Vinagre de Jerez, 1 botella pequeña

Vinagre de vino blanco, 1 botella pequeña

Aminos de coco, 1 botella (500 ml)

Extracto de vainilla, frasco pequeño

Tahini, 1 tarro (500 g)

Condimentos: sal marina, pimienta negra, canela molida, nuez moscada molida, pimienta de Jamaica molida, comino molido, cilantro molido, chile en polvo, pimentón, cúrcuma molida, cayena, limón en conserva picado, mezcla de zaatar (o tomillo seco), copos de pimientos secos

Hierbas secas: Orégano mexicano, menta

## Semillas y frutos secos

Pipas de girasol peladas sin sal, 1 bolsa (100 g)

Pipas de calabaza peladas sin sal, 1 bolsa (100 g)

Semillas de cáñamo, 1 bolsa (15 g)

Semillas de sésamo, 1 bote (250 g)

Semillas de comino, 1 bote (50 g)

Semillas de cilantro, 1 bote (50 g)

Almendras laminadas, 1 bolsa (400 g)

Nueces pecanas picadas, 1 bolsa (500 g)

Piñones, 1 bolsa (100 g)

Nueces pili, 1 bolsa (100 g)

Copos de coco sin azúcar, 1 bolsa (200 g)

## Verduras frescas

Espinacas, 2 o 3 bolsas, una puede ser de espinacas baby (500 g)

Rúcula (150 g o 2 ½ tazas)

Lechuga romana, 1 unidad

Lechuga, cualquier tipo, 1 unidad pequeña

Lechuga roja, 1 unidad pequeña

Col kale, 1 bolsa (500 g)

Col kale toscana, 1 bolsa (500 g)

Hojas de mostaza, 1 bolsa (500 g)

Repollo verde, 2 unidades pequeñas

Rábanos, 1 manojo pequeño

Pepinos, 3 medianos, 1 grande

Zanahorias, 2 medianas

Apio, 2 tallos

Cebollas amarillas, 2 pequeñas, 6 medianas, 1 grande

Cebolla roja, 1 pequeña
Chalotas, 3
Cebolletas, 1 manojo
Ajo, de 4 a 5 cabezas
Pimiento verde, 2
Jengibre fresco, 1 trozo (10 cm)
Champiñones blancos, 1 paquete (500 g)
Setas shiitake, 2 paquetes (500 g)
Setas silvestres, 1 paquete (100 g)
Tomates pera (500 g)
Tomates en rodajas, 6 medianos
Tomates cherri (550 g)
Calabacines, 2 medianos, 1 grande
Berenjena, 1 mediana
Jícama, 1 pequeña
Calabaza violín, 1 mediana
Coliflor, 1 pequeña, 1 grande
Brotes de brécol, 1 paquete (100 g)
Pimiento rojo, 1

## Hierbas frescas
Cilantro, 1 manojo
Menta, 1 paquete (15 g) o 1 manojo
Perejil, 2 manojos
Tomillo, 1 paquete (15 g) o 1 manojo

## Frutas frescas
Aguacates, medianos, 6
Limones, 9
Limas, 3
Naranjas, 3

## Legumbres y proteínas vegetales
Lentejas rojas, 1 paquete (500 g)
Garbanzos, 3 botes (400 g)
Pasta de miso blanco, 1 envase (500 g)
Tempeh, 1 paquete (100 g)

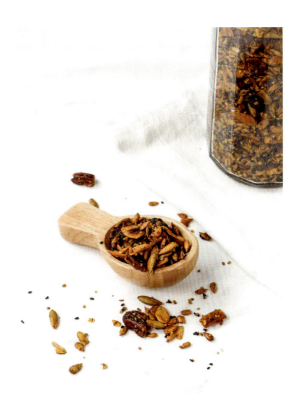

## Leches vegetales y derivados
Leche de coco sin azúcar (1 litro)
Leche entera de coco, 1 lata (400 ml)
Yogur de coco sin azúcar, 3 envases (170 g)

## Otros artículos
Tomate en dados, 1 lata (800 g)
Caldo de verduras, 5 envases (1 litro)
Ajo picado, 1 tarro (125 g)
Fresas congeladas, 1 bolsa (300 g)
Cerezas secas, 1 paquete (150 g)

# Estrategias para el éxito

1. Sigue este plan exactamente como está o sustituye cualquier comida por los platos que crees tú misma basándote en las listas de alimentos.
2. En este plan tienes la opción de hacer ayuno intermitente. Este tipo de ayuno condensa toda tu ingesta de alimentos en una ventana de tiempo específica. Una forma popular de comenzar es hacer 16 horas de ayuno y, en las 8 horas restantes, hacer las comidas del día. Así, por ejemplo, si haces tu última comida a las seis de la tarde, no comerías hasta las diez de la mañana siguiente. Y, sí, ¡el tiempo que pasamos durmiendo cuenta para el ayuno! El ayuno intermitente ayuda a perder peso, reducir la inflamación, renovar las células, desintoxicar el cuerpo, entre otras cuestiones.

    También puedes sentir que, en esa ventana de 8 horas, solo necesitas hacer dos comidas para sentirte satisfecha. Ésta es una forma eficaz de comer, porque favorece la pérdida de peso.
3. Analiza tu pH urinario y tus cetonas a primera hora de la mañana (y cada vez que vayas al baño a lo largo del día), con el objetivo de mantener el pH en 7 o por encima. Cuanto más rosa sea la tira, mayor será tu nivel de cetosis (quema de grasas). Anótalo todo en un diario. (Visita la página dranna.com/menupause-extras para descargarte una página de diario y saber cómo pedir mis tiras).
4. Pésate cada mañana para comprobar si has perdido peso.
5. ¡Hidrátate! Cada día bebe unos 35 ml de agua filtrada por cada kilo de tu peso corporal. Pero no bebas más de medio vaso con cualquier comida, para que tus jugos digestivos tengan tiempo de hacer su trabajo. Recomiendo beber agua hasta 20 minutos antes de comer, tomar ese medio vaso de líquido con la comida y esperar una o dos horas antes de volver a beber nada.
6. Nunca te llenes demasiado el estómago. Cuando empieces a sentirte satisfecha, deja de comer.
7. No piques nada entre comidas, porque podría echar por tierra tus objetivos. Puede provocar resistencia a la insulina, aumento de peso, sofocos e inflamación. Si te entra hambre durante el día, sigue las opciones para picar que hemos comentado antes. Puedes añadir más grasas y aceites saludables a las ensaladas de hojas verdes o disfrutar de una taza grande del caldo de verduras de la Dra. Anna (*véase* la página 244).
8. Si te gusta la alimentación a base de plantas y estás haciendo progresos, sigue con el plan durante algunos ciclos de 6 días, hasta que alcances tu peso ideal o durante más tiempo. Si te funciona, sigue. También puedes probar los otros planes de este libro. Registra cómo te sientes con cada plan y anota los progresos que vas haciendo. (Visita la página dranna.com/menupause-extras para descargarte una página de diario).

## La menopausia en el mundo: Los adventistas del séptimo día de Loma Linda

Para ver lo que un estilo de vida a base de plantas puede hacer por ti durante la menopausia e incluso después, fíjate en el caso de las mujeres adventistas del séptimo día que viven en Loma Linda, California. La mayoría sigue una dieta equilibrada vegetariana, con frutos secos, frutas y legumbres, y baja en azúcar, sal y granos refinados. Los estudios indican que las mujeres que siguen este tipo de dieta tienen la glucosa más controlada, niveles más bajos de colesterol total y de colesterol LDL que las no vegetarianas, lo que significa que su riesgo de sufrir enfermedades cardíacas es mucho menor. De hecho, estudios estadounidenses recientes han descubierto que las personas que siguen este estilo de vida tienen las tasas más bajas del país de cardiopatías y diabetes y tasas muy bajas de sobrepeso u obesidad.

Además, las dietas de estas mujeres son mucho más ricas en vitaminas y minerales, lo que significa que su sistema inmunitario obtiene todos los beneficios que le proporcionan estos nutrientes.

Su dieta a base de plantas también parece proteger contra el cáncer. Las mujeres que comían tomates tres o cuatro veces por semana redujeron sus probabilidades de padecer cáncer de ovario en un 70%, en comparación con las que lo hacían con menos frecuencia. Es más, estas mujeres experimentaron tasas de mortalidad por cáncer de mama inferiores a las de otras mujeres blancas de Estados Unidos. Otros estudios han demostrado que los adventistas del séptimo día que comían legumbres como guisantes y alubias tres veces por semana tenían una reducción del 30 al 40% de cáncer de colon.

Increíble, ¿verdad? Si nunca has pensado en hacerte vegana o vegetariana, los próximos seis días pueden ser una buena introducción. ¡Anímate a probar todas las recetas a base de plantas de *MenuPausia* que puedas!

CAPÍTULO 6
# Pausa en los carbohidratos

Imagínate que, para desayunar, te comes unos deliciosos huevos con beicon crujiente. A la hora de comer, disfrutas de un delicado sashimi con un poco de wasabi. Para cenar, haces unas jugosas hamburguesas de ternera a la plancha, sin queso. Con su correspondiente pan. Y verduras. ¿Y qué te parece comerte un buen filete o una langosta en un restaurante?

Estás viviendo el sueño del carnívoro. Se conoce como la «dieta cero carbohidratos» o, como yo la he bautizado, la Pausa en los carbohidratos. Los principios de este plan son sencillos: temporalmente, se comen sólo alimentos de origen animal y se ponen en pausa todos los carbohidratos. No se cuentan calorías, ni macronutrientes, ni se miden las raciones. Comes cuando tienes hambre y paras cuando estás llena. Y ya está.

Poner en pausa los carbohidratos es una forma estupenda de volver a perder peso, conseguir que la báscula baje y obtener muchos otros beneficios para la salud que son importantes con relación a la menopausia.

## Sigue este plan si:

- Deseas perder peso rápidamente
- Quieres superar el estancamiento
- Eres «resistente a la pérdida de peso», es decir, te cuesta perder kilos
- Padeces una enfermedad autoinmune
- Eres resistente a la insulina

- Experimentas síntomas de la menopausia como resistencia a la insulina, aumento repentino de peso, grasa abdominal difícil de eliminar, antojos, trastornos del sueño, hinchazón frecuente y niebla mental

En realidad, los humanos evolucionamos como carnívoros, sobreviviendo a base de carnes y las grasas que contienen, especialmente durante el invierno. Nuestros antepasados comían muy pocos alimentos vegetales. Por eso tenemos dientes incisivos para morder y molares para triturar.

Al seguir una dieta sin hidratos de carbono, el organismo se reajusta y vuelve a sus raíces nutricionales. Además, la carne es un alimento rico en nutrientes, vitaminas, minerales y aminoácidos esenciales, muy beneficiosos para la salud. De hecho, hay varios nutrientes que necesitamos para gozar de buena salud y que sólo se encuentran en los alimentos de origen animal. Es cierto que este plan, al igual que el consumo de carne en general, no es para todo el mundo, y lo respeto. Pero si te gusta la carne y necesitas un cambio o un empujón para perder peso, vale la pena probar la pausa en los carbohidratos.

En la página siguiente: Huevos a la diabla picantes, página 196

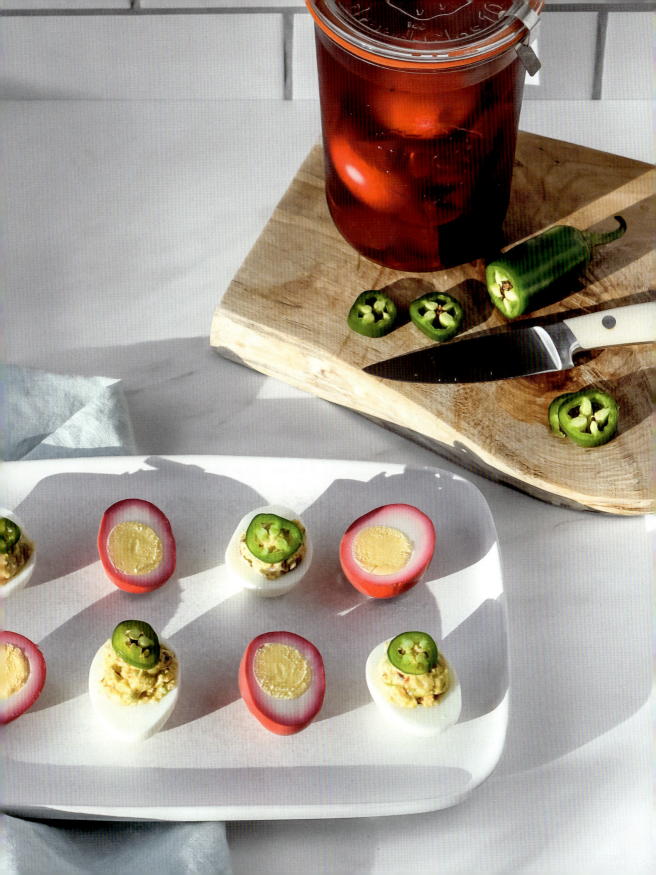

# El poder de las proteínas

¿Qué puedes esperar al seguir este plan? Aunque no todo el mundo querrá probarlo, los estudios indican que ofrece algunos beneficios impresionantes:

## Pérdida de peso rápida

Obviamente, este plan es rico en proteínas, por lo que beneficia la pérdida de peso. En primer lugar, dado que una dieta sólo a base de carne y pescado te pondrá en cetosis rápidamente, perderás medio kilo al día o más. Las proteínas también son muy saciantes, un factor que reduce la ingesta de calorías y, en consecuencia, aumenta la pérdida de peso. Las proteínas también aumentan tu tasa metabólica, ayudándote a quemar más calorías.

Durante la menopausia puedes perder masa muscular. Como «el músculo es metabolismo», perderlo significa que tu cuerpo no puede quemar grasa tan bien. Por lo tanto, la solución es aumentar la ingesta de proteínas.

Si sigues el plan pausa en los carbohidratos, probablemente te sentirás más saciado y ligero en general.

## Equilibrio hormonal

La carne y el pescado influyen mucho en el funcionamiento de las hormonas. Principalmente, son útiles para aumentar los niveles de testosterona. Esto significa que este plan puede ser eficaz para aliviar la dominancia de estrógenos, una de las causas del aumento de peso y otros problemas durante la menopausia. Las mujeres en esta fase necesitan testosterona por otros motivos: conservar y aumentar la libido, mantener la masa muscular y evitar trastornos como la osteoporosis y la depresión.

La razón por la que la carne aumenta la testosterona es que contiene mucho zinc, que favorece la producción de esta hormona en el organismo.

Comer pescado es una forma estupenda de aumentar los niveles de progesterona, porque tiene un alto contenido en vitamina D, un nutriente que favorece su producción. La progesterona es muy importante para la salud cerebral, para reducir la ansiedad y mejorar el sueño, entre otros beneficios.

## Antienvejecimiento

Cuando llegas a la menopausia, tus necesidades nutricionales son distintas; tu cuerpo es diferente (¡mejor en muchos aspectos!) de lo que era a los 25. Una de tus necesidades más acuciantes en este momento es consumir más proteínas. La proteína es el macronutriente de la juventud, ¡especialmente para las mujeres! He aquí por qué:

**Las proteínas te ayudan a mantenerte sana con la edad.** Un estudio realizado con más de 300 participantes de edad avanzada (72 años de media) mostró que las mujeres que consumían entre 3,85 y 5,80 gramos de proteínas por kilo de peso corporal al día tendían a tener menos problemas de salud que las mujeres que comían menos. Por lo tanto, si pesas 65 kilos, te conviene consumir al menos 250 gramos de proteínas al día.

**Las proteínas te hacen fuerte y funcional.** A partir de los 30 años, la masa muscular empieza a disminuir gradualmente; a partir de los 50, esta pérdida se acelera. Sin embargo, si consumes suficientes proteínas y haces ejercicios de fuerza con regularidad, puedes detener la pérdida y aumentar tu masa muscular magra.

**Las proteínas te aportan el poder de los aminoácidos.** Los aminoácidos son los componentes básicos de las proteínas, que, a su vez, conforman la estructura de las células, los músculos y los tejidos de nuestro cuerpo. Aunque no son tan populares ni tan conocidos como las vitaminas y los minerales, desempeñan un papel importante durante la menopausia. Existen muchos tipos diferentes de aminoácidos, pero algunos son específicamente beneficiosos para las mujeres que se encuentran en esta fase.

Uno es la arginina, que se encuentra en la carne, sobre todo de ave y cerdo, en semillas como las de calabaza y en legumbres como los cacahuetes, los garbanzos y las lentejas. Un buen aporte de arginina favorece la elasticidad de los vasos sanguíneos y reduce la frecuencia de los sofocos.

Otro es la lisina, que se encuentra en la ternera, el pollo, el cerdo, el atún, el cangrejo real y el tofu firme. La lisina ofrece muchos beneficios para la menopausia: ayuda al organismo a absorber mejor el calcio, contribuyendo así a prevenir la osteoporosis. Además, junto con la arginina, preserva la integridad de los vasos sanguíneos y reduce los sofocos. También controla la acumulación de lípidos en las arterias, ayudando a prevenir las enfermedades cardíacas, la principal causa de muerte entre las mujeres.

Luego tenemos los aminoácidos de cadena ramificada: la valina, la leucina y la isoleucina, conocidas por las siglas en inglés BCAA. Predominantes en las proteínas animales, garantizan que tu cuerpo esté siempre fabricando músculo. De los tres, la leucina es la que más se destaca. Su principal función es potenciar el crecimiento muscular estimulando al organismo para que fabrique músculo. También se ha descubierto que la leucina potencia la quema de grasa.

Si limitas tu consumo de proteínas animales, corres el riesgo de no tener suficientes BCAA para garantizar que la síntesis de proteínas musculares sea mayor que la degradación del músculo.

Otro aminoácido importante en la lucha contra el envejecimiento es la carnitina, que se encuentra en la carne. Técnicamente, se considera un aminoácido condicional, pero yo creo que es esencial y recomiendo tomar suplementos de carnitina para aumentar los niveles.

La carnitina tiene muchos beneficios. Se ha elogiado su propiedad para ayudar combatir la enfermedad de Alzheimer y el envejecimiento, porque mejora la función de la memoria. Pero el efecto antienvejecimiento más importante de la carnitina es, con diferencia, que mantiene las mitocondrias en funcionamiento, las fábricas de energía de nuestras células, especialmente las del corazón. Cuando la función mitocondrial disminuye, inevitablemente el músculo cardíaco se debilita y surgen enfermedades degenerativas. Se ha demostrado que la carnitina revierte el envejecimiento del corazón.

## Fortalecen los huesos

Un aporte escaso de proteínas no sólo contribuye a la pérdida de masa muscular a medida que se envejece, sino que también afecta a la pérdida de masa ósea. En cambio, cuando se ingieren proteínas en abundancia de forma sistemática, la densidad y resistencia óseas son mayores.

## Colágeno: La superproteína antienvejecimiento

Regularmente preparo grandes cantidades de caldo de huesos y me lo voy bebiendo a lo largo del día. Al cabo de una semana, me doy cuenta de que tengo la piel brillante, firme y joven, principalmente en la cara. Estos cambios sorprendentes no son el resultado de ponerme algún producto caro, sino del colágeno del caldo de huesos.

¡Sí, colágeno! Es una proteína que se encuentra naturalmente en el organismo y que le proporciona a la piel firmeza, elasticidad y un aspecto joven. Entre el 25 y el 35 % de las proteínas de nuestro cuerpo son colágeno. Con el tiempo, ese porcentaje disminuye por los cambios hormonales propios de la edad, la exposición al Sol, las agresiones por factores ambientales y el estrés. A medida que nos acercamos a los 40, perdemos aproximadamente una cucharadita de colágeno al año. El resultado es una piel flácida y arrugas, que pueden empeorar con el tiempo.

El caldo de huesos también ofrece otros beneficios curativos, principalmente para nuestros huesos y articulaciones. De hecho, hay más de 60 estudios científicos que demuestran la eficacia del colágeno para mejorar el dolor articular, la artrosis, la pérdida de densidad ósea (osteoporosis) y el envejecimiento de la piel.

Para conseguir un cutis más fresco, terso y joven puedes estimular la producción de colágeno de tu cuerpo de tres formas.

En primer lugar, puedes probar a beber caldo de huesos, como hago yo. Hoy en día se puede comprar en la mayoría de los supermercados, pero a mí me encanta preparar mis propios caldos. Sólo tienes que hervir huesos de cualquier animal –vaca, bisonte, pollo, pavo, incluso raspas de pescado (preferiblemente ecológicos)– de 16 a 24 horas para que suelten todas sus propiedades. Añade también algunas verduras, como hojas verdes, cebollas y ajo. *(Véanse* las recetas que hay en las páginas 240-246).

Un consejo: sabrás si tu caldo tiene mucho colágeno si, al dejarlo enfriar en la nevera, adquiere una textura gelatinosa.

La segunda forma es tomar un suplemento de colágeno en polvo. Este tipo de suplemento está de moda, pero existen evidencias científicas de sus beneficios. Los estudios han demostrado que, independientemente de la edad que tengas, puedes aumentar los niveles de colágeno de tu cuerpo con un suplemento. Lo venden en polvo, que puedes echar al café, té, batidos y otras bebidas. Así, no sólo renovarás y revitalizarás tu aspecto, sino que te sentirás mejor (va bien para las articulaciones). Los beneficios del colágeno se confirmaron en un artículo publicado en 2019 en el *Journal of Drugs in Dermatology*. Tras examinar ocho estudios diferentes, los científicos concluyeron: «Los suplementos orales de colágeno también aumentan la elasticidad de la piel, la hidratación y la densidad del colágeno dérmico. Generalmente son seguros y no se han notificado efectos adversos».

La tercera forma de aumentar la ingesta de colágeno es añadir colágeno en polvo al caldo de huesos. Así obtendrás una dosis doble de esta extraordinaria proteína antienvejecimiento.

Si quieres conocer mis productos de colágeno favoritos, consulta la sección «Recursos» de este libro y la página dranna.com/menupause-extras

Un estudio de 2019 realizado en los Países Bajos analizó cuatro grandes estudios que examinaban el consumo de proteínas y la salud ósea en personas mayores de 65 años. Los investigadores descubrieron que un mayor consumo de proteínas se traducía en una disminución significativa de las fracturas de cadera.

Se trata de un hallazgo importante y prometedor, ya que las fracturas de cadera son una de las principales causas de muerte y discapacidad. En una revisión de estudios publicados entre 1957 y 2009 (con un total de 578 436 mujeres y 154 276 hombres mayores de 50 años), los investigadores observaron que el riesgo de muerte en los 3 meses posteriores a una fractura de cadera era entre cinco y 8 veces mayor en ambos sexos.

Así que tómate las proteínas en serio. Y sigue las recomendaciones sobre las raciones, porque podrías comer demasiadas. Un exceso de proteínas puede convertirse en glucosa en el organismo y crear resistencia a la pérdida de peso, inflamación y aumento de peso.

## Capacidad mental

Cuando empiezas a olvidarte de las cosas a mitad de frase, a sentirte confusa o a perder la concentración, puede parecerte que te estás volviendo loca. Y da miedo. Lo entiendo porque ya lo he vivido. Hubo un tiempo en el que estaba tan abrumada por todo lo que me ocurría que tuve un caso grave de niebla mental.

Por suerte, este ataque al pensamiento, la concentración, el equilibrio hormonal e incluso a cómo nos adaptamos al estrés puede anularse con la alimentación, principalmente las proteínas.

Es probable que hayas visto muchos titulares sobre los ácidos grasos omega-3 del pescado. Estos nutrientes influyen positivamente en el curso de muchas enfermedades. En lo que se refiere a la salud cerebral, ayudan a mejorar la claridad, el humor y el pensamiento en general. Es más, también favorecen la concentración y el funcionamiento general del cerebro, una buena noticia si padeces niebla mental a menudo.

Otro nutriente de las proteínas animales que mejora la niebla mental es la colina, un neurotransmisor que interviene en el sueño, el control muscular, la regulación del dolor, el aprendizaje y la memoria. La colina sólo se encuentra en los alimentos de origen animal, sobre todo en los huevos y el hígado.

La vitamina B12 es otro nutriente que protege el cerebro. Se cree que un déficit de vitamina B12 puede favorecer la disminución de las funciones cognitivas en personas que sólo consumen alimentos vegetales. ¿Y sabes dónde puedes obtener B12? ¡En las proteínas animales!

Las proteínas animales, en particular la carne de vacuno, también son ricas en carnitina. Muchos estudios demuestran que mejora la función mental de los seres humanos y reduce el deterioro en los mayores que padecen un deterioro cognitivo leve o alzhéimer.

Así que, sí, una dieta rica en carne puede hacer que la niebla de tu cerebro se despeje.

## Mejoran el cabello y la piel

Siempre había estado muy orgullosa de mi pelo largo y grueso. Y entonces sucedió. Me despertaba con la almohada llena de pelos. El desagüe de la ducha se atascaba por los pelos. El cabello se me caía a puñados. El brillo y el volumen habían desaparecido. Esto aumentó mi depresión. ¿Me estaba quedando calva?

Y no soy la única. Muchas pacientes me han traído el pelo que se les cae en bolsas de plástico. Habían recogido el pelo del desagüe de la ducha y de la almohada para demostrar que se les caía. Sé lo angustioso que es.

¿Por qué se nos cae el pelo? En mi caso, una menopausia precoz provocada por un fallo ovárico prematuro, estrés extremo y un trastorno de estrés postraumático. En el caso de mis pacientes, las razones fueron similares: cambios hormonales provocados por la menopausia, estrés y, en muchos casos, una dieta con déficit de proteínas.

Se calcula que, al llegar a los 60 años, aproximadamente al 80 % de las mujeres de todo el mundo se les cae el cabello en algún grado. Si te pasa, no estás sola y hay soluciones. Para empezar, no busques más allá de lo que comes.

Hay muchos estudios impresionantes sobre la relación entre los ácidos grasos omega-3 y el crecimiento del cabello. Uno de los muchos estudios que realmente me intrigó se publicó en 2015 en el *Journal of Cosmetic Dermatology* y demuestra claramente que la suplementación con ácidos grasos omega-3, omega-6 y antioxidantes no sólo hace que a las mujeres les vuelva a crecer el pelo, sino que también lo engrosa.

Además, los ácidos grasos omega-3 también pueden curar la piel. En un informe publicado en 2010 en *Clinics in Dermatology,* los investigadores escribieron: «Es prometedora la utilización de estos ácidos grasos como tratamiento complementario seguro para muchos trastornos de la piel, como la dermatitis atópica, la psoriasis, el acné vulgar, el lupus eritematoso sistémico, el cáncer de piel no melanoma y el melanoma».

Si quieres conocer mi suplemento recomendado de ácidos grasos omega-3, consulta la sección «Recursos» de este libro y la página dranna.com/menupause-extras

## Salud cardiovascular

Mis antecedentes familiares son importantes en lo que respecta a las enfermedades del corazón. De hecho, mi madre siempre tuvo problemas cardíacos y cuando sólo tenía 52 años (y yo 16) se sometió a una cirugía de revascularización coronaria. Aquella crisis me impulsó a hacerme vegetariana; en los años ochenta, se nos hacía creer que el consumo excesivo de carne era una de las causas de las enfermedades cardíacas. Fui vegetariana durante 12 años. Pero durante todo ese tiempo tuve problemas de peso y anemia y, finalmente, cuando estudiaba Medicina, me di cuenta de que necesitaba más proteínas. Mi dieta era demasiado rica en carbohidratos y pobre en proteínas y grasas. Un día, después de practicar suturas con unos contramuslos de pollo crudos, acabé rellenándolos, sazonándolos y cocinándolos. ¡Deliciosos!

Ahora sabemos que la carne no es mala para el corazón, como sugerían algunas fuentes. Puede formar parte de una dieta saludable por varias razones. En primer lugar, tanto la carne roja como el pescado contienen ácidos grasos omega-3, que ayudan a reducir el riesgo arritmias, ictus e infartos.

La carne también contiene hierro. Como sabemos, es uno de los minerales más importantes para garantizar una buena circulación y que el oxígeno llegue a las células.

Aunque la carne contiene colesterol (como todos los productos animales), ya no se recomienda limitar el consumo de esta sustancia, porque los estudios sugieren que el colesterol dietético tiene muy poco efecto sobre el colesterol sanguíneo.

Es más, los estudios más recientes demuestran que las dietas bajas en carbohidratos (como ésta) son tan eficaces como las dietas bajas en grasas para reducir el peso y disminuir los factores de riesgo cardiovascular. Por lo tanto, no hay duda de que una dieta rica en carne es beneficiosa para la salud del corazón.

## Fortalecen la inmunidad

Como la carne tiene un perfil nutricional excelente, es beneficiosa para reforzar el sistema inmunitario. Los principales componentes inmunitarios de la carne son:

**Ácidos grasos omega-3.** Esta grasa maravillosa ayuda al organismo a combatir las infecciones nocivas.

**Vitamina B6.** Esta vitamina interviene en la regulación de la producción de glóbulos blancos, que combaten las infecciones. La carne de vacuno, en particular, contiene más del doble de vitamina B6 que la soja, las lentejas y otras fuentes de proteínas vegetales. La carencia de esta vitamina puede disminuir la producción de determinadas células del sistema inmunitario.

**Proteínas.** Este nutriente es un refuerzo inmunitario vital, ya que es responsable de la fabricación de anticuerpos protectores. Una dieta con déficit de proteínas puede perjudicar la cicatrización de heridas y fracturas y reducir la capacidad para combatir infecciones. En general, las proteínas animales son superiores a las vegetales para mantener fuerte el sistema inmunitario.

**Zinc.** Para tener un sistema inmunitario fuerte, el zinc es esencial. Es un auténtico Fort Knox cuando se trata de proteger contra infecciones y enfermedades. El ejemplo más destacable surgió en 2020, durante la pandemia de covid-19, cuando un grupo de científicos de la Universidad Sechenov de Moscú publicaron una notable revisión donde concluían que el zinc podía proteger contra la covid-19 al favorecer la inmunidad antiviral y reducir la inflamación.

Los alimentos que tienen más zinc son las ostras (mis favoritas), el hígado (tan beneficioso que me obligué a comerlo hace poco y me gustó) y la carne de animales de granja y alimentados con pasto (*véase* la página 79). Consulta mi receta de Superhamburguesas (página 202), con las que obtendrás muchas de estas propiedades nutricionales.

## Combaten la inflamación

En general, los vegetales son los alimentos más potentes para combatir la inflamación. Pero en las proteínas animales también hay un aminoácido que reduce la inflamación: la taurina, que aumenta la acción de los antioxidantes para proteger el tejido celular y, a la vez, inhibe la creación de agentes proinflamatorios y radicales libres que causan la inflamación.

Los productos animales son bastante ricos en taurina, mientras que los vegetales carecen de este aminoácido. Por esta razón, si no comes productos animales, es probable que tengas déficit de taurina. Pero, de nuevo, limítate a las raciones recomendadas de proteína. En exceso, la proteína también puede desencadenar inflamaciones.

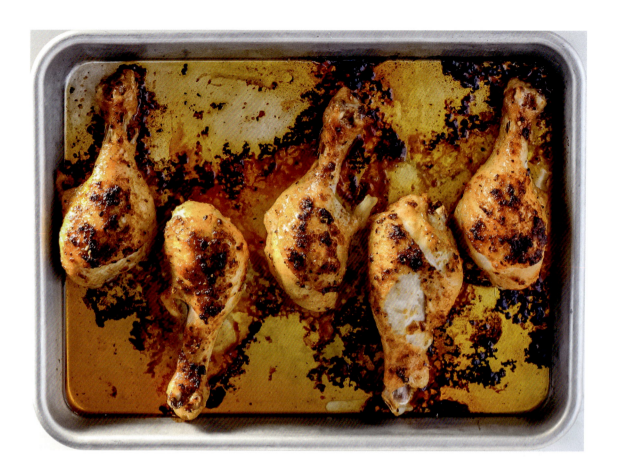

## Ayudan en enfermedades autoinmunes

Las dietas exclusivamente cárnicas han saltado a la palestra debido a los rumores de que reducen los síntomas de las enfermedades autoinmunes, como el asma, la celiaquía, la tiroiditis de Hashimoto, el lupus y la artritis reumatoide. La teoría es que una dieta sin carbohidratos elimina los alimentos e ingredientes que pueden hacer que el organismo se vuelva contra sí mismo.

Aunque todavía no hay muchos estudios que analicen el efecto autoinmunitario de esta dieta, hay muchos informes anecdóticos y testimonios sobre cómo las dietas ricas en productos animales alivian a las personas que sufren enfermedades autoinmunes y la correspondiente inflamación.

Arriba: Muslitos asados, página 227

# ¿Qué proteínas animales son las mejores?

El plan pausa en los carbohidratos es a base de carne y productos animales. Entre los alimentos que se pueden consumir están la ternera, el bisonte, el pollo, el cerdo, el cordero, el pavo, las vísceras, el pescado y el marisco. No es necesario contar calorías ni medir el tamaño de las raciones; basta con comer hasta que te sientas satisfecha.

## Carnes no procesadas

Para gozar de buena salud, lo mejor es comprar alimentos que contengan el menor número posible de ingredientes. Suelen estar menos procesados y tener menos toxinas, porque se aproximan más a su forma original. La mayoría de las carnes entran en esta categoría. No tienen lista de ingredientes porque el alimento en sí es el único ingrediente (lo mismo ocurre con las verduras frescas y congeladas). La excepción son las carnes procesadas, como los perritos calientes, la mortadela y otros embutidos. Llevan una lista bastante larga de aditivos y deben evitarse.

## Carne de pasto

Somos lo que comemos, pero también somos lo que nuestra comida come (o le inyectan). Dicho de otro modo: cuando comes carne de animales sanos, tú misma estás más sana. Por lo tanto, para obtener los mejores resultados nutricionales lo mejor es comprar carne de animales alimentados con pasto. El ganado de pasto tiene niveles más altos de omega-3 que el que se alimenta con cereales y menos infecciones bacterianas y parásitos (lo que significa que necesita menos antibióticos).

## Aves de corral ecológicas

Hay tres razones importantes para buscar aves de corral y huevos ecológicos. En primer lugar, la ley prohíbe que los productores de aves de corral ecológicas utilicen lodos de depuradora como fertilizantes, productos químicos sintéticos y transgénicos, es decir, cualquier planta, animal o microorganismo que haya sido alterado mediante ingeniería genética.

En segundo lugar, las aves criadas en pastos son más sanas. Si están hacinadas en jaulas, que es lo que hacen los criadores convencionales, es más probable que produzcan bacterias infecciosas. Entonces se les da antibióticos, que acaban entrando en nuestro organismo. En cambio, las aves ecológicas se crían en libertad y rara vez necesitan antibióticos.

En tercer lugar, comer pollo ecológico puede evitar que te intoxiques. En un estudio de 2010, menos del 6% de las aves ecológicas tenían salmonela, frente a casi el 39% de las convencionales.

## Pescado y marisco salvaje

Es el que se ha capturado en un hábitat natural (lago, océano, río), a diferencia del que se cría en grandes tanques o piscinas. Fíjate en las etiquetas para asegurarte de que el pescado y el marisco sea salvaje.

Como ocurre con otros animales, la calidad nutricional del pescado y del marisco depende en gran medida de lo que coman. Los peces salvajes siguen una dieta natural y no suelen tener las enfermedades y contaminantes que se encuentran a menudo en los peces de piscifactoría.

Probablemente hayas oído hablar mucho de los niveles de mercurio en el pescado. Conviene ser prudente, porque es una toxina peligrosa para el cerebro y el sistema nervioso. Los niveles más altos de mercurio en el pescado se encuentran en las grandes especies depredadoras, como el tiburón, el pez espada, la caballa real y el blanquillo. Otros tipos de pescado, al igual que el marisco, tienen menos mercurio y son más seguros para el consumo.

¿La calidad del pescado y del marisco cambia en función de su procedencia? En pocas palabras, sí. Es posible que el pescado importado no esté tan regulado como el nacional. Por un lado, el pescado de piscifactoría importado suele tener un alto contenido de antibióticos y puede que no esté sometido a unas estrictas normas de inspección. Para comprobar de dónde viene, fíjate en el etiquetado, que debe indicar el país de origen.

## Huevos

Los huevos ofrecen el mayor valor biológico de todas las proteínas. La Organización de las Naciones Unidas para la Agricultura y la Alimentación (FAO) los toman como referencia, al presentar proporciones equilibradas de todos los aminoácidos esenciales. También contienen vitamina A, varias vitaminas del grupo B, minerales y fitonutrientes. Intenta siempre comprar huevos de gallinas criadas en libertad.

La conclusión es que debemos hacer todo lo posible para eliminar las toxinas de nuestros alimentos. Elegir alimentos ecológicos, procedentes de animales alimentados con pasto, criados en libertad o salvajes es un paso vital hacia ese objetivo.

# El plan pausa en los carbohidratos de 6 días

Puedes descargarte un plan de menús con una representación gráfica de las comidas en dranna.com/menupause-extras

## Día 1

**Desayuno**
Huevos a la diabla picantes

**Almuerzo**
Chili tejano keto

**Cena**
Mejillones a la crema de coco y azafrán O Vieiras envueltas en beicon

## Día 2

**Desayuno**
Huevos encurtidos con remolacha

**Almuerzo**
Sobras del chili tejano keto O Superhamburguesas

**Cena**
Solomillo de cerdo con especias tex-mex O Chuletas de cerdo bañadas con ghee

## Día 3

**Desayuno**
Picadillo de ternera crujiente

**Almuerzo**
Tiras de pollo envueltas en beicon O
Muslitos asados

**Cena**
Brochetas de kafta O
Costillas de ternera con beicon

## Día 4

**Desayuno**
Huevos escoceses

**Almuerzo**
Pollo asado clásico O
Contramuslos de pollo crujientes

**Cena**
Corazón de ternera marinado O
Entrecot de buey con ghee especiado

## Día 5

**Desayuno**
Sobras del picadillo de ternera crujiente

**Almuerzo**
Ternera desmenuzada con soja y jengibre

**Cena**
Pierna de cordero con hierbas y ajo

## Día 6

**Desayuno**
Huevos a la diabla picantes

**Almuerzo**
Sobras de la ternera desmenuzada con soja y jengibre

**Cena**
Salmón con piel crujiente O
Bacalao escaldado a las finas hierbas

# Tu lista de la compra para 6 días

Para descargar la lista de la compra de este plan, ve a dranna.com/menupause-extras

**Alimentos básicos**
Aceite de coco, 1 tarro (500 ml)
Aceite de oliva virgen extra, 1 botella (500 ml)
Aceite de sésamo tostado, 1 botella (150 ml)
Ghee (mantequilla clarificada), 1 tarro (350 g)
Aminos de coco,* 1 botella (500 ml)
Vinagre blanco destilado, 1 botella (500 ml)
Vinagre de manzana (1 litro)
Vinagre balsámico (sin azúcar), 1 botella (500 ml)
Vinagre de vino blanco, 1 botella pequeña
Ajo picado, 1 tarro (100 g)
Jengibre fresco, 1 trozo (5 cm)
Semillas de sésamo
Condimento ranchero en polvo
Condimentos: sal marina, pimienta negra, pimienta blanca, ajo en polvo, cebolla en polvo

*Nota: Esta opción es más saludable que la salsa de soja porque no contiene gluten, transgénicos, glutamato monosódico ni altas cantidades de sodio.

Especias: pimienta de Jamaica molida, comino molido, chile en polvo, pimentón, chipotle en polvo o pimentón ahumado, cayena, hebras de azafrán, chile habanero en copos

Hierbas secas: orégano, tomillo, laurel

## Verduras frescas
Chile jalapeño, 2
Cebollas amarillas, 2 medianas, 1 grande
Chalotas, 2
Ajo, 1 cabeza
Tomate, 1 mediano, maduro

## Hierbas frescas
Perejil, 1 manojo
Orégano, 1 paquete (15 g) 1 o manojo
Tomillo, 1 paquete (15 g)
Menta, 1 paquete (15 g) o 1 manojo
Romero, 1 paquete (15 g)

## Frutas frescas
Aguacates, 2 medianos
Limones, 4
Limas, 1

## Proteínas
Huevos grandes, 1 docena
Mejillones con concha (500 g)
Vieiras (500 g)
Salmón, 2 filetes con piel (de 100 a 170 g cada uno)
Bacalao, 2 filetes (de 100 a 170 g cada uno), u otro pescado blanco de carne firme
Hígados de pollo, 1 paquete (250 g)
Pollo para asar, 1 entero (1,5 kg)
Tiras de pollo, 8 (500 g)
Muslitos de pollo (500 g)
Contramuslos de pollo, con piel y hueso (500 g)
Asado de ternera deshuesado (700 g)
Costillas de ternera (500 g)
Entrecot de buey, con hueso, 2 (170 g cada uno)
Corazón de ternera, 1 (1,5 kg)
Ternera picada, preferiblemente de pasto (700 g)
Ternera, bisonte o pavo picados, preferiblemente de pasto (500 g)
Cordero, media pierna con hueso (1,5 kg)
Cordero o ternera picados, preferiblemente de pasto (500 g)
Solomillo de cerdo (1 kg)
Chuletas de cerdo gruesas, con hueso, 2 (225 g en total)
Carne de cerdo picada (250 g)
Beicon, 2 paquetes (500 g y 250 g)

## Leches vegetales
Leche entera de coco, 1 lata (400 ml)

## Otros artículos
Pasta de tomate, 1 lata (170 g)
Remolacha, 1 lata (800 g) o 1 manojo de remolacha fresca
Alcaparras, 1 tarro (100 g)
Caldo de ternera o de huesos de ternera, 2 latas (450 ml)
Caldo de pollo, 1 envase (250 ml) o caldo de huesos, 1 lata (450 ml)

# Estrategias para el éxito

1. Sigue este plan exactamente como está o sustituye cualquier comida por los platos que crees tú misma, siempre que sean de origen animal.

En la página siguiente: Contramuslos de pollo crujientes, página 209

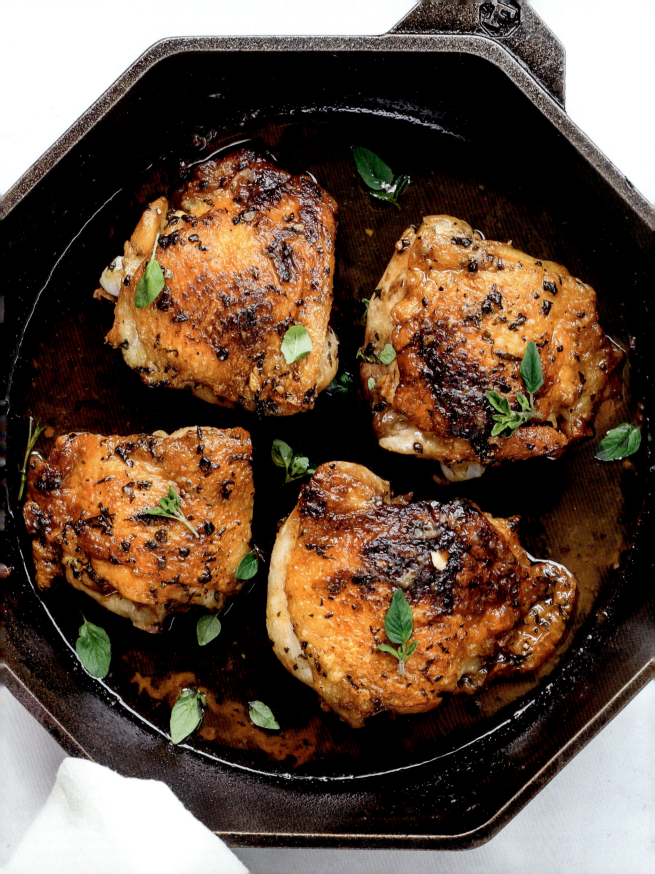

2. En este plan tienes la opción de hacer ayuno intermitente. Este tipo de ayuno condensa toda tu ingesta de alimentos en una ventana de tiempo específica. Una forma popular de comenzar es hacer 16 horas de ayuno y, en las 8 horas restantes, hacer las comidas del día. Así, por ejemplo, si haces tu última comida a las seis de la tarde, no comerías hasta las diez de la mañana siguiente. Y, sí, ¡el tiempo que pasamos durmiendo cuenta para el ayuno! El ayuno intermitente ayuda a perder peso, reducir la inflamación, renovar las células, desintoxicar el cuerpo, entre otras cuestiones.

   También puedes sentir que, en esa ventana de 8 horas, sólo necesitas hacer dos comidas para sentirte satisfecha. Ésta es una forma eficaz de comer, porque favorece la pérdida de peso.

3. Este plan te pondrá en cetosis, así que utiliza tiras reactivas para medir tus cetonas a primera hora de la mañana (y cada vez que vayas al baño a lo largo del día). Cuanto más rosa sea la tira, mayor será tu nivel de cetosis (quema de grasas). Consulta la sección «Recursos» de este libro o visita la página dranna.com/menupause-extras para saber cómo pedir mis tiras. Encontrarás una gran cantidad de herramientas que te ayudarán en este increíble viaje.

4. Pésate cada mañana para comprobar si pierdes peso.

5. ¡Hidrátate! Una dieta exclusivamente cárnica puede ser deshidratante, así que bebe cada día unos 35 ml de agua filtrada por cada kilo de tu peso corporal. Pero no bebas más de medio vaso con cualquier comida, para que tus jugos digestivos tengan tiempo de hacer su trabajo. Recomiendo beber agua hasta 20 minutos antes de comer, tomar ese medio vaso de líquido con la comida y esperar una o dos horas antes de volver a beber nada.

6. Nunca te llenes demasiado el estómago. Cuando empieces a sentirte satisfecha, deja de comer.

7. No piques nada entre comidas. Si tienes hambre, tómate una taza grande de uno de mis caldos de huesos *(véanse* las páginas 240-246).

8. Toma suplementos de enzimas digestivas para ayudarte a digerir todas las proteínas. Te sugiero que tomes 1 o 2 cápsulas después de cada comida.

9. El sexto día, fíjate en cómo te sientes, sobre todo en lo que se refiere a los síntomas. Si te sientes bien y quieres seguir perdiendo peso, sigue este plan 6 días más. Pero no lo sigas durante más de 12 días seguidos, porque puede resultar ácido para el organismo. Para maximizar los resultados puedes pasarte al plan keto verde de 21 días de *The Hormone Fix:* he visto grandes resultados cuando las mujeres lo hacen. Carrie es un buen ejemplo: perdió 16 kilos más después de hacer esta transición y sus análisis –que incluían el azúcar en sangre, las enzimas hepáticas y el nivel de estrógeno– se estabilizaron en rangos normales.

## La menopausia en el mundo: Las mujeres inuit

En los años setenta, unos investigadores daneses empezaron a estudiar la dieta tradicional del pueblo originario de Groenlandia, los inuit. Viven en las regiones árticas de Groenlandia (también de Canadá y Alaska) y tienen una de las dietas más extremas del planeta. No cultivan frutas, verduras ni granos, ni tienen muchas plantas silvestres de las que alimentarse. Su principal fuente es lo que pueden cazar, sobre todo en el mar: ballenas, focas y peces. A pesar de comer tanta carne y pescado grasos, los inuit no sufren muchos infartos, en comparación con los individuos de países más templados. Además, padecen sólo una décima parte de la tasa de diabetes.

Estudios posteriores revelaron que el pueblo inuit tampoco es propenso a padecer cáncer y que muy pocas mujeres sufren cáncer de mama. Un estudio a gran escala sobre los inuit descubrió que las enfermedades autoinmunes, como el asma y la psoriasis, son extremadamente raras entre aquellos que se alimentan de pescado.

¿Qué conclusión podemos sacar de todo esto? Por suerte, hace tiempo que se llegó a la conclusión de que los ácidos grasos omega-3 que están presentes en el pescado pueden ayudar a prevenir estas enfermedades. Esos primeros estudios han superado la prueba del tiempo y muchos otros han llegado a la misma conclusión: los ácidos grasos omega-3 son de vital importancia para la salud.

La razón principal es que estas grasas están muy implicadas en nuestro sistema inmunitario, que nos protege de las enfermedades, combate las infecciones y evita que la inflamación crónica se desboque. Así que tiene sentido que estas grasas puedan alterar favorablemente el curso de muchas enfermedades e incluso prevenirlas.

La dieta de los inuit también es rica en vitamina D, un nutriente que mantiene fuertes los huesos al ayudar al organismo a absorber el calcio y el fósforo, minerales clave para la salud ósea. Según un estudio, las mujeres inuit menopáusicas que siguen su dieta tradicional suelen tener los huesos más fuertes que las que adoptan un estilo de alimentación más occidentalizado.

Y aún hay más: se sabe que los inuit consumen regularmente caldo de huesos, que está cargado de minerales alcalinizantes. Descubrirlo fue muy revelador para mí. Explicaba por qué los inuit podían gozar de tan buena salud con una dieta que, de otro modo, sería muy ácida.

Gracias a estos estudios hemos aprendido que los alimentos ricos en ácidos grasos omega-3 y vitamina D, y no procesados, son beneficiosos para la salud a largo plazo. Para obtener estos nutrientes, prueba mi Salmón con piel crujiente (página 221) y el Bacalao escaldado a las finas hierbas (página 212).

CAPÍTULO 7

# El plan keto verde depurativo

El plan keto verde depurativo es una desintoxicación líquida de seis días diseñada para ofrecer a tu cuerpo una pausa de alimentos sólidos para que pueda quemar grasa, equilibrar las hormonas, aumentar las bacterias beneficiosas en el intestino y fortalecer tu inmunidad. Te abstendrás de comer alimentos procesados, azúcar y lácteos, y tomarás batidos, varios tipos de caldo, zumos y tés.

## Sigue este plan si:

- Te sientes agotada.
- Quieres más energía.
- Necesitas perder peso, sobre todo grasa abdominal.
- Luchas contra las ansias de comer.
- Quieres desintoxicar el organismo tras un período de ingesta excesiva de alimentos procesados y cargados de azúcar, o de alcohol.
- Necesitas poner fin a síntomas específicos de la menopausia, como fatiga, dolor articular, niebla mental, estreñimiento y problemas cutáneos como el acné adulto.
- Quieres ayunar para crecer espiritualmente.

Las mujeres de mi comunidad no tienen más que elogios para esta limpieza. Rhonda, por ejemplo, dijo que es «fácil». «Hice un día de ayuno con agua y caldo de huesos y otro con agua, caldo de huesos y batidos. No me costó y me sentí genial todo el tiempo».

Vera está de acuerdo: «Hice el plan depurativo durante cinco días: caldo de huesos y batidos. Me sorprendió lo fácil que fue».

Mary recurrió al plan después de una semana de comilonas durante las vacaciones de Acción de Gracias: «Estuve con mi familia una semana. Comimos mucho fuera, tomamos cócteles casi todas las noches, la cena de Acción de Gracias fue suntuosa… Fue una auténtica barra libre. Después de esa semana, me aterrorizaba subirme a la báscula. Ya había alcanzado mi meta con el plan keto verde, perder 5 kilos, y sabía que lo había echado todo a perder. Después de Acción de Gracias, hice un ayuno de dos días con caldo de huesos. Luego me subí a la báscula. Me llevé una grata sorpresa: había perdido un kilo más, por debajo de mi objetivo. La limpieza es una gran herramienta para volver al buen camino. Me encanta».

A ti también te podrán ocurrir muchas cosas buenas dentro de seis días si sigues este plan. Como prueba, un grupo de investigadores del Hospital Universitario Thomas Jefferson evaluaron a 15 participantes sanos (13 mujeres y 2 hombres de entre 21 y 85 años) antes y después de su paso por un balneario de Desert Hot Springs, California. El programa, de una semana de duración, incluía un

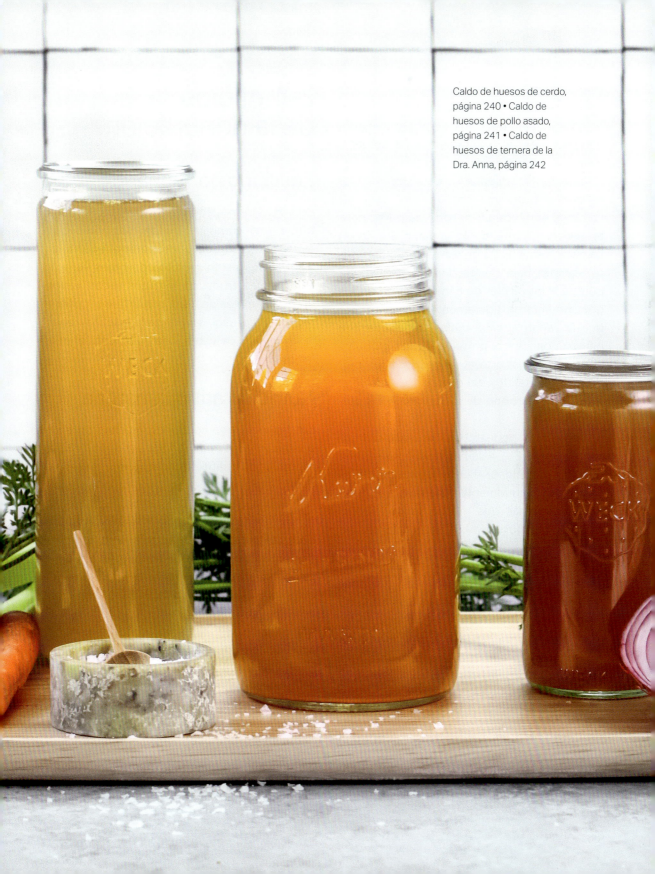

Caldo de huesos de cerdo, página 240 • Caldo de huesos de pollo asado, página 241 • Caldo de huesos de ternera de la Dra. Anna, página 242

ayuno a base de zumos (similar a este plan), yoga y meditación para fomentar la respiración profunda. En otras palabras, hicieron una pausa en su forma habitual de comer y vivir.

Una vez recopilados los datos, quedó claro que el programa produjo una serie de cambios notables. De media, los participantes perdieron medio kilo al día, o 3 kilos en sólo una semana. Su presión arterial diastólica –la más baja de las dos– disminuyó 7,7 puntos. Y los niveles de hemoglobina en sangre aumentaron ligeramente, lo que indica que la sangre estaba mejor oxigenada. (La hemoglobina es la proteína de los glóbulos rojos que transporta el oxígeno de los pulmones a los tejidos del cuerpo y devuelve el dióxido de carbono de los tejidos a los pulmones).

También se registró un descenso del colesterol del 5,2%. Además, todos se sentían menos deprimidos, menos ansiosos y más despiertos mentalmente (una reversión total de los síntomas que muchas experimentamos en la menopausia). ¡Y todo esto en una semana!

Pero no tienes que ir a un balneario para empezar a sentirte viva de nuevo. Puedes restablecer tu salud igual de rápido siguiendo este plan depurativo rico en nutrientes. Además de perder peso, sentirás que tienes una mejor digestión, un sueño de calidad, más energía, claridad mental y menos antojos durante estos próximos seis días.

# Beneficios de la depuración

## Equilibrio hormonal

En un vaso –me refiero a los batidos– puedes tomar una combinación de nutrientes que ayudan a tu cuerpo a recuperar el equilibrio. Mis batidos están repletos de hojas verdes, frutas bajas en azúcar y frutos secos, todos grandes fuentes de fibra, con la que el cuerpo reduce el cortisol, normaliza la insulina, regula los niveles de estrógeno y aumenta el metabolismo.

## Nutrición antinflamatoria

Las hojas verdes contienen muchos antioxidantes y fitonutrientes, que ayudan al organismo a combatir la inflamación. Así que, cuando tomas batidos y zumos, te inyectas una buena dosis de estos nutrientes.

Los arándanos –un alimento básico en los batidos– también tienen un asombroso poder antinflamatorio, según un estudio realizado en la Universidad Estatal de Luisiana. Dos grupos de participantes bebieron batidos –con o sin arándanos– dos veces al día durante seis semanas. Los batidos con arándanos reforzaron la función inmunitaria, redujeron los radicales libres y la inflamación en personas con síndrome metabólico, un grupo de factores de riesgo de diabetes. (También se ha descubierto que los arándanos aumentan la sensibilidad a la insulina en personas obesas que son resistentes).

## Claridad mental

Con esta depuración, te alejarás de la comida basura, especialmente de la harina blanca procesada y el azúcar, que pueden obstruir la mente y hacer que el cerebro se nuble. Beber batidos y caldos de huesos o alcalinos puede despejarte la mente y mejorar tu atención para que puedas pensar con más facilidad.

Un estudio británico de 2019 me respalda. En este estudio, los investigadores dieron a 40 participantes de entre 20 y 30 años un batido que contenía cantidades iguales de arándanos, fresas, frambuesas y moras u otro batido sin estos ingredientes (lo que se llama placebo) y luego los sometieron a una serie de pruebas cognitivas. Estas bayas son frutas de bajo índice glucémico, lo que significa que no provocan grandes subidas de glucosa e insulina.

Durante 2, 4 y 6 horas se midió el rendimiento mental de los participantes. Los que bebieron el placebo se fatigaron rápidamente y no pudieron completar las pruebas. Pero los que bebieron los batidos con bayas se mantuvieron ágiles, con tiempos de respuesta más rápidos durante las 6 horas que duró la prueba.

¿A qué se deben estos resultados tan significativos? Las bayas son ricas en unos nutrientes llamados flavonoides, que, según muchos estudios, potencian la cognición y pueden incluso revertir el deterioro de la memoria y el aprendizaje relacionados con la edad.

## Menos antojos

Cuando aumentes los nutrientes de tu dieta con verduras, proteínas y grasas saludables y, a la vez, reduzcas el consumo de carbohidratos y dejes de lado los alimentos procesados, tendrás menos ansias de comer comida basura. Puede que incluso, después de alimentarte de forma más nutritiva, desees naturalmente comer sano y añadir más verduras a tu dieta. Lo veo constantemente. La mayoría de las mujeres que conozco que consumen regularmente batidos y caldo de huesos me dicen lo mismo: no tienen hambre durante horas después de tomárselos y estos alimentos eliminan totalmente sus antojos de azúcar.

He aquí un pequeño truco para que tus batidos sean aún más saciantes: bátelos durante unos 5 minutos. Esto los «airea». Un estudio mostró que, al incorporar aire a un batido (con la batidora) para que pareciera que tenía el doble de volumen –pero seguía teniendo el mismo número de calorías–, se produjo una reducción del 12 % en la ingesta de alimentos en la siguiente comida y menos participantes registraron que tenían hambre.

## Desintoxicación

Incluso si te comprometes a comer de forma más nutritiva, hay toxinas ambientales perjudiciales que invaden tu día a día: la contaminación del aire, el humo de los coches, las sustancias químicas de algunos maquillajes, los productos de limpieza del hogar y los aditivos químicos de los alimentos, sólo por nombrar algunos. Con una exposición prolongada, estos contaminantes pueden alterar nuestro organismo y provocar problemas de salud y desequilibrios. Con una limpieza adecuada podemos minimizar los efectos de estos peligros.

Cuando te sometes a un plan de depuración como éste, neutralizas y eliminas mu-

## La cura de mis antojos

Durante años he utilizado este pequeño secreto con pacientes, clientes y en todos mis programas de salud reparadora para mujeres. Acaba con los antojos de carbohidratos procesados y alimentos azucarados. La razón es que, cuando estos antojos se apoderan de ti, en realidad significa que tu cuerpo necesita grasas esenciales. En otras palabras, deseas carbohidratos porque tu cuerpo lo que quiere son grasas.

He aquí la forma de poner fin a estos antojos:

Haz un ayuno intermitente, en el que pasen 15 o 16 horas entre la cena y la siguiente comida.

Antes de volver a comer, mezcla media taza de aceite de hígado de bacalao purificado con el zumo de un limón o una lima. Es mejor si el aceite está frío, así que recuerda refrigerarlo durante la noche. Después de tomar la mezcla, muerde el limón o la lima para cortar el regusto aceitoso. ¡Salud!

Espera una hora y come lo que te toque, según el plan que estés siguiendo.

Quizás esta manera de poner freno a los antojos no es la más apetitosa, pero te encantará ver cómo contiene tu deseo de comer en exceso, despeja la niebla mental y elimina la necesidad de tener una fuerza de voluntad enorme. Para más información, puedes ver mi breve vídeo sobre el tema en dranna.com/menupause-extras

chas de las sustancias tóxicas de tu cuerpo. También ayudas a tu cuerpo con su proceso natural de desintoxicación.

## Digestión saludable

Los batidos ayudan a ponerse en marcha por la mañana porque están llenos de prebióticos, alimento rápido para las bacterias beneficiosas del intestino (llamadas también probióticos). Cuando bebes un batido, los prebióticos de las verduras alimentan la población de bacterias buenas que hay en tu organismo y aumentan su diversidad. Eso permite que los sistemas intestinal, inmunitario y endocrino estén en armonía.

Algunos aminoácidos presentes en el caldo de huesos, como la glutamina, pueden ser útiles para la digestión. Un estudio de 2017 demostró que la glutamina ayuda a sanar la barrera intestinal en seres humanos y animales. Así, puede ser beneficiosa cuando se padece el síndrome del intestino permeable, en el que el revestimiento de la mucosa de los intestinos se irrita e interfiere en la capacidad del cuerpo para digerir los alimentos.

Otro estudio del mismo año señaló que las personas con enfermedad inflamatoria intestinal tienden a tener niveles más bajos de algunos aminoácidos en su organismo. Introducir aminoácidos adicionales en su dieta puede ayudarles a aliviar algunos de los síntomas de la enfermedad.

Los beneficios de este plan depurativo aparecerán en tan sólo dos días. A partir de entonces, notarás que tienes cada vez más energía, te sentirás más ligera, más descansada y tendrás menos antojos y menos hinchazón. La limpieza restablece tu cuerpo en un período corto e intenso. Pero te animo a que sigas comiendo de forma sana en el futuro e incorpores batidos y caldo de huesos a tu rutina diaria.

# Una pausa en el alcohol y la cafeína

El plan keto verde depurativo también está diseñado para que te desintoxiques de dos bebidas, el alcohol y la cafeína, que pueden agravar los síntomas de la menopausia.

## Alcohol

Aunque los estudios han demostrado que un consumo de alcohol de bajo a moderado puede ser bueno para el corazón, beber en exceso puede dañar gravemente la función hepática al provocar acumulación de grasa, inflamación y cicatrices.

No es necesario renunciar a los cócteles para siempre, pero hay muchas buenas razones para minimizar y moderar el consumo de alcohol. Para las mujeres, eso significa una bebida al día (o menos).

Moderado significa protector. He aquí por qué: según la Sociedad Estadounidense de Menopausia, las mujeres que beben entre dos y cinco copas al día corren 1,5 veces más riesgo de padecer cáncer de mama que las que no beben nada, y el consumo excesivo de alcohol puede aumentar el riesgo de sufrir enfermedades cardiovasculares. Además, algunas mujeres descubren que el alcohol favorece la aparición de sofocos.

Limitar o eliminar el consumo de alcohol es una de las mejores formas de mantener el sistema de desintoxicación del organismo en funcionamiento. Hacer una limpieza como la de este plan puede acelerar este proceso y curar las células dañadas.

## Cafeína

¿Te encanta tomarte un café por las mañanas? ¡A mí también! Pero tomar demasiado podría empeorar tus síntomas de la menopausia. Un estudio de la Clínica Mayo publicado en 2015 en la revista *Menopause* descubrió que las mujeres menopáusicas que consumían cafeína eran más propensas a tener sofocos que las mujeres que no. Demasiada cafeína también desencadena un aumento del cortisol y otras hormonas del estrés, lo que provoca un aumento de peso.

El café y el té son increíblemente saludables, están llenos de antioxidantes y otras sustancias químicas vegetales que ayudan a prevenir enfermedades. No obstante, en altas dosis pueden tener otros efectos secundarios desagradables e incluso peligrosos: ansiedad, insomnio, diarrea, hipertensión, taquicardia, micción frecuente e, irónicamente, fatiga. Si alguno de estos síntomas te atormenta, quizá quieras poner en pausa la cafeína con la ayuda de este plan.

Por mucho que me guste el café, hacer una pausa en su consumo me sentó muy bien

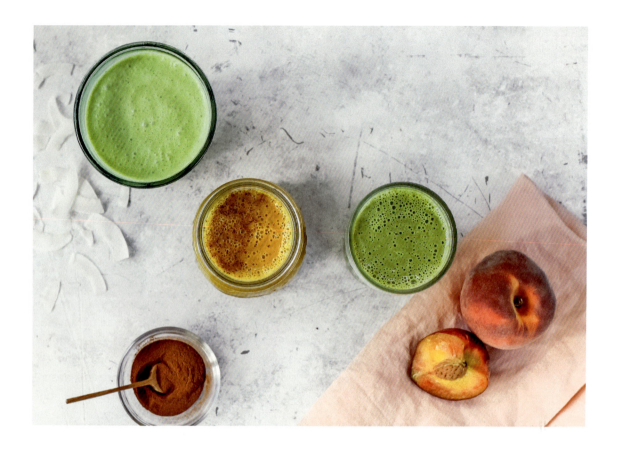

durante la menopausia. Me di cuenta de que me creaba resistencia a perder peso y aumentaba mis niveles de azúcar en sangre y de cortisol. ¡Sí, una sola taza de café solo puede tener este efecto!

En la investigación para mi libro *Keto-Green 16*, llevé un monitor continuo de glucosa durante casi un año. Percibí que cuando tomaba café por la mañana, mi nivel de azúcar en sangre aumentaba entre 15 y 20 puntos.

Me sorprendió, pero tenía sentido. La cafeína es una sustancia que estimula las glándulas suprarrenales para que produzcan mucho cortisol, que a su vez aumenta el azúcar en sangre. El resultado fue que me volví resistente a la pérdida de peso. Ahora bebo café con moderación y normalmente sólo después de romper el ayuno. (Consulta la sección «Recursos» de este libro o visita la página dranna.com/menupause-extras para obtener información sobre monitores de glucosa y opciones de análisis).

# Qué comerás

El plan de depuración cuenta con tres «comidas» al día que te cargarán de alimentos que queman grasas y equilibran las hormonas. Incluyen:

- Una limpieza del hígado con limón diaria (página 232) para favorecer la desintoxicación
- Verduras sin almidón y proteínas vegetales que te aporten fibra, antioxidantes y fitonutrientes
- Caldo de huesos, que aporta colágeno para fortificar y renovar los tejidos
- Grasas saludables, para optimizar las hormonas, hacer feliz a tu cerebro y saciar el apetito

## La limpieza del hígado con limón

Al despertar, disfrutarás de mi limpieza del hígado con limón (página 232). Los limones son una rica fuente de vitamina C, un poderoso antioxidante. De hecho, el zumo de un limón proporciona un 21% de la vitamina C que necesitas diariamente. La vitamina C también es importante para el sistema inmunitario, la cicatrización de heridas y para ayudar al organismo a absorber el hierro de los alimentos. Los limones también son ricos en flavonoides, compuestos antiinflamatorios que ayudan a fortalecer la salud, potenciar la cognición, favorecer el metabolismo de las grasas y combatir enfermedades.

Esta limpieza también es alcalinizante e hidratante. Para más información sobre los beneficios de la alcalinidad, ve a la página 48.

## Los batidos y zumos

Estos batidos aportan una gran cantidad de nutrientes. Tienen como base la col kale, espinacas u otro alcalinizante verde y luego otros deliciosos sabores para que tengas la sensación que te tomas un batido de leche, lo que no está mal.

Los zumos están diseñados para limpiar el hígado y mejorar su capacidad de quemar grasas y desintoxicar el cuerpo.

## Los caldos

El caldo de huesos se elabora hirviendo lentamente huesos de animales y tejido conjuntivo, que contienen colágeno. Al cocinarlo, el colágeno se convierte en gelatina, que proporciona al organismo aminoácidos, los componentes básicos de las proteínas. Como he mencionado antes, es especialmente importante para los huesos, las articulaciones y la piel.

Los huesos son ricos en vitaminas y minerales alcalinizantes, como el calcio, el magnesio y el fósforo, por lo que su cocción suelta estos componentes saludables en el caldo.

## Una pausa con té

Una forma de hidratarse durante la depuración, o mientras sigues cualquiera de estos planes, es tomando infusiones. Algunas hierbas pueden ayudarte a equilibrar las hormonas, por ejemplo, y si te las tomas en infusiones podrás aprovechar sus beneficios. También puedes añadir un cacito de Mighty Maca Plus a cualquiera de tus tés, una ayuda extra para las hormonas.

Otra opción es la denominada «desintoxicación con té», en la que sustituyes una o dos comidas por una o dos tazas de té de hierbas. Cuando lo hago, o siempre que me tomo un té, me gusta seguir la tradicional ceremonia japonesa, que se resume en la frase zen *ichi-go ichi-e:* cada ocasión es única. Esta frase pretende simbolizar el poder y la belleza del presente, el «ahora». Es posible que este momento no vuelva a repetirse, así que aprécialo y préstale toda tu atención.

Con un poco de conciencia o atención plena, y simplemente bajando el ritmo el tiempo suficiente para disfrutarla de verdad, tu taza de té puede tener un impacto duradero en todo tu día y, en definitiva, en tu camino espiritual.

Aquí tienes unos sencillos pasos para crear tu propia ceremonia del té:

1. *Elige el té.* En realidad, cualquier té sin cafeína es una opción perfecta para tu ceremonia. Prueba algo nuevo o quédate con tu favorito. Si quieres algunas sugerencias, consulta la tabla de las páginas 96-97.
2. *Prepara el té con toda tu atención.* Déjalo reposar durante un rato y centra tu atención en el presente. Recuerda que este momento no volverá a repetirse, por lo que debes prestarle toda tu atención y respeto. Cuando el té esté listo, acércate la taza a la nariz e inhala el calor y el delicioso aroma. Ofrece la fragancia a Dios como regalo.
3. *Bebe el té con atención plena, a pequeños sorbos.* Siente el calor, degusta el sabor, percibe la energía, huele el aroma y siente gratitud por este pequeño momento de alegría que te proporciona tu taza de té.
4. *Permanece en el presente.* Suelta todo lo que te ha ocurrido en la vida hasta llegar a este momento. Deja de preguntarte qué te deparará el futuro o de preocuparte por ello. Sintoniza con tu estado actual y esfuérzate por estar conscientemente presente en el aquí y ahora. Acuérdate de volver al presente cada vez que pienses en lo que tienes que hacer hoy o cuando tu mente te arrastre hacia algo que ocurrió en el pasado.
5. *Termina con gratitud.* Da las gracias al té por compartir sus hojas, su belleza y sus propiedades medicinales, que te han proporcionado esta meditación tranquilizadora. Y agradece y aprecia todas las bendiciones de tu vida.

Además, según un estudio publicado en el *European Journal of Preventive Cardiology,* beber té al menos tres veces por semana está relacionado con una vida más larga y saludable y un menor riesgo de sufrir enfermedades cardiovasculares. En este estudio participaron 100 902 personas sin antecedentes de infarto de miocardio, ictus o cáncer. Las clasificaron en dos grupos: los que bebían té habitualmente (tres o más veces por semana) y los que no bebían té o no lo hacían a menudo (menos de tres veces por semana). Se les hizo un seguimiento durante una media de 7,3 años.

El estudio reveló que los que bebían té habitualmente disfrutaron de más años de vida saludable y vivieron más que los no lo hacían. Los que bebían té también tenían un 20 % menos de riesgo de sufrir enfermedades cardíacas e ictus, un 22 % menos de riesgo de que éstas fueran mortales y un 15 % menos de riesgo de morir por cualquier causa. Eso se debe a que el té es una fuente rica en polifenoles vegetales, un grupo de sustancias químicas conocidas por proteger contra las enfermedades cardiovasculares.

Los chinos no son los únicos grandes consumidores de té del mundo. Los británicos consumen 60 000 millones de tazas de té al año, según su Asociación de Té e Infusiones. Eso supone más de 900 tazas al año por cada hombre, mujer y niño de Gran Bretaña. El té está arraigado en el modo de vida británico, evidente desde la humilde pausa matinal para tomar el té hasta el té de la tarde.

¿Pero qué hay de sus beneficios para la salud de las mujeres británicas que están en la menopausia? Un estudio publicado en el *American Journal of Clinical Nutrition* mostró que las que bebían más té tenían mayor densidad y fortaleza ósea que las que no lo tomaban. Los autores del estudio señalaron que los nutrientes presentes en el té, como los flavonoides, pueden influir en la salud ósea y que el consumo de té puede proteger contra la osteoporosis en las mujeres mayores.

Teniendo en cuenta todos los maravillosos atributos del té, yo te diría: ¡bebe! La siguiente tabla te ofrece una lista de tés útiles para la menopausia.

# Los mejores tés botánicos para la menopausia

| Té | Cómo funciona | Sirve para tratar |
|---|---|---|
| **Cohosh negro** | Actúa sobre la serotonina en el organismo | Desequilibrio de estrógenos, sofocos y sequedad vaginal |
| **Manzanilla** | Contiene flavonoides, que son responsables de los beneficios medicinales del té | Mala calidad del sueño, dolor menstrual, azúcar en sangre, osteoporosis e inflamación |
| **Sauzgatillo** | Contiene flavonoides, que influyen en el nivel de ciertas hormonas, especialmente la prolactina, la progesterona y, en cierta medida, el estrógeno | Síntomas premenstruales, sobre todo dolor y molestias en los senos, y síntomas de la menopausia |
| **Arándanos** | Antibacteriano | Infecciones urinarias |
| **Dong quai** | Antinflamatorio, antiespasmódico | Desequilibrio de estrógenos, calambres y dolor pélvico menopáusico |
| **Saúco** | Contiene un antioxidante llamado antocianina, que limpia el cuerpo de radicales libres; también tiene propiedades antivirales y antinflamatorias | Estreñimiento, resfriados, gripe y dolor |
| **Jengibre** | Antinflamatorio, antiespasmódico | Náuseas, hinchazón y molestias gastrointestinales |
| **Ginseng** | Un adaptógeno que ayuda al cuerpo a manejar el estrés | Fatiga, sofocos, sudores nocturnos, sequedad vaginal y caída del cabello |
| **Té verde** | Alto contenido en fitonutrientes | Fatiga y aumento de peso |
| **Raíz de regaliz** | Contiene un compuesto llamado ácido glicirrícico; un antioxidante, antinflamatorio y antimicrobiano | Estrés, fatiga suprarrenal, antojos, enfermedades cutáneas, síntomas de la menopausia, reflujo ácido e infecciones de las vías respiratorias altas |

| Té | Cómo funciona | Sirve para tratar |
|---|---|---|
| **Raíz de maca** | Alto contenido en fitonutrientes, que ejercen un débil efecto estrogénico | Libido, fatiga y otros síntomas de la menopausia |
| **Cardo mariano** | Alto contenido en fitonutrientes, que ejercen un débil efecto estrogénico; antioxidante | Desintoxicación del hígado |
| **Menta** | Alto contenido en antioxidantes | Problemas digestivos, de concentración, dolores de cabeza y desequilibrios hormonales |
| **Azahar** | Sedante | Ansiedad, estrés, alivio de la tensión y calidad del sueño |
| **Flor de la pasión** | Sedante | Trastornos del sueño, sudores nocturnos y ansiedad |
| **Trébol rojo** | Alto contenido en fitonutrientes, que ejercen un débil efecto estrogénico | Desequilibrio de estrógenos, sudores nocturnos, sofocos, densidad ósea, hipertensión arterial e inmunidad; y puede proteger contra el cáncer de mama |
| **Hoja de frambuesa roja** | Contiene fragarina, un compuesto que ayuda a tonificar y tensar los músculos de la zona pélvica, que puede reducir los calambres menstruales causados por los espasmos de estos músculos | Síntomas de la perimenopausia, flujo menstrual abundante y diversos síntomas de la menopausia |
| **Romero** | Alto contenido en compuestos antioxidantes antimicrobianos y antiinflamatorios | Azúcar en sangre, estado de ánimo, memoria y niebla mental |
| **Agua de rosas** | Hidratante, apoyo digestivo | La piel, relaja, calma el estrés digestivo |
| **Valeriana** | Sedante, antiespasmódico | Depresión, cambios de humor, insomnio y ansiedad |

# El plan keto verde depurativo de 6 días

Puedes descargarte un plan de menús con una representación gráfica de las comidas en dranna.com/menupause-extras

## Día 1

**Al despertar**
Limpieza del hígado con limón

**Desayuno**
Zumo verde vegetal

**Almuerzo**
Piña colada sin alcohol

**Merienda**
Margarita Mighty Maca

**Cena**
Caldo de huesos con ajo asado O
Caldo de verduras de la Dra. Anna

## Día 2

**Al despertar**
Limpieza del hígado con limón

**Desayuno**
Batido verde O
Zumo verde de piña

**Almuerzo**
Yogur de frutas del bosque bebible O
Caldo de verduras de la Dra. Anna

**Merienda**
Margarita Mighty Maca

**Cena**
Sopa de cebolla y caldo de huesos

## Día 3

**Al despertar**
Limpieza del hígado con limón

**Desayuno**
Batido de melocotón melba

**Almuerzo**
Caldo de huesos de ternera de la Dra. Anna

**Merienda**
Margarita Mighty Maca

**Cena**
Caldo de verduras de la Dra. Anna

## Día 4

**Al despertar**
Limpieza del hígado con limón

**Desayuno**
Batido de limón y jengibre

**Almuerzo**
Batido de proteína de calabaza O
Caldo de huesos de ternera de la Dra. Anna

**Merienda**
Margarita Mighty Maca

**Cena**
Sopa mediterránea de limón

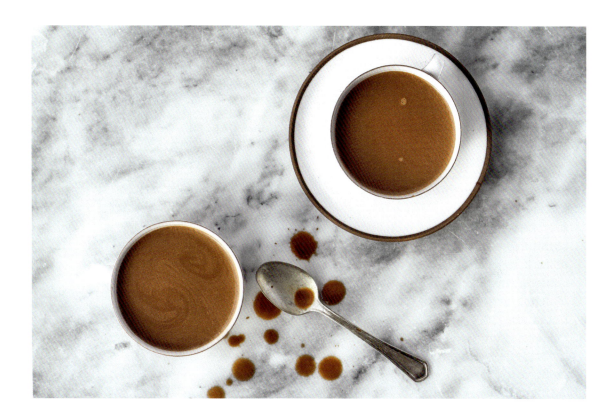

## Día 5

**Al despertar**
Limpieza del hígado con limón

**Desayuno**
Batido verde con anacardos

**Almuerzo**
Batido cremoso de vainilla y menta O
Caldo de huesos de ternera de la
	Dra. Anna O
Caldo de verduras de la Dra. Anna

**Merienda**
Margarita Mighty Maca

**Cena**
Caldo de huesos de cerdo O
Caldo de verduras de la Dra. Anna

## Día 6

**Al despertar**
Limpieza del hígado con limón

**Desayuno**
Chocolate caliente con colágeno

**Almuerzo**
Caldo de huesos de ternera de la Dra. Anna

**Merienda**
Margarita Mighty Maca

**Cena**
Caldo de huesos de cerdo O
Caldo de verduras de la Dra. Anna

# Tu lista de la compra para 6 días

Para descargar la lista de la compra de este plan, ve a dranna.com/menupause-extras

## Suplementos y alimentos básicos

Batido keto verde o keto alcalino de proteínas de la Dra. Anna; o un buen sustitutivo de proteína vegana en polvo, como la de guisante o de arroz, y que contenga menos de 3 gramos de azúcar y menos de 10 gramos de carbohidratos por ración

Mighty Maca Plus, envase de 200 gramos; o 1 bolsa de 250 gramos de raíz de maca en polvo

Colágeno en polvo, 1 envase (250 g)

Cápsulas probióticas para yogur, paquete de 2

Aceite de TCM o de coco, 1 botella (500 ml)

Aceite de oliva virgen extra, 1 botella (700 ml)

Vinagre de manzana (1 litro)

Mantequilla o ghee, 1 paquete (250 g)

Estevia líquida, 1 frasco (50 ml)

Fruta monje o estevia

Extracto de vainilla, frasco pequeño

Extracto de plátano, 1 frasco pequeño (opcional porque también se puede utilizar extracto de vainilla)

Mezcla para margaritas (sin azúcar y preferiblemente ecológica), 1 botella (1 litro)

Cacao en polvo, 1 paquete (250 g)

Salsa Worcestershire, 1 botella (300 ml)

Condimentos: sal marina, pimienta negra, cayena, ajo en polvo

Hierbas secas: perejil, salvia, laurel

Especias: canela molida, nuez moscada, especias para pastel de calabaza, cúrcuma molida

## Verduras frescas

Espinacas, 1 bolsa (170 g)
Espinacas baby, 1 bolsa (170 g)
Col kale, 1 bolsa (170 g)
Ensalada de brécol, 1 paquete (250 g)
Zanahorias, 9 medianas
Apio, 3 manojos
Coliflor, 1 pequeña
Pepinos, 2 medianos
Hojas de diente de león, 1 paquete (250 g)
Jengibre fresco, 1 trozo (15 cm)
Cebolletas, 1 manojo
Puerro, 1 mediano
Cebollas amarillas, 4 medianas, 5 grandes
Ajo, de 3 a 4 cabezas
Champiñones, 1 paquete (500 g)

## Hierbas frescas

Menta, 1 paquete (15 g) o 1 manojo
Perejil, 1 manojo
Romero, 1 paquete (15 g)
Tomillo, 1 paquete (15 g)

## Frutas frescas

Aguacates, 2 medianos
Manzana verde, 1
Limones, 19

## Frutos secos, mantequillas vegetales y semillas

Mantequilla de almendras, 1 tarro (350 g)
Anacardos sin sal, 1 paquete (500 g)
Semillas de cáñamo o de lino, 1 bolsa (15 g)
Copos de coco sin azúcar, 1 bolsa (200 g)

## Proteínas

Huesos de ternera para sopa, preferiblemente de ternera de pasto (3 kg)

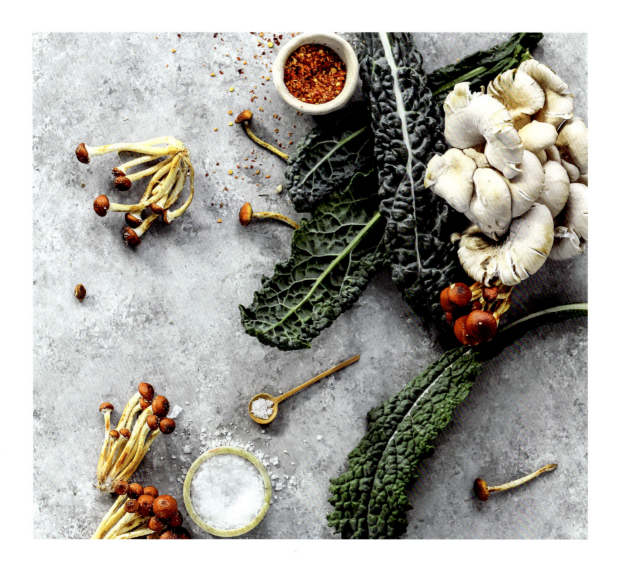

Huesos de costilla de cerdo o jarretes de jamón (1 kg)
Huesos de un pollo entero o de pollo asado

### Leches vegetales
Leche entera de coco, 1 lata (400 ml)
Leche de coco sin azúcar (1 litro)
Leche de almendras sin azúcar (2 litros)
Leche de anacardos sin azúcar (1 litro)
Crema de coco, 1 lata (400 ml)

### Otros artículos
Piña sin azúcar en trozos, ¾ taza
Puré de calabaza, 1 lata (450 ml)
Melocotones congelados, 1 bolsa (300 g)
Frambuesas congeladas, 1 bolsa (300 g)
Arroz de coliflor congelado, 1 bolsa (300 g)
Agua de coco, 1 lata (250 ml)

# Estrategias para el éxito

1. Con este plan, ve día a día. Fíjate en cómo te sientes; luego añade otro día, y así sucesivamente si te sientes bien. Si tomas alguna medicación o eres diabética, pídele autorización a tu médico antes de seguir este plan.
2. Utiliza ingredientes ecológicos para tus batidos, zumos y caldos. Si le pones frutas a los batidos y zumos, asegúrate de que tengan bajo índice glucémico, mucha fibra y poco azúcar. Consulta la lista de la página 107.
3. Si te llevas los batidos, ponlos en botellas de cristal.
4. Intenta variar. Haz batidos con verduras diferentes para consumir más tipos de nutrientes. Haz caldo de huesos con distintos tipos de huesos, como se indica.
5. Analiza tu pH urinario y tus cetonas a primera hora de la mañana (y cada vez que vayas al baño a lo largo del día), con el objetivo de mantener el pH en 7 o por encima. Cuanto más rosa sea la tira, mayor será tu nivel de cetosis (quema de grasas). Anótalo todo en un diario. Consulta la sección «Recursos» de este libro o visita la página dranna.com/menupause-extras para descargarte una página de diario y saber cómo pedir mis tiras.
6. Pésate cada mañana para comprobar si has perdido peso.
7. ¡Hidrátate! Los zumos y batidos contienen agua y cuentan como parte de tu ingesta de líquidos. Pero lo mejor es beber agua filtrada. Cada día bebe unos 35 ml de agua filtrada por cada kilo de tu peso corporal. Pero no bebas más de medio vaso con cualquier comida, para que tus jugos digestivos tengan tiempo de hacer su trabajo. Recomiendo beber agua hasta 20 minutos antes de comer, tomar ese medio vaso de líquido con la comida y esperar una o dos horas antes de volver a beber nada.
8. Nunca te llenes demasiado el estómago. Bebe hasta que te sientas llena.
9. Si te entra hambre durante el día, puedes añadir más grasas saludables a tus batidos o tomarte una taza grande de caldo de huesos (*véanse* las páginas 240-246) o de verduras (*véase* la página 244).
10. Aunque los batidos sean líquidos, conviene sorberlos despacio. Así te sentirás saciada y los disfrutarás más.
11. No sigas este plan depurativo más de seis días. Pásate al plan keto verde regular, como se indica en los libros *The Hormone Fix* o *Keto-Green 16,* o al plan para modificar los carbohidratos, que está en el capítulo 8.

## La menopausia en el mundo: La India

Sin duda, las mujeres de la India experimentan los mismos síntomas de la menopausia que nosotras. Pero cuanto más profundizaba en este tema, más aprendía. Lo que más me intrigaba era que las mujeres indias tienen menos sofocos y sudores nocturnos.

Un estudio entrevistó a un total de 717 mujeres perimenopáusicas y posmenopáusicas de entre 45 y 55 años de centros urbanos de distintas regiones de la India y les preguntó sobre sus síntomas. Resultó que la prevalencia de sofocos y sudores nocturnos era baja: ¡sólo el 34 % de las mujeres declararon que los tenían! Las que los sufrían mostraron tener un peor estado de salud general y más creencias negativas sobre la menopausia (obviamente, nuestra forma de pensar afecta a nuestros síntomas, para bien o para mal).

¿Por qué las mujeres indias tienen menos sofocos y sudores nocturnos? Creo que se debe a la dieta tradicional india, rica en verduras con mucha fibra y hierbas medicinales. Estos alimentos ayudan a controlar el azúcar en sangre, por ejemplo, y cuando éste está bajo control, los sofocos son raros.

Los estudios actuales sugieren que los fitoestrógenos presentes en el hinojo ayudan a controlar los síntomas posmenopáusicos y no tienen efectos adversos. ¿Y sabes qué? En la India es habitual masticar semillas de hinojo naturales o azucaradas después de comer. La sustancia que contiene el hinojo actúa como el estrógeno en el organismo, por lo que puede tratar diversos problemas que aparecen durante la menopausia.

La cocina india también utiliza muchas especias y hierbas saludables y sabrosas, como el jengibre, la canela, el cilantro y la cúrcuma, todas llenas de antioxidantes y con un gran poder antinflamatorio. Muchos platos también contienen lentejas y garbanzos, lo que hace que la comida india sea rica en fibra y apta para vegetarianos y veganos.

En este libro descubrirás muchas recetas que llevan especias indias. Si los sofocos son una de tus principales quejas, aquí tienes algunas recetas que puedes probar: Batido de limón y jengibre (página 236), Asado con puerros e hinojos (página 154) y Gambas al cilantro y ajo (página 275).

CAPÍTULO 8

# El plan para modificar los carbohidratos

Aquí tienes un plan de alimentación flexible y libre, que incluye una gran variedad de hidratos de carbono. Yo lo considero un plan para darse un festín.

La premisa básica del plan es reintroducir los carbohidratos en la dieta. No te preocupes: no volverás a tu peso anterior ni lo sobrepasarás. Estarás y te sentirás tan bien como ahora, los síntomas de la menopausia seguirán controlados.

## Sigue este plan si:

- Quieres darte un festín.
- Has completado cualquiera de los otros cuatro planes y estás lista para empezar un plan de mantenimiento.
- Necesitas adoptar hábitos nutricionales saludables, especialmente si no estás preparada para seguir los planes más exigentes.
- Has alcanzado el peso deseado y necesitas pasar a un plan de mantenimiento.
- Quieres un plan de alimentación más amplio.
- Deseas mantener las hormonas en equilibrio para prevenir los principales síntomas de la menopausia, como sofocos, sudores nocturnos, trastornos del sueño, fatiga, irritabilidad y ansiedad, depresión y problemas de memoria.
- No eres sensible a los carbohidratos (es decir, los carbohidratos no te provocan antojos ni un aumento de peso inesperado).
- Eres intolerante al gluten.
- Te estás entrenando para una prueba atlética de alta intensidad y necesitas una mayor ingesta de carbohidratos para energizarte.

Mi plan para modificar los carbohidratos te ayuda a hacer la transición desde los otros planes sin esfuerzo y sin ganar peso (de hecho, puede ayudarte a perder un poco más), manteniéndote alcalina y en plena forma. (Para más información sobre los beneficios de la alcalinidad, *véase* la página 48). Por supuesto, la transición debe hacerse a la vez que se adoptan cambios sostenibles en el estilo de vida, como hacer ejercicio, descansar bien y evitar los carbohidratos procesados, azucarados y los que contienen gluten.

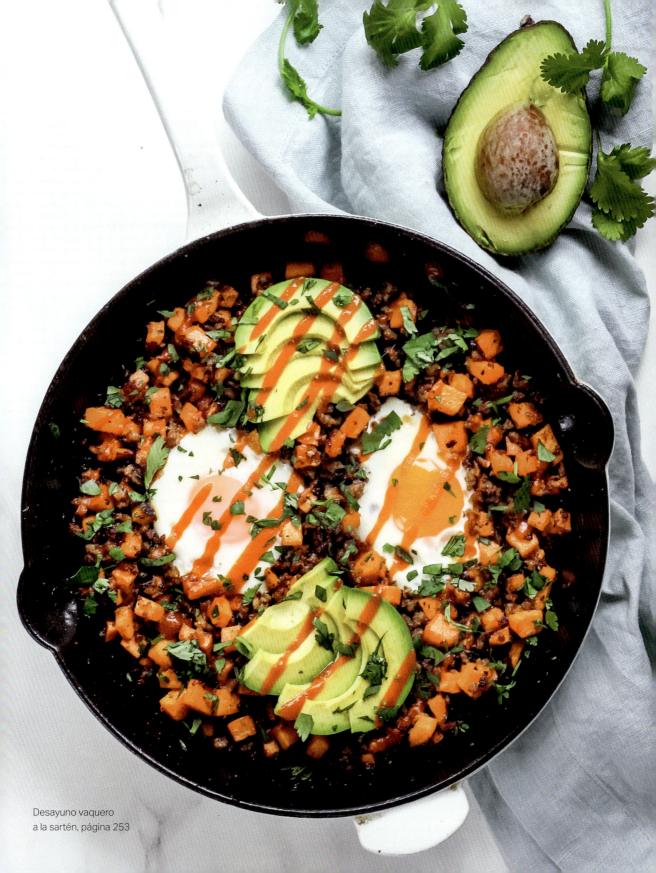

Desayuno vaquero a la sartén, página 253

# El cambio

Si vas a seguir el plan para modificar los carbohidratos después de cualquiera de los otros planes de este libro, quiere decir que hasta ahora has disfrutado de alimentos enteros y no procesados, por lo que modificar tu dieta para incluir carbohidratos saludables no te va a parecer un gran cambio. Éstas son mis pautas para hacer la transición al plan para modificar los carbohidratos.

## Continúa con los fundamentos de la nutrición keto verde

En primer lugar, haz que las proteínas ecológicas y de corral sean un elemento básico de tu dieta (carne roja, blanca, pescado, marisco y proteínas vegetales). De hecho, considera la posibilidad de aumentarlas un poco. Así consigues un par de cosas: capitalizas los efectos térmicos de la comida (la cantidad de calorías que se necesitan para digerir los alimentos) y te sientes saciada y tu cuerpo se adapta más fácilmente.

En segundo lugar, sigue comiendo muchas hojas verdes, crucíferas y otras verduras bajas en carbohidratos y ricas en fibra. Tienen efectos curativos para tu cuerpo y lo mantendrán alcalino.

En tercer lugar, sigue consumiendo grasas saludables para combatir el hambre. Cuando empieces a introducir de nuevo los carbohidratos en tu dieta, puede que sientas hambre más a menudo, incluso después de comer. Esto puede hacer que comas en exceso y aumentes de peso. Para mantener a raya el hambre, asegúrate de que incluyes grasas saludables en tu dieta. El aceite de oliva, de coco, de TCM, de aguacate, los frutos secos, las semillas y los aguacates son grandes fuentes de grasas saludables.

## Aumenta poco a poco la cantidad de carbohidratos que consumes

Añade una o dos raciones de carbohidratos a lo largo de los seis primeros días. Si mantienes tu peso, o incluso bajas algunos kilos, sigue con esta estrategia durante seis días más. Pero si subes de peso, toma sólo una ración durante los primeros seis días y en la segunda tanda de seis días añade una segunda ración.

En cuanto a los gramos, ingiere de 50 a 60 gramos de carbohidratos al día durante los primeros seis días y luego aumenta esa cantidad a 75 o 100 gramos al día durante los siguientes seis días. Para la mayoría de las personas, una ingesta diaria de unos 100 gramos de carbohidratos es suficiente. Si el número en la báscula empieza a subir, vuelve a la cantidad que comiste la semana anterior.

## Elige los carbohidratos adecuados

No todos los carbohidratos son iguales. El pan y la pasta tienen muy pocos nutrientes; los alimentos basura como los dónuts y los pasteles tienen casi cero. Fíjate en la lista de carbohidratos de alta calidad que viene a continuación: éstos son los que debes priorizar.

Si comes cereales, asegúrate de que no contengan gluten. El gluten es una proteína inflamatoria que se encuentra en ciertos alimentos, principalmente en el trigo y otros cereales, como la cebada, el centeno y, a veces, la avena. Elimina o reduce el consumo de gluten para ayudar al metabolismo, mantener la salud digestiva y reducir la inflamación.

Cuando comas fruta, elige las que tengan bajo índice glucémico, como las bayas de temporada y los melones.

Aquí tienes una lista de carbohidratos que puedes reintroducir en el plan para modificar los carbohidratos, agrupados por categorías:

### Legumbres comunes

Las cantidades indicadas equivalen a media taza del producto cocinado. Las legumbres también son buenas fuentes de proteínas en una dieta a base de plantas, por lo que he añadido la cantidad de proteínas que contienen.

Alubias negras: 20 g de carbohidratos; 7,5 g de proteínas
Alubias carillas: 54 g de carbohidratos; 22 g de proteínas
Garbanzos: 7 g de carbohidratos
Edamames pelados: 10 g de carbohidratos; 16 g de proteínas
Alubias rojas: 18,5 g de carbohidratos; 7,5 g de proteínas
Lentejas: 20 g de carbohidratos; 9 g de proteínas
Alubias chicas: 27 g de carbohidratos; 7,5 g de proteínas
Guisantes: 12 g de carbohidratos; 4 g de proteínas
Alubias pintas: 18 g de carbohidratos; 7,5 g de proteínas
Guisantes partidos: 20 g de carbohidratos; 8 g de proteínas
Alubias blancas: 29 g de carbohidratos; 8,5 g de proteínas

### Cereales sin gluten

Las cantidades indicadas equivalen a media taza del producto cocinado.
Amaranto: 23 g
Trigo sarraceno: 17 g
Maíz: 15,6 g
Harina de maíz, polenta, sémola: 15,5 g
Mijo: 20,6 g
Avena (sin gluten): 14 g
Quinoa: 20 g
Arroz: 23 g
Sorgo: 72 g
Teff: 25 g

### Verduras

Las cantidades indicadas equivalen a una verdura mediana o una taza del producto cocinado y triturado o cortado en rodajas.

### Calabazas de invierno comunes

Bellota: 15 g
Butternut o violín: 10,5 g
Delicata: 5 g
Hubbard: 11 g
Kabocha: 6 g

### Raíces con almidón

Remolacha: 10 g (2 remolachas medianas cocidas); 8,5 g (1 taza en rodajas)
Chirivías (1 taza): 26 g
Patata (1 mediana, asada): 37 g
Colinabos (1 taza): 12 g
Boniato (1 mediano): 24 g
Nabo (1 taza): 8 g

### Frutas frescas con bajo índice glucémico

Manzana (1 mediana): 25 g
Albaricoque (1 pequeño): 3,8 g

El plan para modificar los carbohidratos

Moras (1 taza): 13,8 g
Arándanos (1 taza): 21g
Cantalupo (1 taza): 13 g
Cerezas (1 taza): 22 g
Arándanos rojos (1 taza): 12 g
Higos (1 pequeño): 8 g
Uvas (1 taza): 16 g
Pomelo (1 mitad): 13 g
Guayaba (1 mediana): 8 g
Melón verde (1 taza): 16 g
Kiwi (1 mediano): 10 g
Limón (1 mediano): 5,4 g
Lima (1 mediana): 7 g
Nectarina (1 mediana): 15 g
Naranja (1 mediana): 15,4 g
Melocotón (1 pequeño): 12 g
Pera (1 mediana): 27 g
Frambuesas (1 taza): 14,7 g
Ruibarbo (1 taza): 5,5 g
Fresas (1 taza): 12 g
Mandarina (1 mediana): 10 g
Sandía (1 taza): 12 g

## Pon en pausa los carbohidratos ricos en azúcar

Aunque ahora te apetezca darte un capricho de vez en cuando, es mejor que evites consumir carbohidratos ricos en azúcar hasta que tu cuerpo haya tenido al menos dos semanas para adaptarse. Los carbohidratos como las galletas y los dónuts pueden provocar picos de azúcar en sangre, con lo que quizás te sientas cansada e irritable y tus ansias de comer azúcar aumenten. Más adelante, en algún día de fiesta, podrás comerte un postre. ¡Pero no te excedas!

## Planifica cuándo comer carbohidratos

Te recomiendo que intentes comer los carbohidratos en determinados momentos del día. Los días que hagas ejercicio, puedes comerlos antes o después de entrenar. Varios estudios han descubierto que comer una mezcla de carbohidratos y proteínas pocas horas después de hacer ejercicio puede aumentar la síntesis proteica, que es el proceso por el cual el cuerpo construye el músculo, que impulsa el metabolismo.

Si haces ejercicios de fuerza, es mejor que comas los carbohidratos antes. Algunas personas descubren que así rinden más. El cuerpo utiliza esos carbohidratos para potenciar el entrenamiento y los quema de forma más eficiente. Mantener un régimen de ejercicio regular también te ayudará a no subir peso a medida que reintroduzcas los carbohidratos en la dieta.

Te recomiendo que comas un carbohidrato en la cena, como un boniato, así dormirás más tranquila y descansarás mejor. Pero ¿comer carbohidratos por la noche te hace ganar peso? En absoluto. En un estudio de seis meses, se pidió a 78 adultos obesos que siguieran una dieta en la que tomaran carbohidratos sólo en la cena o en todas las comidas. El grupo que sólo los tomaba en la cena perdió más peso total y grasa corporal y se sintió más saciado que los que tomaban carbohidratos en todas las comidas.

Sin embargo, cada persona es diferente. Escucha cómo se siente tu cuerpo después de reintroducir los carbohidratos en diferentes momentos. Opta por lo que te siente mejor.

Una vez que hayas perdido el peso que te sobra o estés lista para cambiar de dieta, los carbohidratos nutritivos pueden continuar formando parte de tu alimentación. Sigue este plan para reintroducir los carbohidratos y disfrútalos sin miedo. ¡Estoy deseando que lleguen los días de fiesta!

# El plan para modificar los carbohidratos de 6 días

Puedes descargarte un plan de menús con una representación gráfica de las comidas en dranna.com/menupause-extras

## Día 1

**Desayuno**
Pudin verde de chía

**Almuerzo**
Nachos keto verde

**Cena**
Pollo con queso de cabra, mermelada de higos y albahaca Y Pilaf de arroz salvaje

**Dulce**
Parfait de frutas a tu manera

## Día 2

**Desayuno**
Tartaletas de huevos con beicon

**Almuerzo**
Sobras del pollo con queso de cabra, mermelada de higos y albahaca O Ensalada de coles de Bruselas

**Cena**
Chuletas de cordero al cilantro, servidas con arroz integral o patatas asadas

**Dulce**
Galletas sin gluten con pepitas de chocolate

## Día 3

**Desayuno**
Desayuno vaquero a la sartén

**Almuerzo**
Sopa campestre de jamón y judías blancas con hojas de mostaza

**Cena**
Salmón al horno con zaatar con puré de alubias al ajo Y Ensalada keto verde todoterreno

**Dulce**
Panna cotta de limón

## Día 4

**Desayuno**
Ensalada de col kale con salmón ahumado y aguacate

**Almuerzo**
Bol de quinoa con salmón

**Cena**
Pastel de pavo ranchero

**Dulce**
Peras escalfadas al riesling

## Día 5

**Desayuno**
Huevos escalfados sobre acelgas

**Almuerzo**
Ensalada de pollo al estragón con manzanas y pecanas

**Cena**
Sobras del pastel de pavo ranchero

**Dulce**
Bollitos de vainilla e higos con pistachos

## Día 6

**Desayuno**
Shakshuka

**Almuerzo**
Boniatos asados dos veces Y Ensalada de coles de Bruselas

**Cena**
Gambas al cilantro y ajo

**Dulce**
Delicia keto de almendra

# Crea tu propio plato

Además de utilizar las recetas, puedes elaborar tus propias comidas siguiendo una sencilla plantilla:

Desayuno = 1 ración de proteína + 1 ración de verduras + 1 ración de grasas.

Por ejemplo: 2 huevos revueltos, 1 taza de hojas verdes y unas rodajas de aguacate.

Almuerzo = 1 ración de proteína + 1 ración de verduras + 1 ración de carbohidratos permitidos + 1 ración de grasas.

Por ejemplo: 1 hamburguesa de ternera + 1 taza de hojas verdes salteadas en 1 cucharada de aceite de oliva o de coco + 1 ración de quinoa cocida.

Cena = 1 ración de proteína + 1 ración de verduras + 1 ración de carbohidratos permitidos (si no los has comido en el almuerzo) + 1 ración de grasas.

Por ejemplo: 1 muslo de pollo al horno + puré de boniato + ensalada de hojas aliñadas con 1 cucharada de aceite de oliva y zumo de limón.

# Tu lista de la compra para 6 días

Para descargar la lista de la compra de este plan, ve a dranna.com/menupause-extras

**Suplementos y alimentos básicos**
Mighty Maca Plus, envase de 200 gramos; o 1 bolsa de 250 gramos de raíz de maca en polvo
Levadura nutricional, 1 paquete (150 g)
Aceite de oliva virgen extra, 1 botella (500 ml)
Aceite de coco, 1 tarro (400 ml)
Aceite de aguacate, 1 botella (500 ml)
Vinagre balsámico (sin azúcar), 1 botella (500 ml)
Vinagre de vino tinto, 1 botella (500 ml)
Vino blanco seco, 1 botella (750 ml)
Vino riesling (u otro vino blanco afrutado), 1 botella (750 ml)
Veganesa, 1 tarro (450 g)
Ghee (opcional), 1 tarro (350 g)

Mantequilla, 1 paquete (250 g)
Estevia líquida, 1 frasco (50 ml)
Eritritol (250 ml)
Azúcar de coco, 1 paquete (500 g)
Sirope de arce, 1 botella (400 ml)
Miel cruda, 1 tarro (500 g)
Azúcar de caña ecológico, 1 paquete (500 g)
Extracto de vainilla, frasco pequeño
Vainas de vainilla, 2 enteras
Extracto de almendra, frasco pequeño
Cacao en polvo, 1 paquete (250 g)
Bicarbonato sódico
Gelatina sin sabor, 1 caja (30 g)
Harina de almendra, 1 paquete (1 kg)
Ajo picado, 1 tarro (125 g)
Alcaparras, 1 tarro (100 g)
Mostaza marrón picante, 1 tarro (350 g)
Salsa Sriracha, 1 botella (250 ml)
Condimentos: sal marina, pimienta negra, pimienta negra en grano, pimienta con limón, pimentón, copos de pimientos secos, cebolla en polvo, ajo en polvo
Especias: comino molido, cúrcuma molida, cilantro molido, semillas de cilantro, canela en rama, clavos enteros
Hierbas secas: estragón, tomillo o mezcla de zaatar, cebollino, eneldo, salvia, romero

### Verduras frescas
Espinacas, 1 bolsa (250 g)
Col kale, 2 bolsas (500 g)
Hojas de mostaza, 1 bolsa (500 g)
Acelgas arcoíris, 1 manojo (500 g)
Rúcula, 1 bolsa (500 g)
Mezcla de hojas tiernas, 1 bolsa (500 g)
Zanahorias, 1 mediana
Apio, 1 manojo
Pepinos, 1 mediano
Coles de Bruselas en juliana, 1 paquete (250 g)
Rábanos, 1 manojo pequeño
Brotes de soja, 1 paquete (100 g)
Jengibre fresco, 1 trozo (10 cm)
1 chile serrano
Cebollas amarillas, 6 medianas
Cebolla roja, 1 grande
Pimiento de cualquier color, 1
Pimiento verde, 1
Ajo, 2 cabezas
Boniatos, 1 pequeño, 2 medianos
Tomates, 2 pequeños, 2 medianos, 2 grandes
Calabacín, 1 grande
Champiñones, 1 paquete (250 g)

### Hierbas frescas
Albahaca, 1 paquete (15 g) o 1 manojo
Cilantro, 1 manojo
Menta, 1 paquete (15 g) o 1 manojo
Perejil, 1 manojo
Romero, 1 paquete (15 g)
Salvia, 1 paquete (15 g)
Tomillo, 1 paquete (15 g)

### Frutas frescas
Aguacates, 3 medianos
Limones, 10
Manzana, 1 pequeña
Lima, 1
Naranja navelina, 1
Peras, 2 medianas
Bayas seleccionadas (500 g): arándanos, fresas, frambuesas, moras

### Frutos secos, mantequillas vegetales y semillas
Almendras picadas, 1 bolsa (300 g)
Almendras laminadas, 1 bolsa (300 g)

Almendras enteras, 1 bolsa (250 g)
Anacardos crudos, 1 paquete (500 g)
Nueces pecanas picadas, 1 bolsa (250 g)
Pistachos pelados, 1 bolsa (700 g)
Piñones, 1 bolsa (250 g)
Semillas de chía, 1 bolsa (350 g)
Copos de coco sin azúcar, 2 bolsas (200 g)
Pipas de girasol, 1 bolsa (500 g)

## Proteínas

Huevos grandes, 1,5 docenas
Salmón (preferiblemente salvaje), 1 lata (170 g)
Salmón salvaje ahumado, 1 paquete (170 g)
Salmón, 4 filetes (de 100 a 170 g cada uno)
Gambas frescas (200 g)
Pechugas de pollo deshuesadas y sin piel, 2 (de 170 a 225 g cada una)
Pechugas de pollo asadas, deshuesadas, desmenuzadas y sin piel, 2 (lo que quepa en 1 taza)
Filetes de pollo finos, 2 (100 g cada uno)
Pavo picado no muy fino (700 g)
Costillas de cordero, 6 por persona
Jamón curado en lonchas (250 g)
Beicon sin azúcar, 1 paquete (250 g)
Salchichas de cerdo picada (250 g)
Gambas peladas y desvenadas (200 g)

## Granos

Arroz integral de grano largo, 1 paquete (500 g)
Quinoa, 1 bolsa (500 g)
Arroz salvaje, 1 caja (250 g)

## Leches vegetales y derivados

Leche de almendras sin azúcar (1 litro)
Leche entera de coco, 3 o 4 latas (400 ml)
Nata montada de coco, 1 cartón (250 g)
Crema de coco, 3 latas (400 ml)

## Otros artículos

Mermelada a elegir: de higos, albaricoque o frambuesa, 1 tarro (250 g)
Queso de cabra, 1 rulo (100 g)
Alubias rojas, 1 lata (500 g)
Alubias cannellini, 1 lata (500 g)
Tomate en dados con chile verde, 1 lata (400 g)
Higos secos, 1 envase (250 g)
Aceitunas kalamata sin hueso, 1 bote (200 g)
Salsa de tu elección, 1 tarro (700 g)
Caldo de pollo, 1 envase (1 litro)
Guacamole preparado, 1 tarro (450 g)
Pepitas de cacao, 1 bolsa (250 g)
Pepitas de chocolate con 100 % u 85 % de cacao, 1 bolsa (250 g)
Pepitas de chocolate con estevia, 1 paquete (250 g)
Arroz de coliflor congelado, 1 o 2 paquetes (300 g)
Salsa de tomate, 1 lata (250 g)

## La menopausia en el mundo: Italia

Me encanta la comida italiana, sobre todo la pasta. Pero sólo la disfruto cuando me doy un festín de vez en cuando. Una de las razones es que una dieta con demasiada pasta y otros carbohidratos refinados, como el arroz blanco, se ha relacionado con un aumento de la resistencia a la insulina en las mujeres. Esta afección puede desregular los niveles hormonales del organismo, como los estrógenos, lo que propicia una menopausia precoz y sofocos frecuentes.

Lo que me lleva a las mujeres italianas. La pasta es un alimento básico en Italia, así que, ¿cómo llevan la menopausia?

Según los estudios, muy bien. Se ha demostrado que las mujeres italianas son menos propensas a pensar que la menopausia es algo malo o un período de decrepitud. Al contrario, la ven como algo positivo, una fase normal de la vida por la que deben pasar. Casi el 40 % de las italianas cree que la menopausia es una buena experiencia para la mujer.

Las mujeres italianas son las que menos dicen que tienen sequedad vaginal, sofocos y sudores nocturnos y las más propensas a afirmar que la menopausia fue una experiencia mucho mejor de lo que pensaban.

Una de las principales razones es su dieta mediterránea. Está repleta de pescado, verduras, frutas, frutos secos, legumbres, granos integrales y aceite de oliva, que tienen propiedades antiinflamatorias y antioxidantes. Muchos estudios han demostrado que, gracias a estos beneficios, la dieta mediterránea protege el corazón y también se asocia a un menor riesgo de cáncer de mama. Y una nota importante: cuando las mujeres italianas comen pasta –que es a menudo– lo hacen en porciones mucho más pequeñas de lo que las estadounidenses podrían considerar estándar. El ayuno religioso intermitente también forma parte de su cultura.

Para saborear la gastronomía italiana, prueba estos platos de *MenuPausia:* Ensalada arcoíris (página 131), Pisto (página 193), y Panna cotta de limón (página 280).

# Estrategias para el éxito

1. Sigue este plan exactamente como está o sustituye cualquier comida por los platos que crees tú misma basándote en las listas de alimentos.
2. En este plan tienes la opción de hacer ayuno intermitente. Este tipo de ayuno condensa toda tu ingesta de alimentos en una ventana de tiempo específica. Una forma popular de comenzar es hacer 16 horas de ayuno y, en las 8 horas restantes, hacer las comidas del día. Así, por ejemplo, si haces tu última comida a las seis de la tarde, no comerías hasta las diez de la mañana siguiente. Y, sí, ¡el tiempo que pasamos durmiendo cuenta para el ayuno! El ayuno intermitente ayuda a perder peso, reducir la inflamación, renovar las células, desintoxicar el cuerpo, entre otras cuestiones.

    También puedes sentir que, en esa ventana de 8 horas, sólo necesitas hacer dos comidas para sentirte satisfecha. Ésta es una forma eficaz de comer, porque favorece perder peso y luego mantenerte.
3. Analiza tu pH urinario y tus cetonas a primera hora de la mañana (y cada vez que vayas al baño a lo largo del día), con el objetivo de mantener el pH en 7 o por encima. Cuanto más rosa sea la tira, mayor será su nivel de cetosis (quema de grasas). Anótalo todo en un diario.
4. Pésate cada mañana para comprobar si ganas peso, lo pierdes o te mantienes.
5. ¡Hidrátate! Cada día bebe unos 35 ml de agua filtrada por cada kilo de tu peso corporal. Pero no bebas más de medio vaso con cualquier comida, para que tus jugos digestivos tengan tiempo de hacer su trabajo. Recomiendo beber agua hasta 20 minutos antes de comer, tomar ese medio vaso de líquido con la comida y esperar una o dos horas antes de volver a beber nada.
6. Nunca te llenes demasiado el estómago. Cuando empieces a sentirte satisfecha, deja de comer.
7. Los dulces son opcionales. Es preferible no picar entre comidas, porque, si tienes más de 40 años, podría echar por tierra tus objetivos. Puede provocar resistencia a la insulina, aumento de peso, sofocos e inflamación. Si te entra hambre durante el día, tómate una taza de caldo de huesos o de verduras. O añade más grasas y aceites saludables a las ensaladas de hojas verdes.
8. Mantén los gramos de carbohidratos dentro de los límites recomendados.
9. Puedes seguir el plan para modificar los carbohidratos indefinidamente, sobre todo para mantenerte. Si aumentas de peso, vuelve a alguno de los planes de este libro hasta que recuperes tu peso ideal.

En la página siguiente:
Parfait de frutas a tu manera, página 279

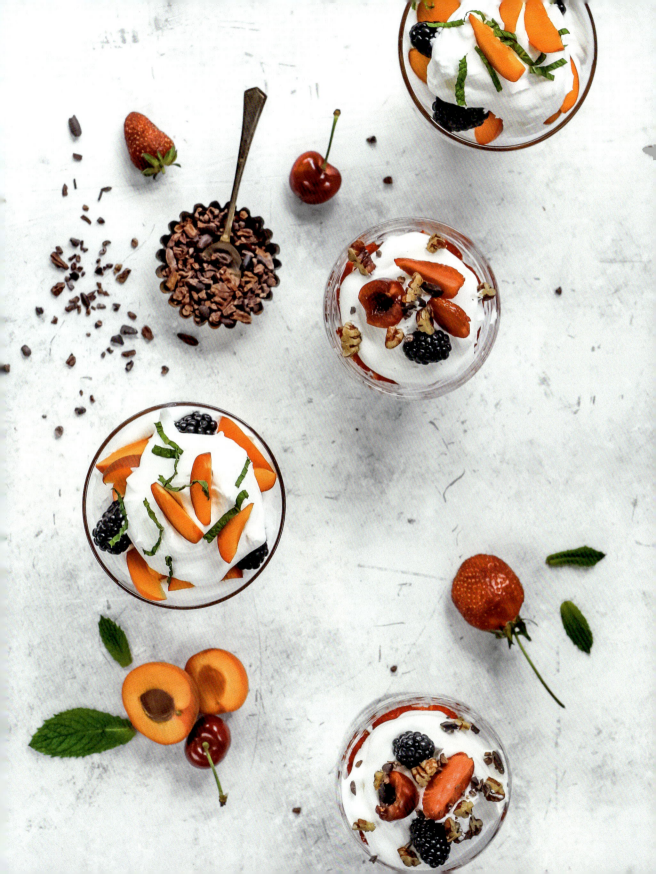

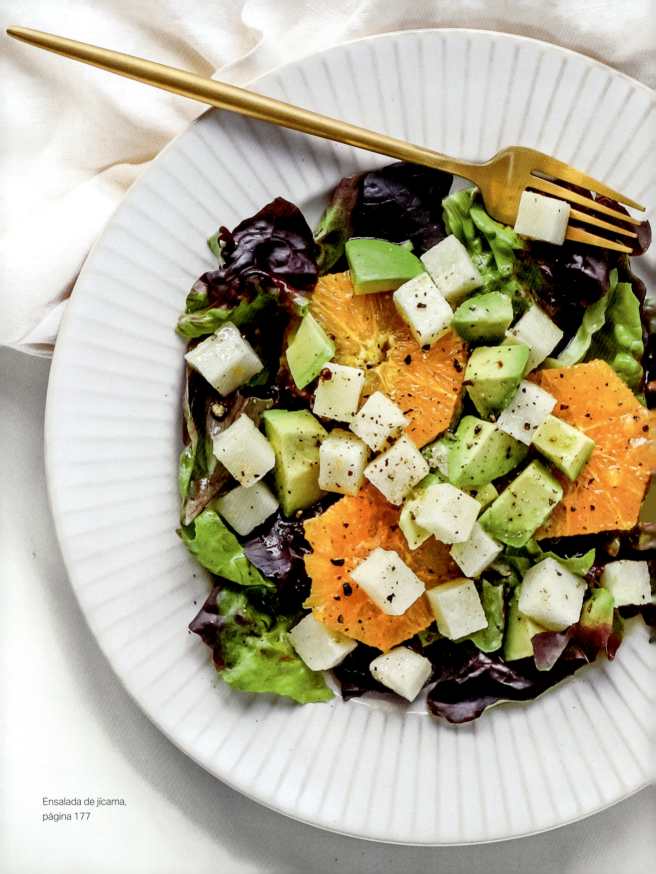

Ensalada de jícama, página 177

**PARTE 3**

# Las recetas de *MenuPausia*

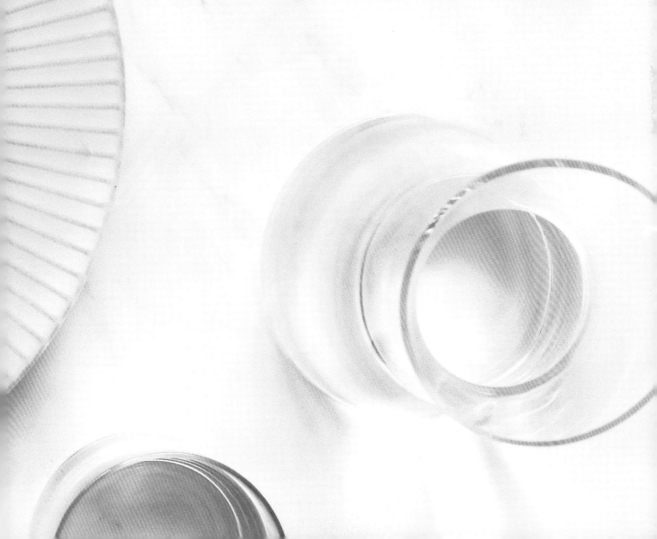

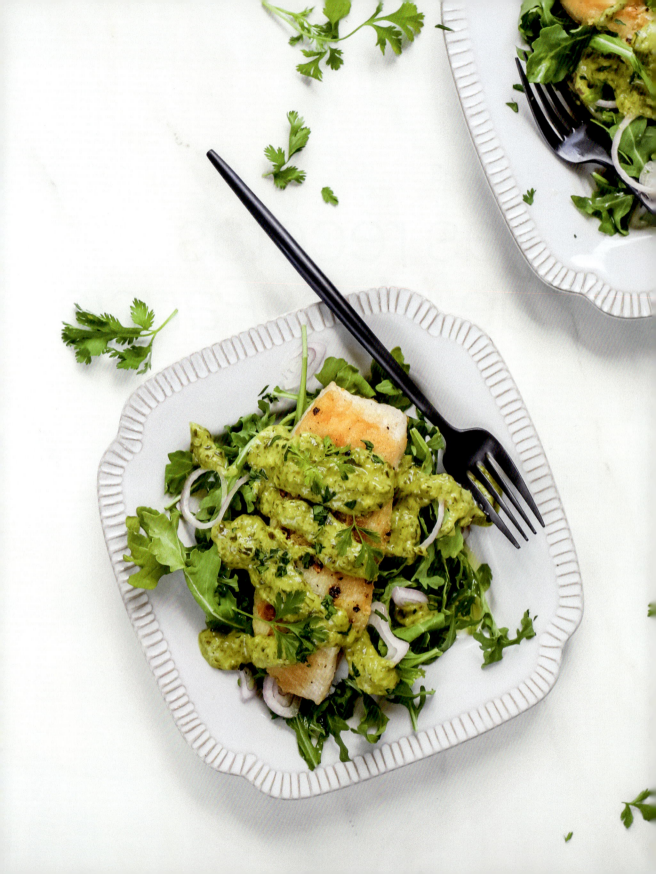

CAPÍTULO 9

# Recetas del plan keto verde extremo

Para ver vídeos de la preparación de algunas de estas recetas, visita dranna.com/menupause-extras

| | | |
|---|---|---|
| 120 Batido sustitutivo básico keto verde de la Dra. Anna | 132 *Sopa de coliflor y puerros de la Dra. Anna | 147 *Salmón al horno con ensalada de brécol al limón |
| 121 Batido verde extremo | 133 *Arroz de coliflor con verduras | 150 *Pad thai de fideos asiáticos |
| 122 Frittata del granjero | 134 *Sopa de rollitos chinos | 153 *Salchichas bratwurst con repollo y col kale |
| 124 *Tostada vegetariana de aguacate | 137 *Ensalada griega keto verde | 154 *Asado con puerros e hinojos |
| 125 Torre de salmón ahumado | 138 *Ensalada templada de espinacas y col kale con beicon y vinagreta de albahaca y tomillo | 157 *Salteado de pollo y beicon con crucíferas |
| 126 *Ensalada templada de setas | | 158 *Fletán con ensalada de rúcula y chimichurri de aguacate (foto en la página anterior) |
| 127 *Espárragos asados al ajo | 141 *Coles de Bruselas asadas con rábanos | |
| 129 *Ensalada costera de gambas y aguacate a la lima | 142 *Brécol al limón | 161 *Coq au vin de mamá |
| | 143 *Tom kha gai keto verde | |
| 130 *Rollitos de lechuga con atún y apio | 146 *Pastel de búfalo | |
| 131 *Ensalada arcoíris | | |

\* Estas recetas también pueden utilizarse en otros planes. Encontrarás más información en la página de la receta.

# BATIDOS Y DESAYUNOS

## Batido sustitutivo básico keto verde de la Dra. Anna  PARA 1 PERSONA

- 1 o 2 cacitos del batido keto verde o del keto alcalino de proteínas de la Dra. Anna (lee la observación)
- 1 cucharada de aceite de TCM o de coco o medio aguacate (opcional)
- 2 cacitos de Mighty Maca Plus o 1 cucharadita de raíz de maca en polvo
- 1 taza de agua

La base de este delicioso batido es una mezcla de proteína vegana pura y extractos de plantas nutritivas, incluida la maca. También contiene grasas saludables para favorecer la cetosis y la producción hormonal. La mezcla te ayuda a aumentar la ingesta de verduras mediante un delicioso batido alcalinizante.

Pon todos los ingredientes en una batidora y bátelos bien. Si prefieres un batido muy frío o más espeso, bátelo con media taza de hielo picado.

OBSERVACIÓN: O un sustitutivo de proteína en polvo; debería estar hecho de una proteína vegana, como la de guisante o arroz, o de proteína de colágeno, y contener menos de 3 gramos de azúcar y menos de 10 gramos de carbohidratos por ración.

OBSERVACIÓN: Esta receta también puede utilizarse en el plan keto verde desintoxicante a base de plantas.

# Batido verde extremo   PARA 1 PERSONA

- 1 cacito del batido keto verde de la Dra. Anna (lee la observación)
- 1 cacito de colágeno en polvo
- 1 cucharada de aceite de TCM o de coco
- 1 puñado de espinacas frescas u otras hojas verdes
- 1 taza de arándanos congelados sin azúcar o ¼ de aguacate
- 2 cacitos de Mighty Maca Plus o 1 cucharadita de raíz de maca en polvo
- ½ taza de agua
- ½ taza de leche de almendras sin azúcar

Fortalece tu cuerpo a primera hora de la mañana con colágeno en polvo –para tener una piel sana y las articulaciones fuertes–, alimentos alcalinizantes como las verduras y la maca –estupendos para equilibrar tus hormonas– y los fitonutrientes que se encuentran en los arándanos. ¡Este batido seguro que te ayuda a empezar el día!

Pon todos los ingredientes en una batidora y bátelos bien.

OBSERVACIÓN: O un sustitutivo de proteína en polvo; debería estar hecho de una proteína vegana, como la de guisante o arroz, o de proteína de colágeno, y contener menos de 3 gramos de azúcar y menos de 10 gramos de carbohidratos por ración.

# Frittata del granjero

PARA 2 PERSONAS

- 1 cucharada de aceite de aguacate
- 250 g de carne picada de ternera de pasto
- 1 cebolla mediana picada
- 2 tazas de espinacas frescas o col kale picadas
- Sal marina
- 1 taza de ramilletes de coliflor
- ½ taza de crema de coco (sacada de la parte superior de la lata de leche refrigerada
- 1 cucharada de perejil fresco picado (para decorar)

A veces apetece algo contundente por la mañana, ¿verdad? Este plato es muy sustancioso y te ofrece una excelente combinación de verduras alcalinizantes y desintoxicantes. La col kale y la coliflor tienen compuestos como el diindolilmetano (DIM) y el indol-3-carbinol (I3C) que ayudan a metabolizar y descomponer el exceso de estrógenos en el organismo y conseguir así un equilibrio hormonal saludable durante la menopausia.

---

Precalienta el horno a 200 °C. Unta un molde pequeño para hornear con el aceite de aguacate.

En una sartén antiadherente mediana, dora la carne y la cebolla, de 5 a 8 minutos. Añade las espinacas o la col kale. Saltéalas durante un par de minutos. Añade sal al gusto y pásalo todo a un bol mediano.

En una batidora o robot de cocina, haz un puré con la coliflor y la crema de coco. Incorpóralo al bol con la carne y las verduras y mézclalo bien. Añádele un poco más de sal, si quieres. Pásalo a la fuente untada y hornéalo durante 35 minutos, hasta que esté bien caliente.

Decóralo con perejil antes de servirlo.

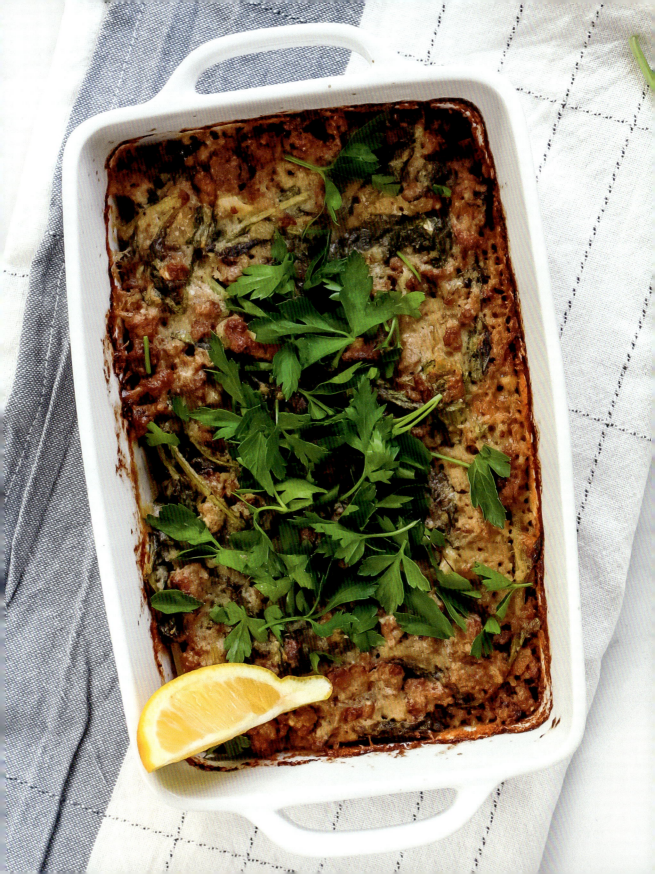

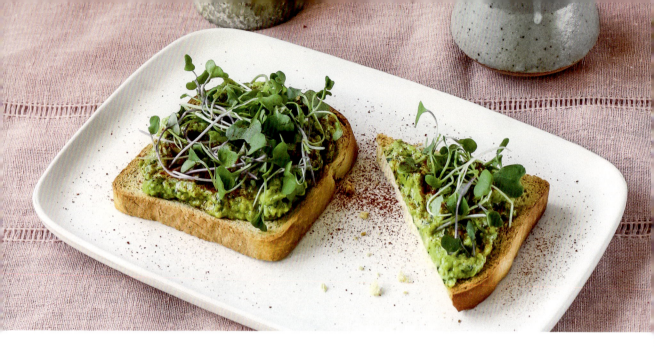

# Tostada vegetariana de aguacate

PARA 2 PERSONAS

- 1 aguacate
- 2 cucharaditas de zumo de limón fresco
- 2 cucharadas de espinacas frescas picadas u otras hojas verdes, y algunas más para decorar
- 1 cucharada de aceite de oliva virgen extra
- ¼ de cucharadita de ajo en polvo
- ¼ de cucharadita de sal marina
- 2 panes de yuca o 2 rebanadas de pan rústico sin gluten, u hojas de lechuga grandes y firmes para servir
- Una pizca de cúrcuma

Esta tostada no sólo es muy sabrosa, sino que se prepara en cuestión de minutos, ¡y eso es esencial por las mañanas! El aguacate es rico en muchos nutrientes y favorece la producción de estrógenos (que disminuye durante la menopausia).

Tritura el aguacate en un bol pequeño. Añade el zumo de limón, las 2 cucharadas de espinacas, el aceite de oliva, el ajo en polvo y la sal. Mézclalo hasta obtener una pasta.

Tuesta el pan y úntalo con la mezcla de aguacate. Espolvoréalo con cúrcuma y decóralo con espinacas picadas u otras verduras. También puedes servirlo encima de algunas verduras permitidas, en lugar de pan.

OBSERVACIÓN: Esta receta también puede utilizarse en el plan keto verde desintoxicante a base de plantas y en el plan para modificar los carbohidratos.

# Torre de salmón ahumado

PARA 2 PERSONAS

- ½ taza de espinacas frescas u otras hojas verdes
- 1 paquete (85 g) de salmón salvaje ahumado en lonchas
- 1 aguacate en rodajas
- ¼ de taza de cebolla roja en rodajas finas
- 2 cucharadas de alcaparras escurridas
- Sal marina
- Aceite de oliva virgen extra

El salmón ahumado es una opción deliciosa para el desayuno. Para empezar, está repleto de ácidos grasos omega-3. En 2019, un estudio sugirió que el omega-3 ayuda a reducir la frecuencia de los sofocos y otros síntomas relacionados con la menopausia. Además, las hojas verdes y el aguacate aumentan la alcalinidad del plato. Aderezado con clásicos como la cebolla roja y las alcaparras, el salmón con verduras es la estrella de las mañanas.

Pon las verduras en 2 platos de ensalada. Coloca las lonchas de salmón encima y, después, las rodajas de aguacate. Decora el plato con las rodajas de cebolla y las alcaparras. Añade sal al gusto. Riégalo con aceite de oliva y ya puedes servirlo.

# ENSALADAS, GUARNICIONES Y SOPAS

## Ensalada templada de setas   PARA 2 PERSONAS

- ¼ de taza de aceite de oliva virgen extra, un poco más para engrasar la fuente
- 4 champiñones portobello
- Sal marina
- 1 cucharada de vinagre balsámico sin azúcar
- 1 cucharada de albahaca fresca picada
- 1 cucharada de perejil fresco picado
- 1 cucharadita de ajo picado
- 2 cebolletas (parte blanca y verde) en rodajas
- 6 hojas de lechuga romana

Los champiñones portobello son apreciados por su sabor y textura carnosa y constituyen un plato vegano maravilloso. También tienen un alto contenido en fibra y minerales. Y no olvides que las setas son una excelente fuente de vitamina D, un nutriente esencial que interviene en la producción y la actividad biológica de muchas hormonas.

---

Precalienta el horno a 175 °C. Unta una fuente de horno pequeña con el aceite de oliva.

Corta los champiñones en trozos pequeños o déjalos enteros. Sálalos ligeramente y ponlos en la fuente, con los tallos hacia arriba si los has dejado enteros. Hornéalos de 15 a 20 minutos, hasta que estén bien asados.

Mientras tanto, prepara el aliño. Mezcla ¼ de taza de aceite de oliva, el vinagre, la albahaca, el perejil, el ajo y las cebolletas. Remueve hasta que estén bien integrados.

Pon las hojas de lechuga (3 por ración) en 2 platos de ensalada, añade las setas y riégalo con el aliño.

**OBSERVACIÓN:** Esta receta también puede utilizarse en el plan keto verde desintoxicante a base de plantas y en el plan para modificar los carbohidratos.

# Espárragos asados al ajo PARA 2 PERSONAS

- ½ - 1 manojo de espárragos frescos
- 1 cucharada de aceite de oliva virgen extra
- 1 cucharadita de ajo picado o exprimido
- Sal marina
- Zumo de 1 limón

¿Sabías que los espárragos tienen fama de ser afrodisíacos? Ricos en ácido fólico, vitaminas del grupo B e histaminas (que forman parte del sistema de defensa del organismo), estas superverduras te ayudan a ponerte a tono.

Precalienta el horno a 200 °C.

Lava los espárragos y quita las partes duras. Ponlos en un bol mediano y mézclalos con el aceite de oliva, el ajo y la sal al gusto.

Coloca los espárragos en una fuente de horno sin que se superpongan. Ásalos de 8 a 10 minutos, hasta que estén tiernos pero crujientes. Exprime el zumo de limón sobre los espárragos y sírvelos.

**OBSERVACIÓN:** Esta receta también puede utilizarse en el plan keto verde desintoxicante a base de plantas y en el plan para modificar los carbohidratos.

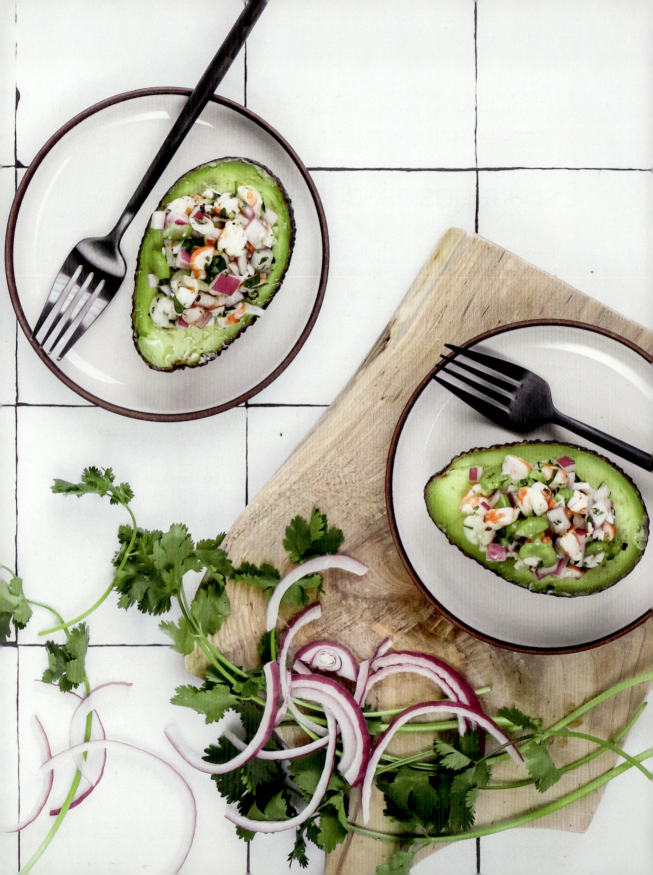

# Ensalada costera de gambas y aguacate a la lima

PARA 2 PERSONAS

- 2 cucharadas de aceite de oliva virgen extra
- 2 cucharaditas de vinagre de manzana
- 1 cucharadita de cilantro fresco picado
- 1 tallo de apio picado
- ¼ de taza de cebolla roja picada
- 350 g de langostinos grandes pelados, desvenados y cocidos
- Sal marina
- 1 aguacate grande
- Gajos de lima

Provengo de la costa de Georgia, donde tuve mi primera consulta médica y conocí a muchos pescadores de gambas. Sabían lo mucho que me gustaban y, de vez en cuando, entraba en mi despacho y me encontraba una bolsa de gambas frescas esperándome: un regalo de un cliente agradecido. Era una de las grandes ventajas de vivir en una pequeña ciudad cuya principal industria es la pesca de crustáceos.

En un bol mediano, mezcla el aceite de oliva, el vinagre, el cilantro, el apio y la cebolla roja. Remueve bien.

Pica los langostinos en trozos pequeños y añádelos al aliño. Añade sal al gusto.

Corta el aguacate por la mitad a lo largo y quítale el hueso, pero no lo peles. Pon la ensalada de langostinos en las mitades de aguacate. Exprime un gajo de lima sobre cada aguacate y sirve inmediatamente.

**OBSERVACIÓN:** Esta receta también puede utilizarse en el plan para modificar los carbohidratos. Puedes añadir un carbohidrato como guarnición.

# Rollitos de lechuga con atún y apio

PARA 2 PERSONAS

- 2 latas de atún (100 g) escurrido y desmenuzado
- 3 tallos de apio picados
- 2 cebolletas (partes blanca y verde) picadas
- 1 aguacate en dados
- 1 cucharada de eneldo fresco picado
- 2 cucharadas de aceite de TCM o de oliva virgen extra
- 1½ cucharaditas de zumo de limón fresco
- Sal marina
- 2 hojas grandes y robustas de lechuga romana
- 1 rábano en rodajas finas
- 2 cucharadas de perejil fresco picado
- 2 cucharadas de hojas de apio picadas (si tienes)

¿A quién no le gusta una buena ensalada de atún? Aquí tienes una que está repleta de una amplia variedad de verduras que combinan a la perfección con el atún, que contiene muchos ácidos grasos omega-3. Pones la ensalada de atún en hojas de lechuga, que sustituyen al pan, y te la comes como si fuera un *wrap*.

---

En un bol grande, mezcla el atún, el apio, las cebolletas, el aguacate, el eneldo, el aceite de oliva y el zumo de limón. Añade sal al gusto. Pon las hojas de lechuga en 2 platos y cúbrelas con la mezcla de atún. Decóralas con las rodajas de rábano, el perejil y las hojas de apio y luego enróllalas como si fuera un *wrap.*

**OBSERVACIÓN:** Esta receta también puede utilizarse en el plan para modificar los carbohidratos. Puedes añadir un carbohidrato como guarnición.

# Ensalada arcoíris

PARA 2 PERSONAS

- 4 pepinos pequeños o 1 grande
- 1 taza de col lombarda finamente picada
- 3 cucharadas de perejil fresco picado
- 3 cucharadas de menta fresca picada
- 3 cucharadas de aceite de oliva virgen extra
- Zumo de 1 limón
- Sal marina
- 1 cucharadita (al gusto) de zumaque seco (una especia picante de la cocina de Oriente Medio, es opcional)

Crecí comiendo muchas comidas mediterráneas y de Oriente Medio, en las que las ensaladas son un elemento esencial, junto con la *mezza,* que son pequeños platos que se comparten (como las tapas). Esta ensalada reúne ambas culturas. Además, es muy colorida, como un arcoíris, lo que significa que está repleta de fitonutrientes, muy beneficiosos para la salud.

Corta los pepinos en dos mitades a lo largo y utiliza una cucharilla para sacar las semillas. Corta los pepinos en dados de 0,5 cm. Pon los pepinos y la col lombarda en un bol grande.

En un bol pequeño, mezcla el perejil, la menta, el aceite de oliva, el zumo de limón, la sal al gusto y el zumaque. Vierte el aliño sobre los pepinos y la col y ya puedes servirlo.

**OBSERVACIÓN:** Esta receta también puede utilizarse en el plan keto verde desintoxicante a base de plantas y en el plan para modificar los carbohidratos. Puedes añadir un carbohidrato como guarnición.

# Sopa de coliflor y puerros de la Dra. Anna

PARA 2 PERSONAS

- 1 puerro grande, cortado por la mitad a lo largo, bien lavado
- 1 coliflor
- 2 cucharadas de aceite de oliva virgen extra
- 4 tazas de caldo de pollo o de verduras
- Sal marina

Una noche, había planeado hacer sopa de coliflor para una cena. El número de invitados aumentó inesperadamente y no tenía suficiente coliflor, así que tuve que improvisar. Por suerte, tenía unos hermosos puerros a mano, así que los añadí. ¡Qué combinación tan deliciosa! Además, los puerros pertenecen a la familia de la cebolla, que es buena para la piel, el cabello y la salud en general.

Corta en rodajas toda la parte blanca del puerro y un poco de la verde. Trocea la coliflor, incluido el corazón. Calienta el aceite de oliva en una olla grande a fuego medio-alto, añade el puerro y rehógalo durante unos 5 minutos, hasta que esté blando. Añade la coliflor, tapa la olla y deja que se rehogue de 5 a 10 minutos más.

Añade el caldo, y cuando empiece a hervir, baja el fuego y déjalo cocer durante unos 40 minutos, hasta que la coliflor esté blanda. Pasa la sopa por la batidora hasta que quede cremosa (o utiliza una batidora de mano directamente en la olla). Añade sal al gusto y sirve. (Esta sopa está deliciosa al día siguiente. También la puedes congelar).

**OBSERVACIÓN:** Esta receta también puede utilizarse en el plan keto verde desintoxicante a base de plantas (hecha con caldo de verduras) y en el plan para modificar los carbohidratos. Puedes añadir un carbohidrato como guarnición.

# Arroz de coliflor con verduras

PARA 2 PERSONAS

- 2 cucharadas de aceite de oliva virgen extra
- 1 zanahoria mediana picada
- ½ taza de champiñones laminados
- 1 cebolla mediana picada
- 2 tazas de arroz de coliflor congelado, cocido según las instrucciones del paquete
- 2 cucharadas de aminos de coco
- 1 cucharadita de copos de apio
- 2 cucharaditas de perejil seco
- 1 cucharadita de sal marina

Me encanta el arroz de coliflor, ya que puede sustituir al arroz en muchas recetas tradicionales y así se reduce considerablemente la cantidad de carbohidratos. Además, como verdura desintoxicante, la coliflor es una alternativa mucho más sana que el arroz con almidón. Tú misma puedes triturar una coliflor en casa para hacer el arroz, pero es más cómodo comprarlo ya preparado en el supermercado.

Calienta el aceite de oliva en una sartén grande a fuego medio-alto. Añade la zanahoria y tapa. Déjala cocer durante 4 minutos sin remover. Luego destapa, remueve y añade los champiñones y la cebolla. Déjalo cocer otros 4 minutos o hasta que todas las verduras estén tiernas.

Baja el fuego a medio. Añade el arroz de coliflor, los aminos de coco, los copos de apio, el perejil y la sal. Mézclalo bien. Déjalo cocinar hasta que esté caliente.

**OBSERVACIÓN:** Esta receta también puede utilizarse en el plan keto verde desintoxicante a base de plantas y en el plan para modificar los carbohidratos. Puedes añadir un carbohidrato como guarnición o preparar este plato con arroz integral.

# Sopa de rollitos chinos

PARA 2 PERSONAS

- 2 cucharadas de aceite de oliva virgen extra
- 250 g de carne de cerdo picada
- Sal marina
- 4 dientes de ajo picados
- 1 cebolla pequeña picada
- 1 repollo verde pequeño sin el corazón, picado
- ⅓ de taza de zanahoria rallada
- 1 cucharada de jengibre fresco rallado
- 3 cucharadas de aminos de coco
- 3 o 4 tazas de caldo de pollo o de huesos
- 2 cebolletas (parte blanca y verde) picadas

¿Sabes esos deliciosos rellenos de carne de los rollitos chinos? Pues aquí los tienes, igual de sabrosos, en un bol. El repollo es una de las crucíferas que más se recomiendan en la menopausia. No sólo ayuda a proteger contra el cáncer de mama y las enfermedades cardíacas, sino que también tiene muchos nutrientes buenos para la salud ósea, como el calcio, el magnesio y el ácido fólico. (Esta receta no lleva huevos porque es un plato del plan keto verde extremo). Esta sopa se puede preparar en una olla convencional, pero es recomendable hacerla en una de cocción lenta.

**En olla convencional**

Calienta el aceite de oliva en una olla grande a fuego medio-alto. Cuando esté caliente, añade la carne de cerdo y sazónala con sal. Déjala cocinar durante unos 10 minutos, hasta que la carne empiece a dorarse y esté casi hecha. Con una espumadera, pásala a un bol.

Añade el ajo y la cebolla al aceite caliente y rehógalos durante 2 o 3 minutos, hasta que la cebolla empiece a ablandarse y se vuelva translúcida. Añade el repollo, la zanahoria y el jengibre. Remueve y déjalo cocer otros 3 o 4 minutos, hasta que las verduras empiecen a estar tiernas.

Añade sal al gusto mientras se cocina, añade los aminos de coco y empieza a incorporar el caldo en tazas, hasta que los ingredientes estén cubiertos.

(la receta continúa)

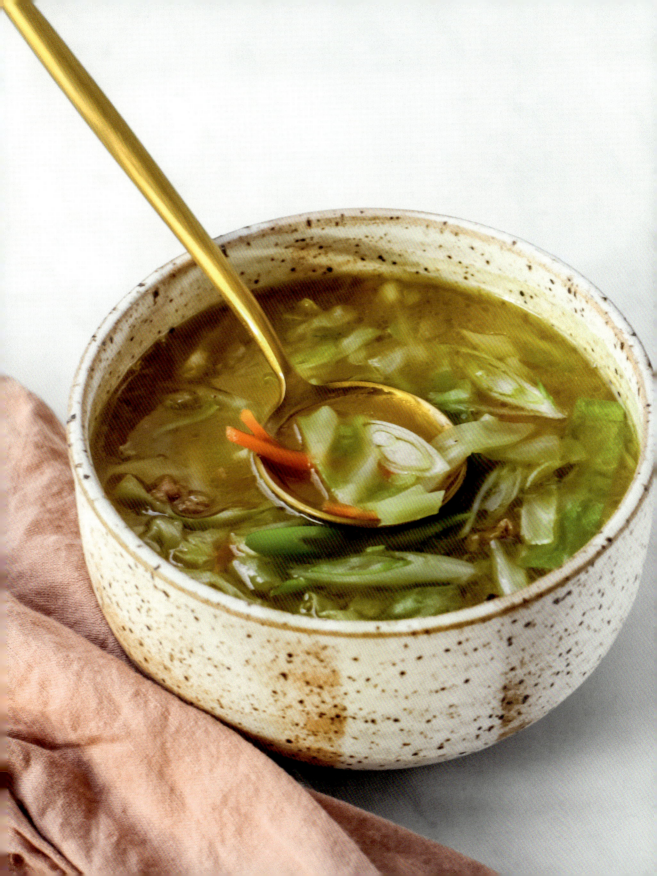

Vuelve a poner el cerdo en la olla y, cuando empiece a hervir, reduce el fuego a medio-bajo y déjalo cocer durante unos 25 o 30 minutos. Sirve la sopa en cuencos y decórala con las cebolletas.

**En olla de cocción lenta**

Calienta el aceite de oliva en una sartén grande a fuego medio-alto hasta que esté brillante y, a continuación, añade la carne de cerdo. Déjala cocinar hasta que comience a dorarse, luego agrega el ajo y sal al gusto. Al cabo de 2 minutos, pásalo a una olla de cocción lenta.

Añade la cebolla, la col, las zanahorias, el jengibre y los aminos de coco. Empieza a incorporar el caldo en tazas, hasta que los ingredientes estén cubiertos. Tapa la olla y ponla a cocer a temperatura alta de 3 a 4 horas. Cuando la sopa esté lista, sírvela en cuencos y decórala con las cebolletas.

**OBSERVACIÓN: Esta receta también puede utilizarse en el plan para modificar los carbohidratos. Puedes añadir un carbohidrato como guarnición.**

# Ensalada griega keto verde

PARA 2 PERSONAS

- 2 tazas de col kale picada u hojas variadas
- 1 pepino grande sin semillas y en dados
- ½ taza de cebolla roja picada
- ½ taza de aceitunas kalamata sin hueso
- 2 cucharadas de aceite de oliva virgen extra
- 2 cucharadas de vinagre de manzana
- ¼ cucharadita de cebolla en polvo
- 1 cucharadita de perejil seco
- ½ cucharadita de tomillo seco o zaatar (una mezcla de especias con tomillo)
- ½ cucharadita de orégano seco
- ¼ de cucharadita de sal marina

Ésta es una de mis ensaladas keto verde favoritas. Contiene todos los pilares de la cocina griega: aceitunas, pepinos y especias mediterráneas. Me gusta utilizar vinagre de manzana en las recetas siempre que puedo, ya que sus propiedades antioxidantes naturales ayudan a eliminar las toxinas del cuerpo. Además, el vinagre alcaliniza el organismo.

Pon la col kale, el pepino, la cebolla roja y las aceitunas en un bol mediano.

En un bol pequeño, mezcla el aceite de oliva, el vinagre, la cebolla en polvo, el perejil, el tomillo, el orégano y la sal al gusto. Vierte el aliño sobre la ensalada y remueve bien.

**OBSERVACIÓN:** Esta receta también puede utilizarse en el plan keto verde desintoxicante a base de plantas y en el plan para modificar los carbohidratos. Puedes añadir un carbohidrato como guarnición.

# Ensalada templada de espinacas y col kale con beicon y vinagreta de albahaca y tomillo

PARA 2 PERSONAS

- 4 lonchas de beicon (sin azúcar)
- 1 cebolla pequeña picada
- ¼ de cucharadita de sal marina
- 1 taza de espinacas baby
- 1 taza de col kale baby
- 4 cucharadas de vinagreta de albahaca y tomillo (receta a continuación)

Ah, el beicon: uno de sus mejores usos es como aromatizante. Es salado y tiene un toque ahumado. Nutricionalmente, aporta muchas vitaminas y minerales de alta calidad. Es una fuente de grasas saturadas, que nuestro cuerpo necesita para producir hormonas. Me encanta, especialmente en ensaladas como ésta.

Pon las tiras de beicon en una sartén pequeña a fuego medio y fríelas durante 5 minutos, hasta que estén ligeramente crujientes. Déjalo reposar encima del papel de cocina y tira la mitad de la grasa que hay en la sartén.

Con el resto, pocha la cebolla (sazonada con la sal) a fuego medio-bajo durante 20 minutos, removiendo de vez en cuando. Después, pica el beicon y vuelve a ponerlo en la sartén para que se caliente.

Pon las espinacas y la col kale en un bol y mézclalas con la vinagreta. Añade la mezcla de cebolla y beicon calientes y sirve. Opcional: Puedes saltear ligeramente las espinacas y la col kale si tienes problemas digestivos o sufres hinchazón.

**OBSERVACIÓN:** Esta receta también puede utilizarse en el plan para modificar los carbohidratos. Puedes añadir un carbohidrato como guarnición.

# Vinagreta de albahaca y tomillo

PARA 1 TAZA DE ALIÑO

- ½ taza de vinagre balsámico sin azúcar
- 2 cucharaditas de mostaza de Dijon
- 3 dientes de ajo
- ¼ taza de hojas de albahaca fresca
- 2 ramitas de tomillo fresco
- ⅔ de taza de aceite de oliva virgen extra

Pon el vinagre, la mostaza, el ajo, la albahaca y el tomillo en una batidora o procesador de alimentos pequeño y bate hasta que quede cremoso. Con la batidora en marcha, vierte lentamente el aceite en un hilo constante.

Sigue batiendo durante 15 segundos para que el aceite emulsione. (También puedes picar el ajo y batirlo junto con los demás ingredientes y, después, añadir lentamente el aceite de oliva hasta que emulsione).

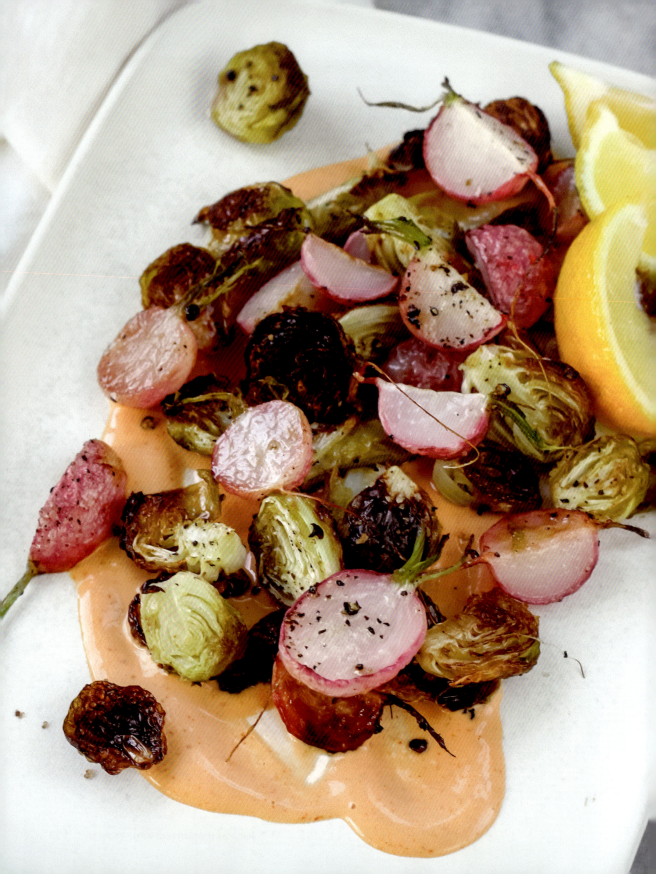

# Coles de Bruselas asadas con rábanos

PARA 2 PERSONAS

- 250 g de rábanos (un puñado)
- 500 g de coles de Bruselas frescas cortadas en tercios
- 2 cucharadas de aceite de oliva virgen extra
- ½ cucharadita de sal marina
- Zumo de ½ limón

Aquí tienes una combinación de verduras asadas que estoy segura de que se convertirá en una de tus guarniciones favoritas. Las coles de Bruselas asadas están deliciosas, pero con rábanos quedan espectaculares. Al asarlos, los rábanos se te deshacen en la boca. Como las coles de Bruselas, son una verdura crucífera, que te ayuda a desintoxicar las sustancias nocivas del organismo.

Precalienta el horno a 230 °C.

Corta los rábanos más o menos del mismo tamaño. Ponlos en un bol grande y añade las coles de Bruselas.

Riega las verduras con el aceite de oliva y añádeles sal al gusto. Remueve para que todo se integre bien.

Extiende las verduras en una fuente de horno. Ásalas durante 18 minutos, hasta que estén tiernas y las coles de Bruselas empiecen a dorarse. Pon las verduras en un plato llano, rocíalas con el zumo de limón y ya puedes servirlas.

**OBSERVACIÓN:** Esta receta también puede utilizarse en el plan keto verde desintoxicante a base de plantas y en el plan para modificar los carbohidratos.

# Brécol al limón

PARA 2 PERSONAS

- 2 tazas de ramilletes de brécol en rodajas
- 2 cucharadas de aceite de oliva virgen extra
- 1 cucharadita de condimento italiano seco
- Ralladura y zumo de ½ limón
- ¼ de cucharadita de sal marina

El brécol tiene un largo e impresionante currículum de beneficios para la salud. Es rico en muchos nutrientes, como fibra, vitamina C, vitamina K, hierro y potasio. Además, contiene más proteínas que la mayoría de las verduras. Me encanta el hecho de que es un excelente desintoxicante, por no mencionar que, en recetas como ésta, está delicioso.

En una olla mediana, cocina el brécol al vapor de 3 a 5 minutos, hasta que esté tierno pero aún firme. Pásalo a una ensaladera.

En un cazo pequeño a fuego medio-bajo, mezcla el aceite de oliva, el condimento italiano, la ralladura y el zumo de limón y la sal. Déjalo cocinar durante 2 minutos. Vierte el aliño encima del brécol, mezcla bien y sírvelo.

**OBSERVACIÓN:** Esta receta también puede utilizarse en el plan keto verde desintoxicante a base de plantas y en el plan para modificar los carbohidratos.

# PLATOS PRINCIPALES

## Tom kha gai keto verde   PARA 2 PERSONAS

- 2 o 3 cucharadas de aceite de coco (para cocinar en olla tradicional)
- 1½ tazas de setas shiitake en láminas
- 1 cucharada de limonaria picada
- 1 cucharada de jengibre fresco rallado
- 3 dientes de ajo picados
- 1 cebolla mediana, cortada por la mitad y en rodajas
- Sal marina
- ⅓ de taza de zanahoria rallada
- 2½ tazas de caldo de huesos de pollo o de ternera
- 2 hojas de lima kaffir
- 250 g de contramuslos de pollo deshuesados y sin piel, cortados en tiras
- 1 lata de leche entera de coco (400 ml)
- 2 tazas de espinacas frescas picadas
- ¼ taza de cilantro fresco picado

Aquí tienes otro plato tradicional tailandés, también conocido como sopa de pollo con coco. Es una de las sopas más populares en Tailandia ¡y en mi casa! Además, está lleno de fitonutrientes, que ayudan a disminuir los síntomas de la menopausia. Esta sopa se puede preparar en una olla convencional o en una de cocción lenta.

**En olla convencional**

Calienta 2 cucharadas de aceite de coco en una olla grande a fuego medio-alto. Cuando esté caliente, añade las setas y cocínalas de 3 a 4 minutos, hasta que se doren por los bordes. Con una espumadera, pásalas a un bol.

Si la olla parece seca, añade otra cucharada de aceite de coco. A continuación, añade la limonaria, el jengibre, el ajo y la cebolla. Remueve, añade sal y déjalo cocinar unos 2 minutos. Añade el caldo y las hojas de lima kaffir.

En cuanto el caldo empiece a hervir, reduce el fuego a medio-bajo y añade el pollo. Remueve para que el pollo se separe dentro del caldo y déjalo cocinar de 6 a 7 minutos, hasta que esté bien hecho.

(la receta continúa)

- 2 cebolletas (parte blanca y verde) en rodajas
- 8 hojas de albahaca fresca picadas
- ½ lima en gajos

Devuelve las setas a la olla y añade la leche de coco y las espinacas. Remueve y déjalo cocer de 10 a 15 minutos más; a continuación, saca las hojas de lima kaffir. Prueba y rectifica de sal. Sirve la sopa en cuencos, con el cilantro, las cebolletas y la albahaca por encima y los gajos de lima al lado.

**En olla de cocción lenta**

En una olla de cocción lenta, pon las setas, la limonaria, el jengibre, el ajo, la cebolla, la sal, el caldo, las hojas de lima kaffir y el pollo. Tapa la olla y ponla a cocer a temperatura alta de 2½ a 3 horas.

Cuando la sopa esté lista, añade la leche de coco y las espinacas, vuelve a tapar la olla y déjala cocer de 15 a 20 minutos. Prueba y rectifica de sal. Saca las hojas de lima kaffir. Sirve la sopa en cuencos, con el cilantro, las cebolletas y la albahaca por encima y los gajos de lima al lado.

OBSERVACIÓN: Esta receta también puede utilizarse en el plan para modificar los carbohidratos. Prueba servirla con arroz integral.

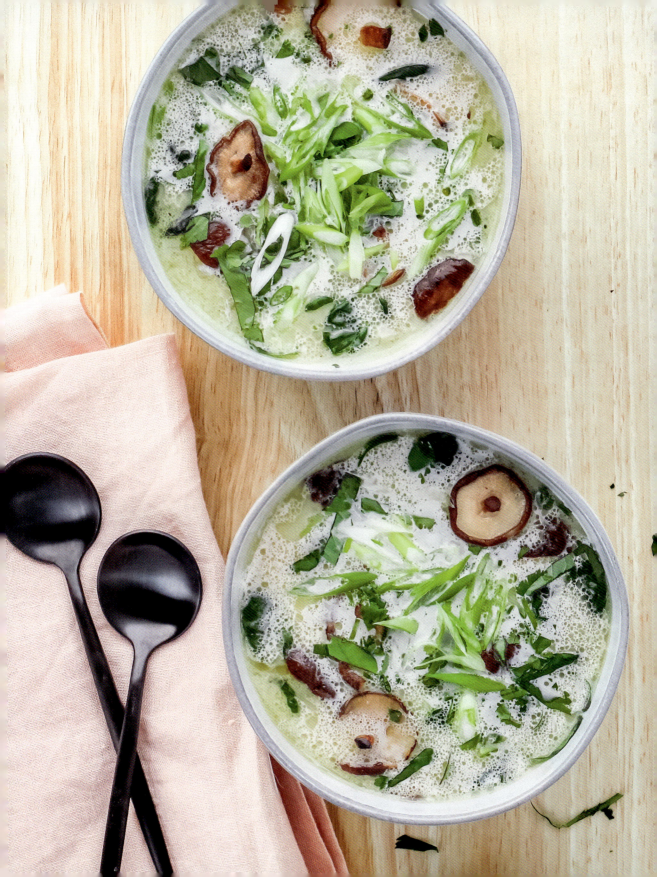

# Pastel de búfalo

PARA 2 PERSONAS

**Para el relleno**

- 1 cucharada de aceite de oliva virgen extra
- 250 g de carne picada de ternera o bisonte
- Sal marina/pimienta
- 1 cebolla mediana picada
- 4 dientes de ajo picados
- 1 cucharadita de orégano fresco picado
- ½ cucharadita de tomillo fresco picado
- 1 zanahoria grande picada
- 2 tazas de repollo picado
- 1 cucharadita de vinagre de manzana
- 2 cucharadas de aminos de coco
- 2½ tazas de caldo de ternera o de huesos

**Para la cobertura**

- 3 tazas de ramilletes pequeños de coliflor cocidos al vapor
- 1 taza de apionabo en dados y cocido al vapor
- ½ taza de leche de coco entera en lata
- 1 cucharada de levadura nutricional
- Sal marina

El origen de este plato se remonta al siglo XIX, cuando las amas de casa escocesas buscaban formas de aprovechar las sobras de cordero y verduras. Tradicionalmente, la carne se cubre con una capa de puré de patatas, pero aquí lo sustituimos por puré de coliflor (delicioso y desintoxicante) para reducir los carbohidratos.

**Prepara el relleno:** Calienta el aceite de oliva en una sartén grande a fuego medio-alto. Añade la carne, sal al gusto y fríela durante 2 minutos, hasta que empiece a dorarse. Después añade la cebolla y el ajo. Al cabo de 2 minutos, pásalo a una olla de cocción lenta.

Incorpora las hierbas, la zanahoria, el repollo, el vinagre, los aminos de coco y el caldo. Mézclalo bien y salpimienta al gusto.

**Prepara la cobertura:** En un robot de cocina o una batidora, mezcla la coliflor y el apio al vapor con la leche de coco, la levadura nutricional y sal al gusto. Bate hasta que quede cremoso.

Esparce el puré de coliflor y apio sobre la carne y las verduras en la olla de cocción lenta, tápala y ponla a temperatura alta durante 3 o 4 horas. Cuando esté listo, ya puedes servirlo.

OBSERVACIÓN: Esta receta también puede utilizarse en el plan para modificar los carbohidratos. En lugar del puré de coliflor, cubre la carne con puré de boniatos.

# Salmón al horno con ensalada de brécol al limón

PARA 2 PERSONAS

- 2 filetes de salmón de 100 a 170 g
- 1 cucharada de aceite de oliva
- Sal marina/pimienta
- 2 limones grandes, 1 en rodajas y 1 en zumo
- 1 cebolla roja pequeña, cortada por la mitad y en rodajas
- ⅓ de taza de caldo de huesos de pollo o de ternera
- 1 cucharadita de eneldo fresco picado
- 1½ cucharadas de alcaparras escurridas
- Ensalada de brécol al limón (receta a continuación)

Cocinar estos filetes de salmón al horno (o en la olla de cocción lenta) es una forma deliciosa y nutritiva de preparar un plato rico en grasas omega-3 para controlar el peso, mejorar la salud del corazón y aliviar la menopausia. El horno conserva la humedad del pescado y le añade el sabor del caldo y el zumo de limón. Y la ensalada al limón combina a la perfección. ¡Queda delicioso! Para que sea incluso más fácil, lo puedes preparar en una olla de cocción lenta.

**Al horno**

Precalienta el horno a 160 °C.

Unta los filetes por ambos lados con el aceite de oliva y sálalos al gusto. Pon las rodajas de limón y cebolla roja en el fondo de una fuente de horno mediana. Vierte el zumo de limón y el caldo en la fuente y coloca el salmón sobre las rodajas. Esparce por encima las alcaparras y el eneldo.

Cubre la fuente con papel de horno y hornea el pescado de 20 a 25 minutos, hasta que, al pincharlo con un tenedor, las lascas se separen fácilmente. Sirve los filetes con la ensalada.

(la receta continúa)

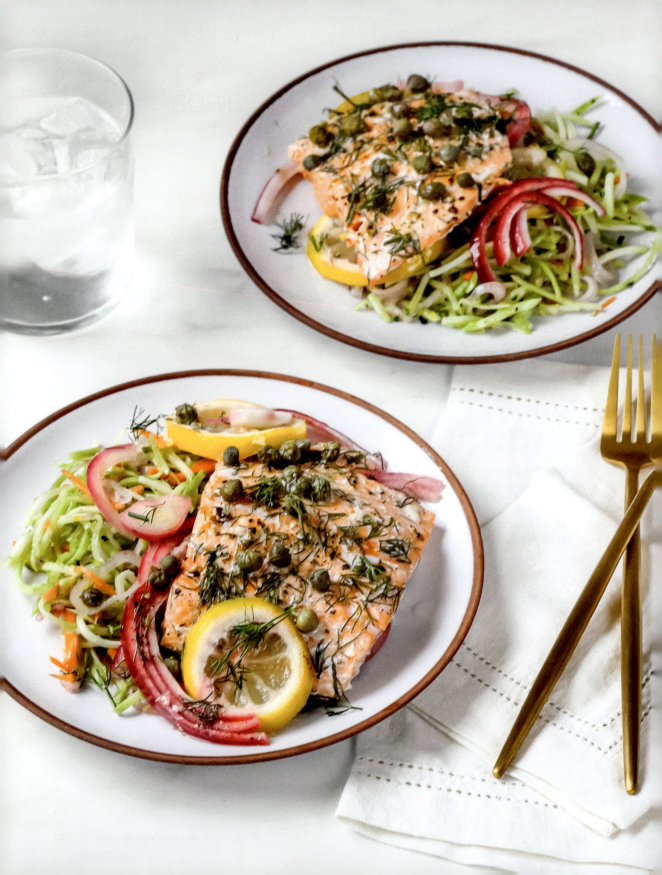

**En olla de cocción lenta**

Pon una hoja doblada de papel de horno en el fondo de la olla. Pon las rodajas de limón y cebolla roja sobre el papel y luego vierte por encima el zumo de limón y el caldo. Pon los filetes de salmón sobre las rodajas de limón y sazónalos con el eneldo, sal y pimienta. Esparce las alcaparras por encima.

Tapa la olla y ponla a cocer a temperatura baja de 1½ a 2 horas, hasta que, al pinchar el salmón con un tenedor, las lascas se separen fácilmente. Sirve los filetes con la ensalada.

# Ensalada de brécol al limón

PARA UNAS 2½ TAZAS

- 2½ tazas de ensalada de brécol
- 1 chalota pequeña en rodajas finas
- Ralladura y zumo de 1 limón
- 3 cucharadas de aceite de oliva virgen extra o de TCM
- Sal marina

En un bol mediano, mezcla la ensalada, la chalota, la ralladura y el zumo de limón, el aceite de oliva y la sal. Remuévelo todo bien, pruébalo y rectifica de sal. Déjalo reposar durante al menos 30 minutos para que se mezclen los sabores. A mí también me gusta rociar el salmón con el zumo sobrante.

**OBSERVACIÓN:** Esta receta también puede utilizarse en el plan para modificar los carbohidratos. Puedes añadir un carbohidrato como guarnición.

# Pad thai de fideos asiáticos
PARA 2 PERSONAS

- 2 cucharadas de aceite de coco
- 250 g de filetes finos de pollo
- Sal marina
- 1 cebolla mediana, cortada por la mitad y en rodajas
- ¼ de taza de zanahoria rallada
- 1½ tazas de col lombarda picada
- 4 coles chinas baby cortadas a lo largo
- 1 calabacín grande, cortado en cintas finas (en espiral, si es posible)
- 2 cucharadas de aminos de coco
- ½ taza de brotes de soja
- ¼ de taza de cilantro fresco picado
- ½ lima en gajos

Tradicionalmente, el pad thai es un plato tailandés de fideos de arroz salteados. Aquí he utilizado muchos ingredientes y especias tradicionales, pero para reducir los carbohidratos he sustituido los fideos por brotes de soja y col lombarda y he añadido muchas verduras más. Este plato contiene fitonutrientes, que ayudan a reducir los sofocos y otros síntomas de la menopausia.

Calienta 1 cucharada de aceite de coco en un wok o una sartén grande a fuego medio-alto. Añade el pollo y sálalo al gusto, después déjalo cocinar de 5 a 6 minutos, hasta que esté bien hecho. Retíralo del wok y resérvalo.

Añade la cucharada de aceite de coco restante al wok y, cuando se derrita, añade la cebolla y la zanahoria. Déjalo cocinar durante 3 minutos y luego agrega la col. Déjalo cocinar otros 2 minutos y luego añade la col china y el calabacín. Vuelve a poner el pollo en el wok, sazónalo con los aminos de coco y rectifica de sal. Déjalo cocinar durante 3 o 4 minutos, hasta que la col china y las tiras de calabacín estén tiernas.

Sírvelo en platos hondos y cúbrelo con los brotes de soja y el cilantro. Deja los gajos de lima al lado, para exprimirlos por encima.

**OBSERVACIÓN:** Esta receta también puede utilizarse en el plan para modificar los carbohidratos. Prueba servirla con arroz integral.

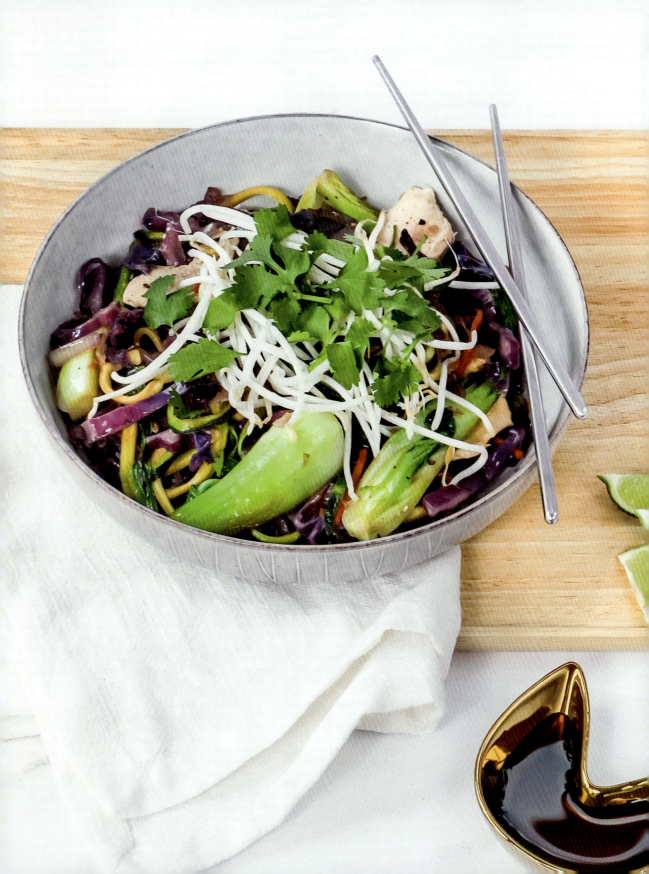

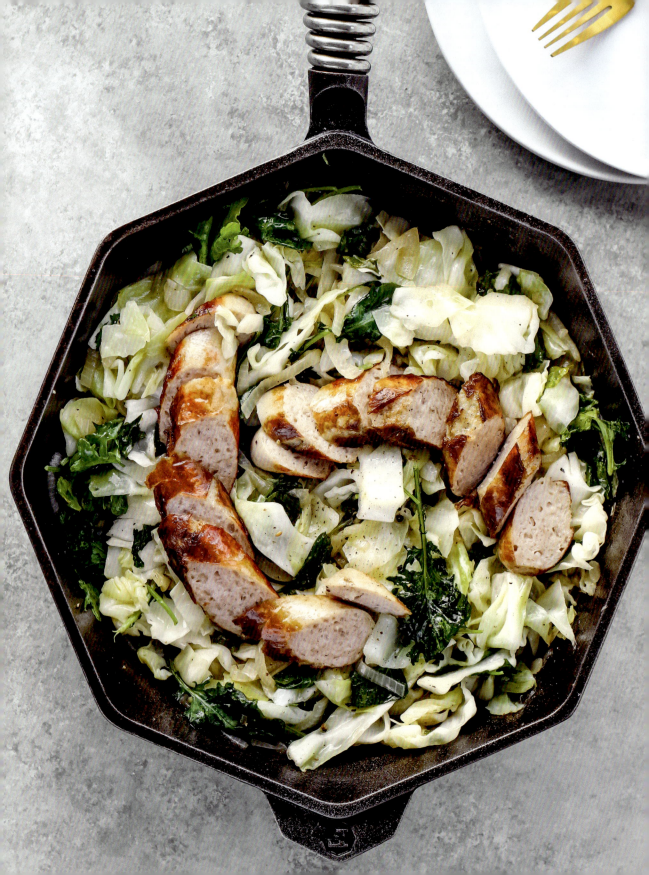

# Salchichas bratwurst con repollo y col kale

PARA 2 PERSONAS

- 2 salchichas bratwurst ecológicas
- 2 cucharadas de aceite de oliva
- 1 cebolla mediana, cortada por la mitad y en rodajas
- 4 dientes de ajo picados
- ½ repollo verde pequeño sin el corazón, picado
- Sal marina
- 3 tazas de col kale baby
- 2 cucharadas de vinagre de manzana

¿Buscas una forma de cocinar la col kale porque has oído que es un superalimento? No busques más, éste es tu plato. La col kale está riquísima cuando se combina con salchichas bratwurst picantes y ahumadas. Añade el repollo (compañero habitual de la salchicha), la cebolla y el ajo y tendrás un plato delicioso y saciante que encantará a todo el mundo.

Calienta una sartén grande a fuego medio-alto. Cuando esté caliente, pon las salchichas y ásalas de 8 a 10 minutos, girándolas para que se doren por todos los lados. Resérvalas en un plato.

Pon el aceite de oliva en la sartén y baja el fuego a medio. Después añade la cebolla y el ajo y fríelos unos 3 minutos, hasta que la cebolla empiece a estar transparente. Agrega el repollo y déjalo cocinar unos 5 minutos, hasta que esté tierno. Añade sal al gusto.

Agrega la col kale y el vinagre a la sartén, removiendo para que se mezcle todo bien. Corta la salchicha en rodajas y ponla de nuevo en la sartén. Déjalo cocer todo otros 2 minutos o hasta que la col kale esté tierna.

**OBSERVACIÓN:** Esta receta también puede utilizarse en el plan para modificar los carbohidratos. Puedes añadir un carbohidrato como guarnición.

# Asado con puerros e hinojos

PARA 2 PERSONAS

- 2 **cucharadas de aceite de oliva virgen extra**
- 500 g **de ternera deshuesada para guisar**
- **Sal marina**
- 1 **puerro en rodajas**
- 4 **dientes de ajo picados**
- 2 **bulbos de hinojo sin el corazón, picados**
- 1 **chalota grande picada**
- 2 **tazas de caldo de ternera o de huesos de ternera**
- 2 **cucharadas de vinagre de manzana**
- 3 **ramitas de orégano fresco**
- 2 **ramitas de tomillo fresco**
- 1 **hoja de laurel**

Originario de la región mediterránea y muy utilizado en la cocina india, el hinojo es una planta con flores anisadas que pertenece a la familia de las zanahorias; el bulbo, las frondas y las semillas son comestibles. Un estudio publicado en *Menopause*, la revista de la Sociedad Norteamericana de Menopausia, sugiere que los fitoestrógenos presentes en el hinojo ayudan a controlar los síntomas posmenopáusicos y no tienen efectos adversos. En este plato sustancioso y saciante, los bulbos de hinojo, junto con los puerros y las chalotas, forman un lecho para el asado de ternera. Puedes prepararlo en una olla convencional o en una de cocción lenta.

### En olla convencional

Calienta el aceite de oliva en una cacerola de hierro fundido grande a fuego medio-alto. Sazona ambos lados de la ternera con sal y dóralas, aproximadamente 1 minuto por lado. Reserva la carne en un plato.

Añade el puerro, el ajo, el hinojo y la chalota a la cacerola. Sálalos al gusto y rehógalos entre 5 y 8 minutos, hasta que se ablanden y el ajo empiece a dorarse.

Vuelve a poner la carne en la olla y añade el caldo, el vinagre, el orégano, el tomillo y la hoja de laurel. Cuando el caldo empiece a hervir, reduce el fuego al mínimo y tapa la cacerola. Deja cocer de 3 a 4 horas, hasta que la carne esté tierna y se deshaga fácilmente con un tenedor. Desecha la hoja de laurel y las hierbas antes de servir.

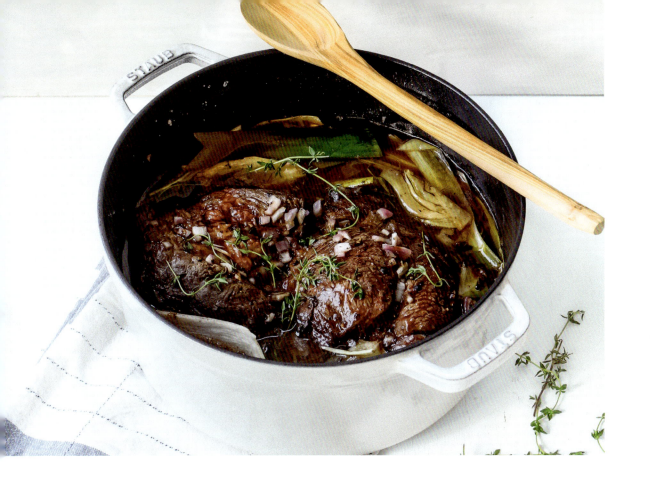

**En olla de cocción lenta**

Calienta el aceite de oliva en una sartén grande a fuego alto. Sazona ambos lados de la ternera con sal y dóralas, aproximadamente 1 minuto por lado.

Pon el puerro, el ajo, el hinojo y la chalota en la olla de cocción lenta. Coloca la carne encima y vierte el caldo y el vinagre. Añade las hierbas y la hoja de laurel. Tapa la olla y ponla a cocer a temperatura alta durante 4 horas. Destapa la olla, desecha la hoja de laurel y las ramitas de hierbas y sirve.

OBSERVACIÓN: Esta receta también puede utilizarse en el plan para modificar los carbohidratos. Puedes añadir un carbohidrato como guarnición.

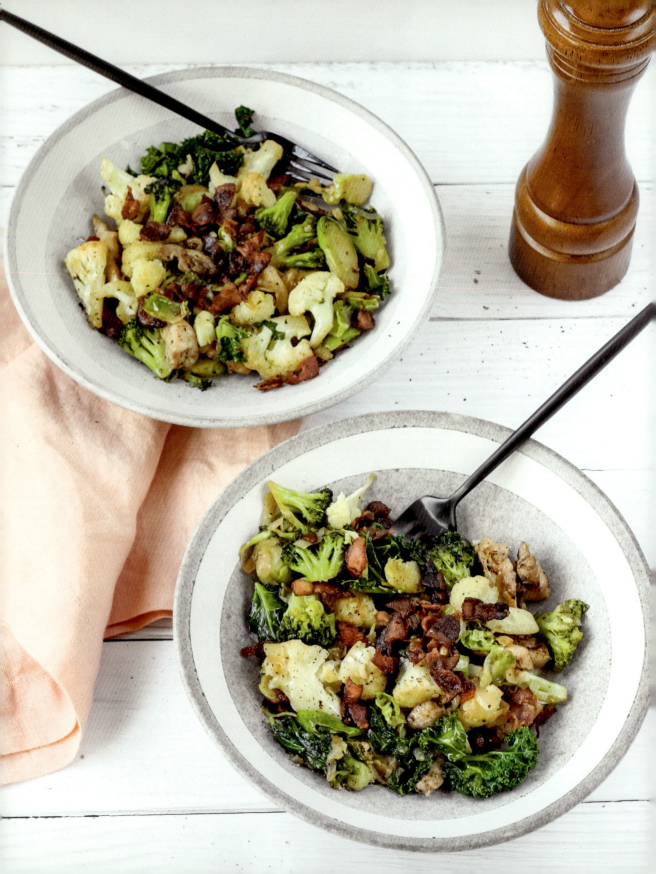

# Salteado de pollo y beicon con crucíferas
PARA 2 PERSONAS

- 4 lonchas de beicon (sin azúcar) picadas
- 170 g de contramuslos de pollo deshuesados y sin piel, cortados en tiras
- Sal marina
- 1 o 2 cucharadas de aceite de oliva
- 1 cebolla pequeña, cortada por la mitad y en rodajas
- 4 dientes de ajo picados
- 1 taza de ramilletes de coliflor
- 1 taza de ramilletes de brécol
- 1 taza de coles de Bruselas frescas en juliana
- 2 tazas de col kale fresca sin tallo picada
- Zumo de 1 limón

Este salteado lleva mis verduras keto verdes favoritas, además de aportar el ahumado del beicon y la jugosidad de los muslos de pollo. Incluye cuatro verduras crucíferas diferentes, que desintoxican y ayudan a regular las hormonas. Por lo tanto, con este salteado tendrás, de manera rápida y fácil, una comida equilibrada, sana y deliciosa.

Calienta una sartén antiadherente grande a fuego medio-alto. Cuando esté caliente, añade el beicon y cocínalo al punto que prefieras: crujiente o blando. Retíralo con una espumadera y resérvalo en un plato con papel absorbente.

Añade el pollo y sálalo al gusto, después déjalo cocinar de 5 a 6 minutos, hasta que esté bien hecho. Retíralo de la sartén y resérvalo junto con el beicon.

Si la sartén está seca, añade una cucharada de aceite de oliva, la cebolla y el ajo y sofríelos unos 4 minutos, hasta que la cebolla esté transparente. Añade la coliflor y el brécol, sazonados con sal. Saltéalos unos 5 minutos y, a continuación, agrega las coles de Bruselas. Déjalo unos 2 minutos más, hasta que las coles estén tiernas. Añade la col rizada y el zumo de limón. Déjalo cocinar otros 3 o 4 minutos, hasta que la col kale esté tierna. Añade el pollo y el beicon, mézclalo todo bien y sirve.

**OBSERVACIÓN:** Esta receta también puede utilizarse en el plan para modificar los carbohidratos. Prueba servirla con arroz integral.

# Fletán con ensalada de rúcula y chimichurri de aguacate

PARA 2 PERSONAS

- 4 tazas de rúcula u otra hoja verde
- 1 chalota mediana en rodajas finas
- 3 cucharadas de vinagre de vino blanco
- ¼ taza de aceite de oliva virgen extra o de TCM
- Sal marina
- 2 cucharadas de aceite de coco
- 2 filetes de fletán de 100 a 170 g
- Chimichurri de aguacate (receta a continuación)

Se me hace la boca agua cuando leo esta receta, sobre todo porque me encantan todas las verduras que lleva. El fletán es un pescado estupendo para cocinar porque es muy versátil, por no mencionar que es una de las fuentes más ricas de selenio, un mineral antioxidante y antienvejecimiento. Suele ser caro; si no hay, se puede sustituir por cualquier filete de pescado blanco firme.

En un bol grande, mezcla la rúcula, la chalota, el vinagre y el aceite de oliva. Sazónalo ligeramente con sal. Reparte la ensalada de rúcula en los platos donde vayas a servir la comida.

Calienta el aceite de coco en una sartén grande a fuego medio-alto. Sala ambos lados del pescado y saltéalo en la sartén de 3 a 4 minutos por cada lado, hasta que, al pincharlo con un tenedor, las lascas se separen fácilmente.

Pon los filetes de pescado en los platos donde está la ensalada y cúbrelos con unas cucharadas de chimichurri.

**OBSERVACIÓN:** Esta receta también puede utilizarse en el plan para modificar los carbohidratos. Puedes añadir un carbohidrato como guarnición.

# Chimichurri de aguacate

PARA ½ TAZA

- ½ taza de perejil fresco picado
- ½ taza de cilantro fresco picado
- ½ aguacate en dados
- 2 dientes de ajo
- 1 chalota pequeña
- Zumo de 1 limón, o más si es necesario
- 1 cucharada de vinagre de vino tinto, o más si es necesario
- 2 cucharadas de aceite de oliva virgen extra
- Sal marina

En una batidora, mezcla todos los ingredientes, añadiendo una pizca de sal. Bate hasta que quede cremoso. Si la salsa está demasiado espesa, añade un poco más de vinagre o zumo de limón. Rectifica de sal si es necesario.

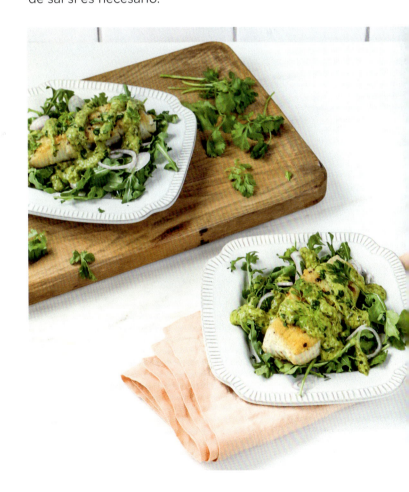

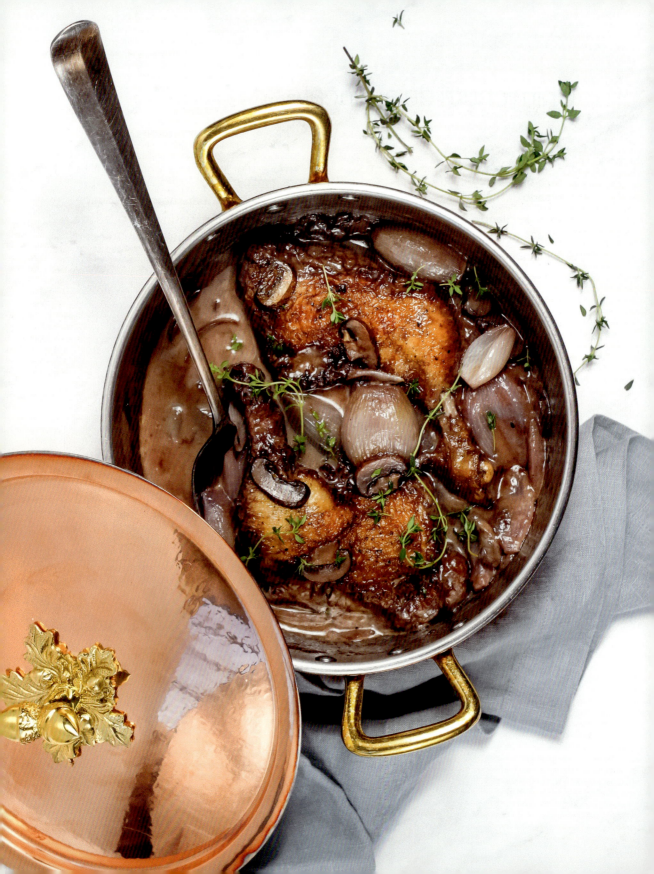

# Coq au vin de mamá

PARA 2 PERSONAS

- ¼ de taza de aceite de oliva virgen extra
- 2 contramuslos de pollo con hueso y piel (250 g en total)
- 2 muslitos de pollo con hueso y piel (250 g en total)
- Sal marina
- 1 taza de vino tinto seco*
- 8 o 10 chalotas o cebollas pequeñas
- 1 taza de champiñones laminados
- 2 dientes de ajo picados

*El alcohol se evapora.

Éste es uno de mis platos favoritos de la infancia. Lo he hecho keto verde, pero es igual de delicioso que la receta tradicional que preparaba mi madre. A mi familia le encanta esta versión, y suelo hacerla a menudo para cenar. Aún así, los aromas me transportan con cariño a la cocina de mi madre.

Calienta el aceite de oliva en una sartén grande a fuego medio-alto. Sazona el pollo con un poco de sal. Cuando el aceite esté caliente, añade el pollo y dóralo por todos los lados, unos 10 minutos.

Vierte el vino sobre el pollo y agrega las chalotas, los champiñones y el ajo. Cubre la sartén con una tapa y déjalo cocer a fuego lento unos 20 minutos, hasta que el pollo esté tierno.

Sirve el pollo con un poco del jugo de la sartén por encima. Como diría mamá, *¡bon appétit!*

**OBSERVACIÓN:** Esta receta también puede utilizarse en el plan para modificar los carbohidratos. Puedes añadir un carbohidrato como guarnición.

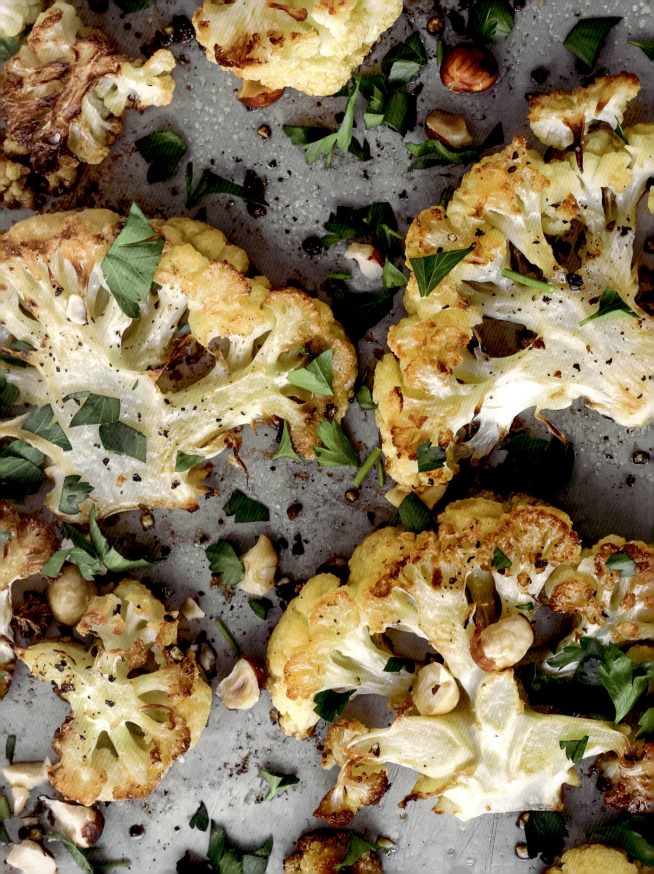

**CAPÍTULO 10**

# Recetas del plan keto verde desintoxicante a base de plantas

Para ver vídeos de la preparación de algunas de estas recetas, visita dranna.com/menupause-extras

| | | | | | |
|---|---|---|---|---|---|
| 164 | Granola sin cereales | 177 | *Ensalada de jícama | 192 | *Filetes de coliflor asada (*foto en la página anterior*) |
| 166 | Batido de ensalada de la huerta | 178 | *Sopa de lentejas rojas y calabaza | | |
| 167 | Champiñones a la mexicana | 180 | *Sopa dorada de col y garbanzos | 193 | *Pisto |
| 169 | Sopa de coliflor con tahini | 182 | *Tabulé keto verde de la Dra. Anna | | |
| 171 | *Mézclum de hojas verdes | 184 | Tacos de col kale y tempeh | | |
| 171 | *Ensalada árabe de la huerta | 187 | Ramen con miso y jengibre | | |
| 172 | *Ensalada de tomate | 189 | *Espinacas y garbanzos reconfortantes | | |
| 173 | *Hummus keto verde | 190 | *Estofado de setas y col kale | | |
| 174 | *Gazpacho especiado | | | | |

*Estas recetas también pueden utilizarse en otros planes. Encontrarás más información en la página de la receta.

# BATIDOS Y DESAYUNOS

## Granola sin cereales
PARA 9 RACIONES DE ½ TAZA

- Aceite vegetal en espray
- 1 taza de pipas de girasol peladas sin sal
- 1 taza de pipas de calabaza peladas sin sal
- ½ taza de semillas de cáñamo
- ½ taza de semillas de sésamo
- 1 taza de almendras laminadas
- 1 taza de nueces pecanas picadas
- ¾ de taza de copos de coco sin azúcar
- 2 cucharadas de Mighty Maca Plus o 1 cucharada de raíz de maca en polvo
- ½ taza de aceite de coco derretido
- 1 cucharada de extracto de vainilla
- 2 cucharadas de canela molida
- 2 cucharaditas de nuez moscada molida
- ½ cucharadita de sal marina
- ½ taza de cerezas secas

Siempre me ha gustado la granola tradicional, pero lleva demasiado azúcar y carbohidratos, definitivamente no es keto. Pero te traigo una gran noticia: ¡se puede hacer sin cereales! Una granola keto con nueces y semillas como base que sabe aún mejor que la original. Además, los frutos secos y las semillas son excelentes para equilibrar las hormonas, aliviar los síntomas de la menopausia y aumentar la fibra dietética.

---

Precalienta el horno a 175 °C. Unta una bandeja para hornear con aceite en espray.

En un bol grande, mezcla las semillas, los frutos secos, los copos de coco y la maca en polvo. En un bol pequeño, mezcla el aceite de coco, la vainilla, la canela, la nuez moscada y la sal. Añádelo a la mezcla de semillas y frutos secos y, con las manos, mézclalo todo bien y asegúrate de que los ingredientes queden bien cubiertos de aceite.

Extiende la mezcla uniformemente en la bandeja untada y hornéala durante 10 minutos. Remueve la mezcla para asegurarte que la cocción es uniforme y vuelve a meter la bandeja en el horno otros 10 minutos.

Añade las cerezas y hornéalo todo 5 minutos más, vigilando que no se queme nada.

Deja enfriar la mezcla en la bandeja del horno y, después, guárdala en un bote en la nevera.

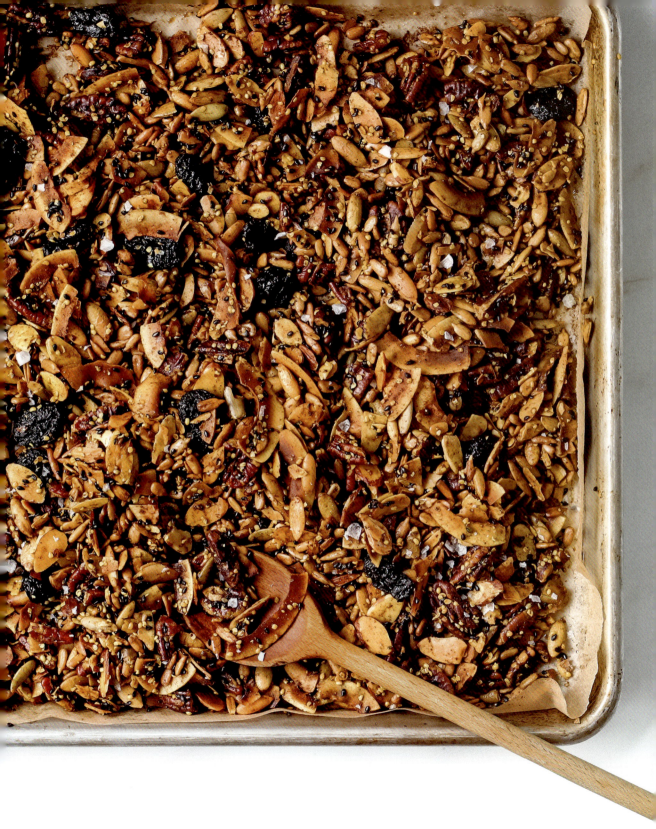

# Batido de ensalada de la huerta

PARA 1 PERSONA

- 1½ tazas de leche de coco sin azúcar
- 2 cucharadas de crema de coco (sacada de la parte superior de la lata de leche refrigerada)
- ¾ de taza de fresas congeladas
- Un puñado de espinacas frescas
- 1 cacito del batido keto verde o del keto alcalino de proteínas de la Dra. Anna (lee la observación)
- 2 cacitos de Mighty Maca Plus o 1 cucharadita de raíz de maca en polvo

Si quieres un batido verde increíble con un poco de dulzor, lo has encontrado. Éste es tan saludable como una gran ensalada verde, pero es un desayuno rápido para llevar. Las espinacas aumentan los beneficios alcalinizantes del batido.

---

Pon la leche de coco, la crema, las fresas, las espinacas, la proteína en polvo y la maca en una batidora y bate hasta que quede cremoso. Un truco que aprendí para convencer a mi hija de que tomara batidos cuando era pequeña fue añadir una pequeña rodaja de remolacha. Le da al batido un bonito color rojo rosado.

**OBSERVACIÓN:** O un sustitutivo de proteína en polvo; debería estar hecho de una proteína vegana, como la de guisante o arroz, o de proteína de colágeno, y contener menos de 3 gramos de azúcar y menos de 10 gramos de carbohidratos por ración.

# GUARNICIONES, ENSALADAS Y SOPAS

## Champiñones a la mexicana <small>PARA 2 PERSONAS</small>

- 1 paquete de champiñones sin tallo (350 g)
- ⅓ de taza de aceite de oliva virgen extra
- ⅓ de taza de vinagre blanco destilado
- 2 dientes de ajo picados
- 1 cucharadita de copos de pimientos secos
- ½ cucharadita de orégano mexicano seco
- ½ cucharadita de sal marina
- 1 cebolla grande en aros finos
- Hojas de lechuga

Si buscas platos veganos o simplemente formas deliciosas de cocinar verduras, estos champiñones marinados son una excelente opción. Los champiñones tienen un sabor muy carnoso y combinan bien con otras verduras. Además, son uno de los pocos alimentos vegetales ricos en vitamina D, que equilibra las hormonas.

Pon el aceite, el vinagre, el ajo, los copos de pimientos secos, el orégano y la sal en un cazo pequeño. Añade agua hasta la mitad. Llévalo a ebullición y añade los aros de cebolla. Déjalo cocer a fuego medio hasta que la cebolla esté tierna.

Pon los champiñones en un cuenco mediano y vierte sobre ellos la mezcla de cebolla. Déjalos reposar 2 horas a temperatura ambiente, removiéndolos con frecuencia, y, después, escúrrelos y refrigéralos hasta el momento de servir.

Extiende las hojas de lechuga en los platos y esparce los champiñones por encima. ¡Que aproveche!

**OBSERVACIÓN:** Esta receta también puede utilizarse en el plan keto verde extremo (sin los copos de pimientos secos) y en el plan para modificar los carbohidratos como guarnición.

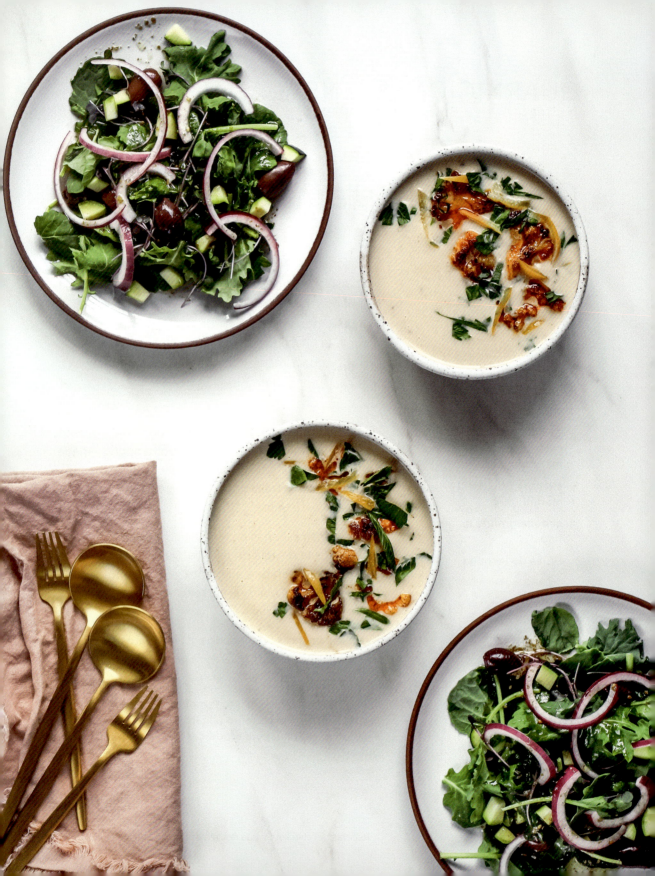

# Sopa de coliflor con tahini PARA 4 PERSONAS

**Para la sopa**

- 2 cucharadas de aceite de oliva virgen extra
- 1 cebolla mediana picada
- 6 dientes de ajo picados
- 1 coliflor sin el corazón y cortada en ramilletes (lee la observación)
- 1 cucharadita de comino molido
- ½ cucharadita de cilantro molido
- ½ cucharadita de pimentón
- Sal marina y pimienta negra
- 4 tazas de caldo de verduras
- ¼ de taza de tahini
- Zumo de 1 limón
- Ramilletes de coliflor crujientes (opcional; receta a continuación)
- Limón en conserva picado (opcional)
- Perejil fresco picado

OBSERVACIÓN: Esta sopa combina muy bien con la Ensalada griega keto verde (página 137).

El tahini es una pasta parecida a la mantequilla elaborada con semillas de sésamo tostadas y molidas. Se considera un alimento básico de la cocina mediterránea, pero también se utiliza en platos asiáticos, de Oriente Medio y africanos. Aunque se suele asociar con el hummus, el tahini es versátil y se puede utilizar para condimentar sopas, como en esta receta. Se suele desconocer que es rico en fitoestrógenos, lo que significa que puede ser beneficioso para aliviar los síntomas de la menopausia. También ayuda a mantener el equilibrio hormonal porque controla y reduce las fluctuaciones. Esta sopa se puede preparar en una olla convencional o en una de cocción lenta.

**En olla convencional**

Calienta el aceite de oliva en una olla grande a fuego medio-alto. Cuando esté caliente, añade la cebolla y el ajo y fríelos entre 2 y 3 minutos, hasta que la cebolla empiece a estar transparente. Añade la coliflor, el comino, el cilantro, el pimentón y una pizca de sal y otra de pimienta. Mézclalo todo bien e incorpora el caldo.

Cuando empiece a hervir, reduce el fuego a medio-bajo, tápalo y déjalo cocer durante unos 25 o 30 minutos, hasta que la coliflor esté tierna al pincharla con un tenedor.

Pasa la mezcla de coliflor a una batidora, añade el tahini y el zumo de limón y bate hasta que quede cremosa. Rectifica de sal y pimienta, si es necesario.

(la receta continúa)

OBSERVACIÓN: Si haces la coliflor crujiente, reserva ½ taza de ramilletes; de lo contrario, utilízala toda para la sopa.

OBSERVACIÓN: Esta receta también puede utilizarse en el plan para modificar los carbohidratos. Puedes añadir un carbohidrato como guarnición.

Puedes ponerle encima la coliflor crujiente, si quieres. Añade el limón en conserva y el perejil y ya puedes servirla.

**En olla de cocción lenta**

Mezcla el aceite de oliva, la cebolla, el ajo, la coliflor, el comino, el cilantro, el pimentón, sal y pimienta y el caldo en una olla de cocción lenta. Tapa la olla y ponla a cocer a temperatura alta de 3 a 4 horas, hasta que la coliflor esté tierna al pincharla con un tenedor.

Pasa la mezcla a una batidora, añade el tahini y el zumo de limón y bate hasta que quede cremosa. Corrige de sal y pimienta, si es necesario. Puedes ponerle encima la coliflor crujiente, si quieres. Añade el limón en conserva y el perejil y ya puedes servirla.

# Ramilletes de coliflor crujientes  PARA ½ TAZA

- 1 o 2 cucharaditas de aceite de oliva virgen extra
- ½ taza de ramilletes de coliflor pequeños
- Sal marina y pimienta negra
- Una pizca de comino molido
- Una pizca de cilantro molido
- Una pizca de pimentón
- Nuez moscada molida, para decorar (opcional)

Mientras se hace la sopa, puedes preparar la decoración de coliflor crujiente. Calienta el aceite de oliva en una sartén pequeña a fuego medio-alto. Cuando esté caliente, añade la coliflor y sazónala con sal, pimienta, comino, cilantro y pimentón. Déjala unos 8 minutos, removiendo de vez en cuando, hasta que esté tierna y los bordes se doren. Cuando esté lista, añádela encima de la sopa y espolvorea un poco de nuez moscada, si quieres.

## Mézclum de hojas verdes

PARA 2 PERSONAS

Cuantas más verduras comas, más alcalino y saludable estará tu cuerpo. La alcalinidad es buena para los huesos, las articulaciones, el cerebro, los músculos y también ayuda a perder peso.

- 2 cucharadas de aceite de oliva virgen extra
- 1 cucharada de chalota picada
- 1 cucharadita de ajo picado
- 1½ tazas de espinacas baby
- 1 taza de rúcula
- Sal marina y pimienta negra

Calienta el aceite de oliva en una sartén grande a fuego medio-alto. Añade la chalota y el ajo y saltéalos durante 1 minuto. Agrega las espinacas y la rúcula y saltéalas unos 3 minutos, hasta que se reduzcan. Añade sal y pimienta al gusto y sirve.

**OBSERVACIÓN:** Esta receta también puede utilizarse en el plan keto verde extremo (sin la pimienta) y en el plan para modificar los carbohidratos como guarnición.

## Ensalada árabe de la huerta

PARA 2 PERSONAS

Este es otro de mis platos familiares favoritos. Disfruta de la variedad de sabores y texturas que ofrece, con su mezcla de verduras con menta, que ayuda a aliviar los problemas de estómago.

- 3 tomates medianos maduros picados
- 1 pepino grande picado
- ½ lechuga romana picada
- 1 cebolla pequeña picada
- 1 cucharadita de menta seca o 1 cucharada de fresca picada
- 2 cucharadas de aceite de oliva virgen extra
- Zumo de 1 limón
- Sal marina

Pon todos los ingredientes en un cuenco. Mezcla bien y sirve.

**OBSERVACIÓN:** Esta receta también puede utilizarse en el plan para modificar los carbohidratos como guarnición.

# Ensalada de tomate

PARA 2 PERSONAS

- 3 tomates medianos maduros
- 1 pimiento verde
- ½ manojo de cebolletas (unas 3)
- 1 pepino mediano
- 4 rábanos rojos en rodajas
- ½ manojo de perejil fresco
- 1 cucharadita de menta seca o 1 cucharada de fresca picada
- 1 diente de ajo picado
- ¼ de taza de aceite de oliva virgen extra
- Zumo de 2 limones
- Sal marina y pimienta negra

He aquí una guarnición tan colorida como sabrosa. La combinación de tomates frescos y otras verduras y hierbas crean una ensalada sencilla y refrescante llena de sabor. Aunque botánicamente son una fruta, los tomates se consideran sobre todo una verdura. Tienen un alto contenido en licopeno, que tiene propiedades protectoras contra el cáncer de mama y otros tipos de cáncer.

Lava y pica los tomates, el pimiento verde, las cebolletas y el pepino y ponlos en un cuenco mediano. Añade los rábanos, el perejil, la menta, el ajo, el aceite de oliva y el zumo de limón. Mézclalo bien y déjalo marinar unos 30 minutos.

Salpimienta y ¡ya estará lista para servir!

**OBSERVACIÓN:** Esta receta también puede utilizarse en el plan para modificar los carbohidratos como guarnición.

# Hummus keto verde   PARA 2 A 4 PERSONAS

- 1 lata de garbanzos, escurridos y enjuagados (400 g)
- 1 taza de espinacas baby
- 3 cucharadas de tahini
- Zumo de 1 limón
- 2 dientes de ajo
- ¼ de taza de aceite de oliva virgen extra
- 2 cucharadas de agua filtrada
- 1 cucharadita de sal marina, o más si es necesario
- ½ cucharadita de comino molido

Como me encantan mis batidos keto verdes, empecé a pensar, ¿por qué no un hummus keto verde? Así que preparé uno, añadiendo espinacas a una receta básica de hummus. ¡Qué refuerzo tan delicioso y nutritivo para una crema clásica! Sírvelo con verduras crudas, como rodajas de pepino, palitos de calabacín, zanahorias baby o tallos de apio. Y recuerda: los garbanzos tienen una larga lista de beneficios para aliviar los síntomas de la menopausia. Por ejemplo, favorecen la salud digestiva y fortalecen los huesos.

Pon los garbanzos en un robot de cocina o una batidora y añade el resto de los ingredientes. Bate hasta que quede cremoso. Rectifica de sal si es necesario. Sírvelo como salsa para mojar.

**OBSERVACIÓN:** Esta receta también puede utilizarse en el plan para modificar los carbohidratos.

# Gazpacho especiado

PARA 2 PERSONAS

- 500 g de tomates maduros (preferiblemente pera), partidos por la mitad y sin semillas
- ½ pepino pequeño, pelado y sin semillas
- ½ pimiento verde sin corazón ni semillas
- ¼ de taza de cebolla roja picada
- 1 diente de ajo pequeño
- 1½ cucharadas de aceite de oliva virgen extra
- 1 cucharada de vinagre de jerez
- ½ cucharadita de sal marina
- ¼ de cucharadita de pimienta negra
- ¼ de cucharadita de comino molido

Cuenta la leyenda que Cristóbal Colón, en sus viajes desde España, se llevó una sopa hecha con trocitos de pan, aceite de oliva, ajo, agua y algunas verduras. Cuando trajo del Nuevo Mundo tomates, pepinos y varios pimientos, estas verduras se incorporaron a su sopa, que ha evolucionado hasta su estado actual: una mezcla de verduras con una base de tomate. El gazpacho se consume mucho en España y Portugal, sobre todo en verano, porque se sirve frío. Esta mezcla de verduras aporta salud digestiva, cardíaca y otros beneficios.

Pon los tomates, el pepino, el pimiento, la cebolla roja, el ajo, el aceite de oliva y el vinagre en una batidora o robot de cocina. Bate durante 1 minuto, hasta que quede bastante suave pero con algunos trozos pequeños. Pruébalo y sazónalo con sal, pimienta y comino.

Ponlo en un recipiente hermético y déjalo en la nevera de 3 a 4 horas, o hasta que esté completamente frío.

Entonces ya podrás servirlo.

**OBSERVACIÓN: Esta receta también puede utilizarse en el plan para modificar los carbohidratos. Puedes añadir un carbohidrato como guarnición.**

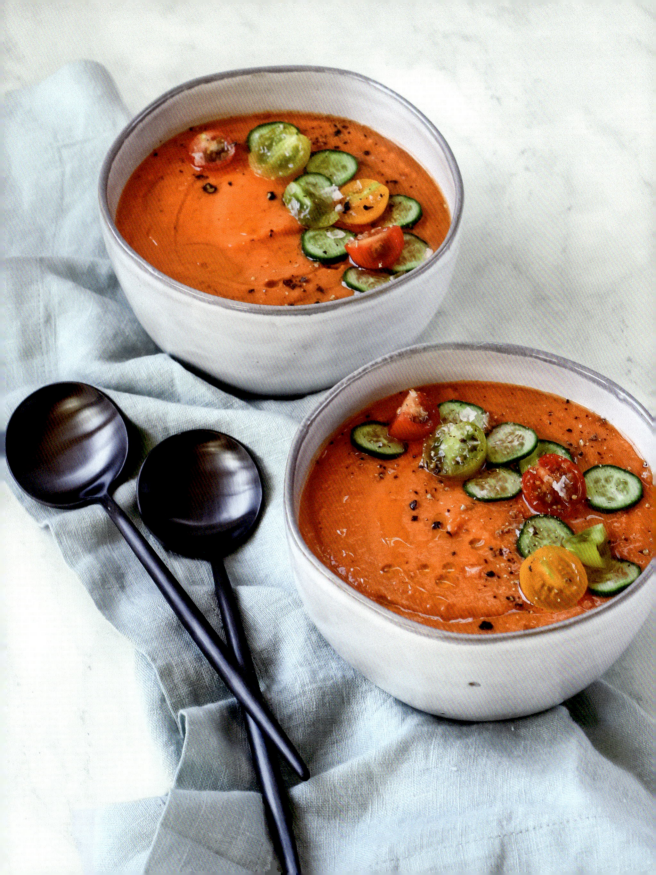

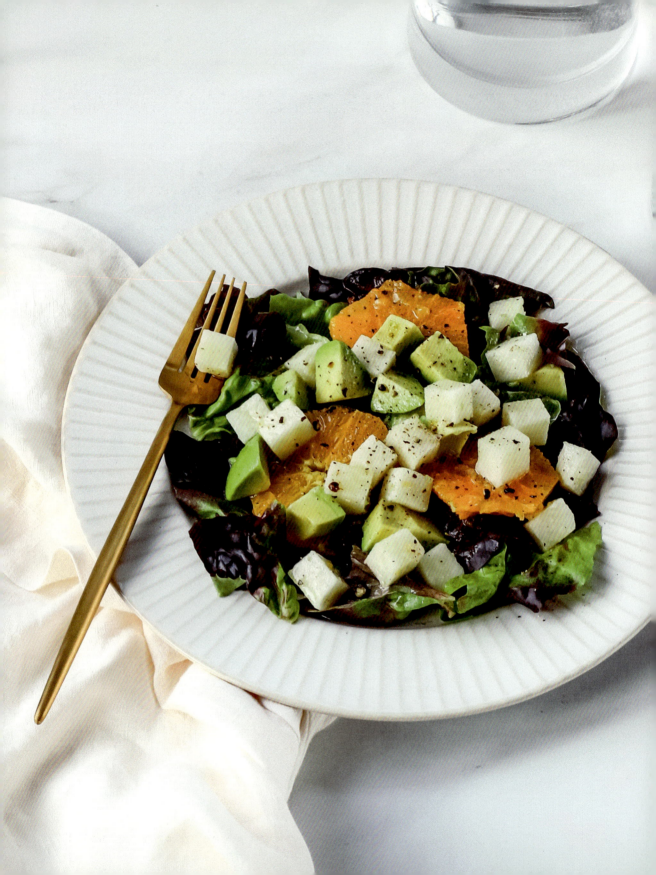

# Ensalada de jícama

PARA 2 PERSONAS

- ¼ de taza de cilantro fresco picado
- 2 cucharadas de zumo de lima fresca
- 2 cucharadas de vinagre de vino blanco
- 2 cucharadas de aceite de oliva virgen extra
- ½ cucharadita de sal marina
- ¼ de cucharadita de pimienta negra
- 3 naranjas, peladas y cortadas en rodajas de 0,5 cm de grosor
- 1 aguacate, cortado en dados de 1 cm
- 1 jícama pequeña, pelada y cortada en dados de 1 cm
- Hoja de lechuga roja

La jícama es una raíz en forma de globo similar al nabo y tiene muchos beneficios para la salud. Por un lado, es baja en carbohidratos, por lo que encaja perfectamente en el grupo de alimentos keto verdes. Además, ¡es supercrujiente!

En un bol mediano, mezcla el cilantro, el zumo de lima, el vinagre, el aceite de oliva, sal y pimienta. Remueve hasta que estén bien integrados. Añade las naranjas, el aguacate y la jícama y déjalo marinar en la nevera unos 30 minutos.

Coloca la lechuga en los platos. Escurre la mezcla de jícama y ponla sobre la lechuga. ¡Ya puedes servirla!

**OBSERVACIÓN: Esta receta también puede utilizarse en el plan para modificar los carbohidratos como guarnición.**

# Sopa de lentejas rojas y calabaza

PARA 2 PERSONAS

- 1 calabaza violín pelada, sin semillas y cortada en trozos de 2,5 cm
- 3 o 4 cucharadas de aceite de oliva virgen extra
- 1 cebolla mediana picada fina
- 2 dientes de ajo picados
- ¾ de cucharadita de semillas de comino
- ¾ de cucharadita de semillas de cilantro
- ½ cucharadita de canela molida
- ¾ de taza de lentejas rojas enjuagadas
- 3 tazas de caldo de verduras
- Sal marina y pimienta negra
- 2 cucharadas de mezcla de zaatar o tomillo seco
- Perejil o cilantro fresco picado

A mi madre le encantaba hacer esta sopa en invierno. El ingrediente principal eran las lentejas, que están repletas de proteínas, como las que he utilizado aquí. Su versión incluía arroz, pero yo quería reducir un poco los carbohidratos, así que lo he sustituido por calabaza violín, un alimento rico en antioxidantes. Precisamente su color naranja proviene de un grupo de antioxidantes importantes para la memoria y el funcionamiento mental llamados carotenoides. Te encantará esta sustanciosa sopa; es muy reconfortante, especialmente cuando estás ansiosa o estresada.

Precalienta el horno a 200 °C.

Pon los trozos de calabaza en una bandeja para el horno y rocíalos con un poco de aceite de oliva. Remueve los trozos para que se impregnen bien de aceite y ásalos de 20 a 30 minutos, hasta que estén tiernos.

Calienta 3 cucharadas de aceite de oliva en una cacerola grande a fuego medio-alto. Añade la cebolla y rehógala unos 5 minutos a fuego medio, hasta que esté transparente. Agrega el ajo, baja el fuego y déjalo unos minutos más, hasta que se ablande.

Pon las semillas de comino y cilantro en una sartén seca a fuego lento y remuévelas durante 1 minuto para tostarlas. Machaca las semillas en un mortero o muélelas en un molinillo de especias. Añádelas, junto con la canela, a la cacerola con la cebolla. Remuévelo durante unos minutos a fuego lento y luego resérvalo.

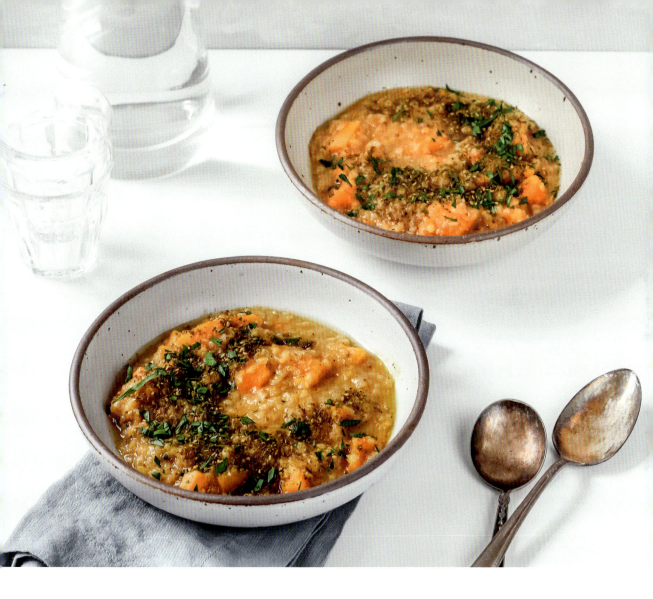

Pon las lentejas en una olla grande a fuego medio y añade el caldo. Déjalas cocer de 20 a 25 minutos, hasta que estén tiernas. Añade la mezcla de cebolla y especias y la calabaza, removiendo para que se integre todo bien. Añade sal y pimienta al gusto y sirve.

Puedes decorarla con el zaatar y el perejil espolvoreados por encima.

**OBSERVACIÓN: Esta receta también puede utilizarse en el plan para modificar los carbohidratos.**

Recetas del plan keto verde desintoxicante a base de plantas

# Sopa dorada de col y garbanzos

PARA 2 PERSONAS

- 1 cucharada de aceite de oliva virgen extra
- 1 cebolla mediana picada
- 4 dientes de ajo picados
- 1 repollo verde pequeño sin el corazón, picado
- 2 tallos de apio picados
- 1 zanahoria grande picada
- Sal marina y pimienta negra
- 1 taza de garbanzos cocidos escurridos y enjuagados
- Zumo de 1 limón
- 4 a 6 tazas de caldo de verduras
- ½ cucharadita de cúrcuma molida
- ½ cucharadita de comino molido
- ½ cucharadita de cilantro molido
- ¼ de cucharadita de cayena
- Gajos de limón (opcional)
- Perejil fresco picado (opcional)

He aquí una deliciosa variante de la sopa de repollo: sólo hay que añadirle garbanzos. Estas legumbres tienen un sabor mantecoso a nuez y una textura cremosa, son perfectas para la sopa. Además, son una gran fuente de fibra y proteínas de origen vegetal, y tienen un montón de nutrientes, como folato y hierro. Esta sopa es una comida en sí misma y se puede preparar en una olla convencional o en una de cocción lenta.

**En olla convencional**

Calienta el aceite de oliva en una olla grande a fuego medio-alto. Añade la cebolla y el ajo y fríelos entre 2 y 3 minutos, hasta que la cebolla esté transparente. Añade el repollo, el apio y la zanahoria. Sazónalo con sal y pimienta y déjalo cocinar otros 3 minutos. A continuación, añade los garbanzos y el zumo de limón.

Empieza a incorporar el caldo en tazas, hasta que los ingredientes estén cubiertos.

Rectifica de sal y pimienta y añade la cúrcuma, el comino, el cilantro y la cayena. Cuando empiece a hervir, reduce el fuego a medio-bajo, tápalo y déjalo cocer durante unos 25 o 30 minutos, hasta que las verduras estén tiernas.

Sirve la sopa con los gajos de limón y el perejil picado, si quieres.

**En olla de cocción lenta**

Mezcla el aceite de oliva, la cebolla, el ajo, la col, el apio, la zanahoria, los garbanzos y el zumo de limón en una olla de cocción lenta. Añade suficiente caldo para cubrir las verduras y, a continuación, sal, pimienta, la cúrcuma, el comino, el cilantro y la cayena. Tapa la olla y ponla a cocer a temperatura alta de 3 a 4 horas. Cuando esté lista para servir, pruébala y rectifica de sal y pimienta. Sirve la sopa con los gajos de limón y el perejil picado, si quieres.

**OBSERVACIÓN:** Esta receta también puede utilizarse en el plan para modificar los carbohidratos. Puedes añadir un carbohidrato como guarnición.

# Tabulé keto verde de la Dra. Anna

PARA 2 PERSONAS

- 2 tazas de brotes de brécol
- 1 taza de pepino picado
- ¾ de taza de tomates cherri picados
- 4 cebolletas (parte blanca y verde) en rodajas finas
- ⅓ de taza de menta fresca picada
- 2 tazas de perejil fresco picado

**Para el aliño**

- 4 dientes de ajo machacados
- Zumo de 1 limón, o más si es necesario
- ½ cucharadita de sal marina, o más si es necesario
- ¼ o ½ taza de aceite de oliva virgen extra

Crecí comiendo mucho tabulé y me encanta esta ensalada tan saludable. Normalmente, el ingrediente principal es el bulgur, rico en carbohidratos. Por supuesto, para adecuarlo a este plan, he reducido los carbohidratos cambiándolo por los brotes de brécol. No obstante, sigue siendo increíblemente delicioso y uno de mis platos favoritos. Uno de los ingredientes destacados es el perejil, un alimento antiinflamatorio y diurético.

Pon los brotes en un cuenco grande. Añade el pepino, los tomates, las cebolletas, la menta y el perejil. Mezcla bien.

Bate los ingredientes del aliño. Vierte el aliño sobre la mezcla de verduras y remueve bien. Si quieres, añade más sal y zumo de limón al aliño. Sirve la ensalada inmediatamente o déjala enfriar en la nevera para que los sabores se integren. Sabe aún mejor al día siguiente, así que considera hacer más cantidad.

**OBSERVACIÓN: Esta receta también puede utilizarse en el plan para modificar los carbohidratos como guarnición.**

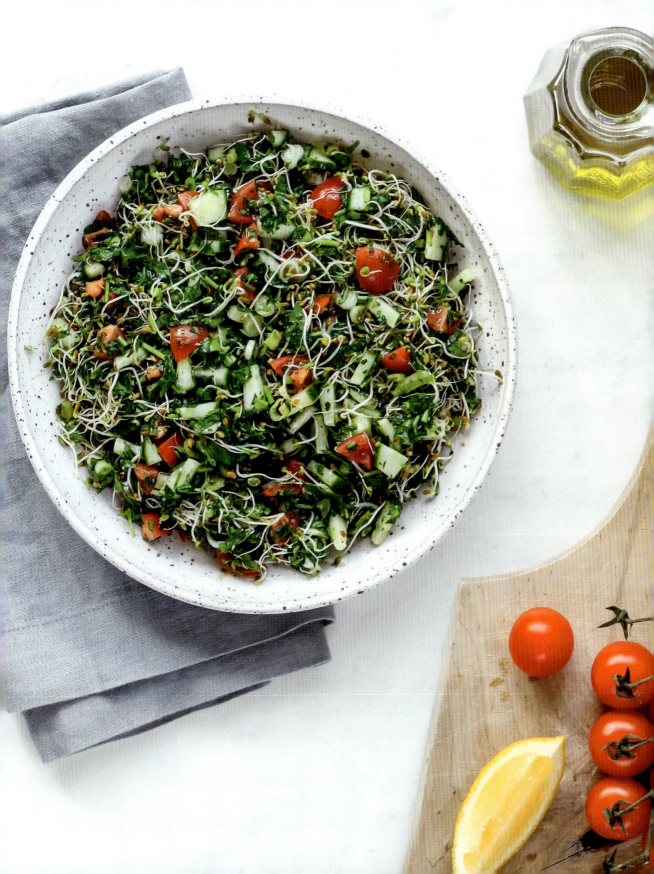

# PLATOS PRINCIPALES

## Tacos de col kale y tempeh
PARA 2 PERSONAS

- 1 cucharada de aceite de oliva virgen extra
- 1 cebolla pequeña picada
- 2 dientes de ajo picados
- 100 g de tempeh en dados
- ½ cucharadita de sal marina, o más si es necesario
- ½ cucharadita de pimienta, o más si es necesario
- ½ cucharadita de comino molido
- ½ cucharadita de chile en polvo
- ¼ de cucharadita de pimentón
- ¼ de cucharadita de cayena
- ¼ taza de caldo de verduras
- 2 tazas de col kale fresca sin tallo picada
- 4 a 6 hojas grandes de repollo verde sumergidas 30 segundos en agua caliente para ablandarlas
- ½ aguacate en rodajas
- 1 rábano en rodajas
- ¼ de taza de cilantro fresco picado
- ½ lima en gajos

En esta deliciosa receta, reducimos los carbohidratos sustituyendo las tortillas de los tacos por las hojas de repollo, que rellenamos con una mezcla de tempeh repleto de proteínas, verduras y un montón de especias estupendas. Las isoflavonas del tempeh son un remedio natural para aliviar los síntomas de la menopausia.

---

Calienta el aceite de oliva en una sartén grande a fuego medio-alto. Añade la cebolla, el ajo y el tempeh y fríelos entre 2 y 3 minutos, hasta que la cebolla esté transparente.

Añade la sal, la pimienta, el comino, el chile en polvo, el pimentón y la cayena, remueve y añade el caldo y la col kale. Remuévelo bien y déjalo cocinar hasta que el caldo espese y se reduzca a la mitad. Pruébalo y rectifica de sal y pimienta.

Extiende las hojas de col abiertas en un plato grande. Pon la mezcla de col kale en el centro de las hojas. Añade parte del aguacate, las rodajas de rábano y el cilantro y dobla los lados como si fuera un taco. Sírvelos con gajos de lima.

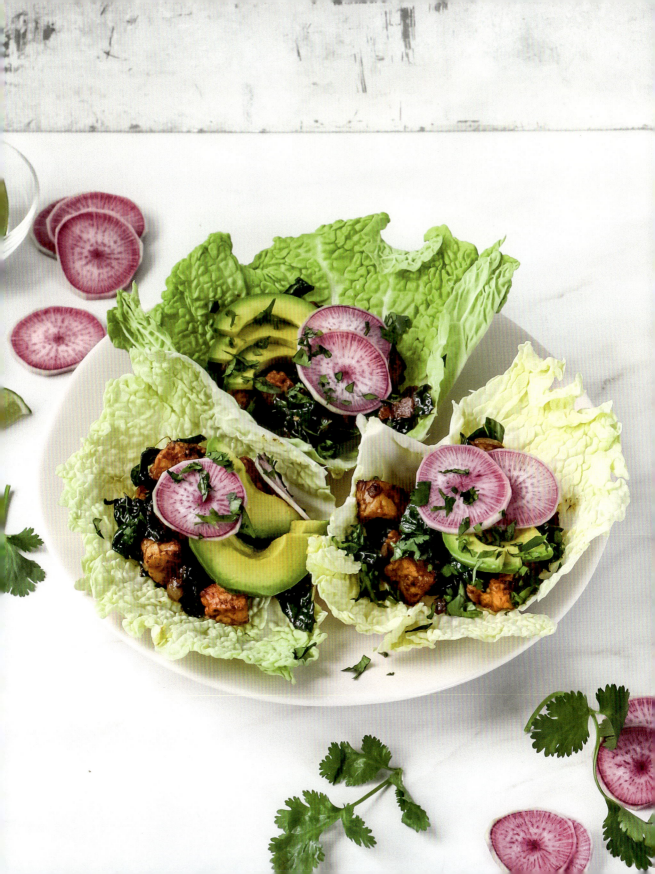

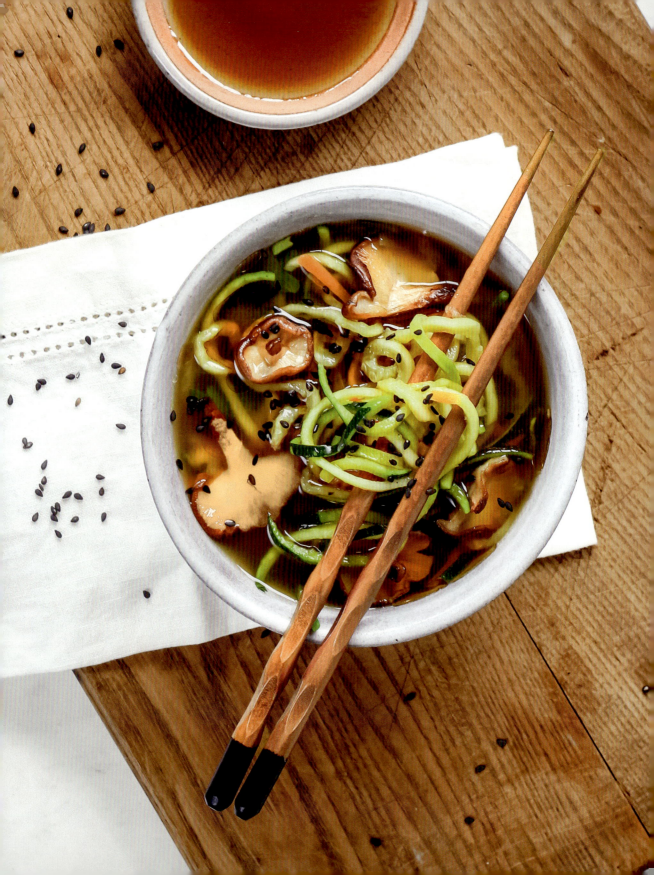

# Ramen con miso y jengibre

PARA 2 PERSONAS

- 3 cucharadas de aceite de oliva virgen extra (2 cucharadas para cocinar a fuego lento)
- 1 cebolla mediana, cortada por la mitad y en rodajas
- 4 dientes de ajo picados
- ¼ de taza de zanahoria rallada
- 1 cucharada de jengibre fresco rallado
- 1 cucharada de pasta de miso blanco
- 1 cucharada de aminos de coco
- 3½ tazas de caldo de verduras
- Sal marina y pimienta negra
- 1½ tazas de setas shiitake picadas
- 1 calabacín grande, cortado en espiral o en rodajas muy finas
- 2 tazas de hojas de mostaza, col china o espinacas picadas
- Aceite de sésamo tostado (opcional)
- Semillas de sésamo blanco (opcional)

Este plato comienza con una combinación supersabrosa de cebolla, ajo, jengibre, zanahoria y miso (que es esencial para el sabor salado que tiene el ramen). A continuación, añado los calabacines en espiral, que son el sustituto perfecto de los fideos tradicionales para reducir los carbohidratos. Otras verduras, como las setas y las hojas de mostaza, añaden un poder curativo adicional. Para hacer esta receta necesitarás un espiralizador o una mandolina para cortar el calabacín. Esta sopa se puede preparar en una olla convencional o en una de cocción lenta.

**En olla convencional**

Calienta 2 cucharadas de aceite de oliva en una olla grande a fuego medio-alto. Añade la cebolla, el ajo y la zanahoria y fríelos entre 2 y 3 minutos, hasta que la cebolla esté transparente. Agrega el jengibre y el miso, remuévelo y déjalo cocinar otros 2 minutos. Añade los aminos de coco y el caldo y sazónalo con sal y pimienta. Cuando empiece a hervir, reduce el fuego a medio-bajo y déjalo cocer durante unos 20 minutos.

Mientras tanto, calienta el aceite de oliva restante en una sartén mediana a fuego medio-alto. Añade las setas, salpimiéntalas y saltéalas de 8 a 10 minutos, hasta que estén tiernas.

Pasa las setas al caldo de miso. Añade los calabacines y las verduras, tapa la olla y déjalo cocinar de 5 a 10 minutos más, hasta que los calabacines y las verduras estén tiernos.

(la receta continúa)

Si quieres, puedes servirla con un chorrito de aceite de sésamo y una pizca de semillas de sésamo por encima.

**En olla de cocción lenta**

En una olla de cocción lenta, mezcla la cebolla, el ajo, la zanahoria, el jengibre, el miso, los aminos de coco y el caldo. Remuévelo bien, salpimiéntalo, tapa la olla y déjalo cocer a temperatura alta de 2 a 3 horas.

Veinte minutos antes de servirla, calienta 1 cucharada de aceite de oliva en una sartén mediana a fuego medio-alto. Añade las setas, salpimiéntalas y saltéalas de 8 a 10 minutos, hasta que estén tiernas.

Pon las setas, los calabacines y las verduras en la olla de cocción lenta. Tápala y déjalo cocinar de 5 a 10 minutos más, hasta que los calabacines y las verduras estén tiernos.

Si quieres, puedes servirla con un chorrito de aceite de sésamo y una pizca de semillas de sésamo por encima.

# Espinacas y garbanzos reconfortantes PARA 3 PERSONAS

- 4 cucharadas de aceite de oliva virgen extra
- ½ cebolla mediana picada fina
- ½ cucharadita de semillas de comino
- ½ cucharadita de semillas de cilantro
- 2 dientes de ajo picados
- ¼ de cucharadita de pimienta de Jamaica molida
- ¼ de cucharadita de nuez moscada molida
- ½ cucharadita de pimienta negra
- 1 cucharadita de sal marina
- 1 lata de garbanzos, escurridos y enjuagados (400 g)
- 1 taza de caldo de verduras
- 1 bolsa de espinacas frescas en trozos grandes (500 g)
- 2 cucharadas de zumo de limón fresco

He aquí un plato a base de plantas fácil de preparar que combina dos de mis vegetales favoritos —espinacas y garbanzos— con una serie de especias mediterráneas. Es muy reconfortante para las noches frías, o siempre que necesites preparar algo rápidamente. El cilantro y el comino favorecen una digestión saludable.

Calienta 2 cucharadas de aceite de oliva en una cacerola grande a fuego medio. Añade la cebolla y rehógala durante 10 minutos, hasta que esté tierna.

Pon las semillas de comino y cilantro en una sartén seca a fuego lento y remuévelas durante 1 minuto para tostarlas. Machaca las semillas en un mortero o muélelas en un molinillo de especias y añádelas a la cacerola junto con el ajo, la pimienta de Jamaica, la nuez moscada y ½ cucharadita de pimienta. Rehógalo unos minutos y añade los garbanzos y el caldo. Tapa la cacerola y déjalo cocer a fuego lento 15 minutos, hasta que todo esté bien caliente.

Añade las espinacas, el zumo de limón, 1 cucharadita de sal y las 2 cucharadas de aceite de oliva restantes. Déjalo cocer de 5 a 10 minutos y ya puedes servirlo.

**OBSERVACIÓN: Esta receta también puede utilizarse en el plan para modificar los carbohidratos como guarnición.**

# Estofado de setas y col kale   PARA 4 PERSONAS

- 2 cucharadas de aceite de oliva virgen extra
- 2 chalotas pequeñas picadas
- 4 dientes de ajo picados
- 250 g de setas shiitake o cremini frescas en láminas
- 100 g de setas silvestres frescas laminadas
- Sal marina y pimienta negra
- 1 cucharadita de tomillo fresco picado
- ¼ de cucharadita de copos de pimientos secos
- 3 tazas de caldo de verduras
- 2 tazas de col kale toscana sin tallo picada

No me canso de comer setas, por el sabor carnoso y sus beneficios para la salud hormonal, así que aquí las utilizo como base de un sabroso guiso. Ofréceselo a tus amigos omnívoros y no se darán cuenta de que no lleva carne.

Calienta 1 cucharada de aceite de oliva en una olla grande a fuego medio-alto. Añade la chalotas y el ajo y fríelos entre 3 y 4 minutos, hasta que la cebolla esté transparente y el ajo, dorado. Sácalos con una espumadera y resérvalos.

Añade las cucharadas de aceite restantes a la olla. Cuando esté caliente, añade las setas y cocínalas unos 2 minutos. Sazónalas con sal, pimienta, tomillo y copos de pimientos secos y déjalas cocinar otros 2 minutos.

Añade la chalota y el ajo que habías reservado. Añade el caldo y, cuando empiece a hervir, reduce el fuego a medio-bajo y déjalo cocer unos 20 minutos. Cinco minutos antes de servirlo, añade la col kale y déjala cocer unos 5 minutos, hasta que se ablande por completo. Pruébalo, rectifica de sal y pimienta y ya puedes servirlo.

**OBSERVACIÓN:** Esta receta también puede utilizarse en el plan keto verde extremo (sin la pimienta ni los copos de pimientos secos) y en el plan para modificar los carbohidratos como guarnición.

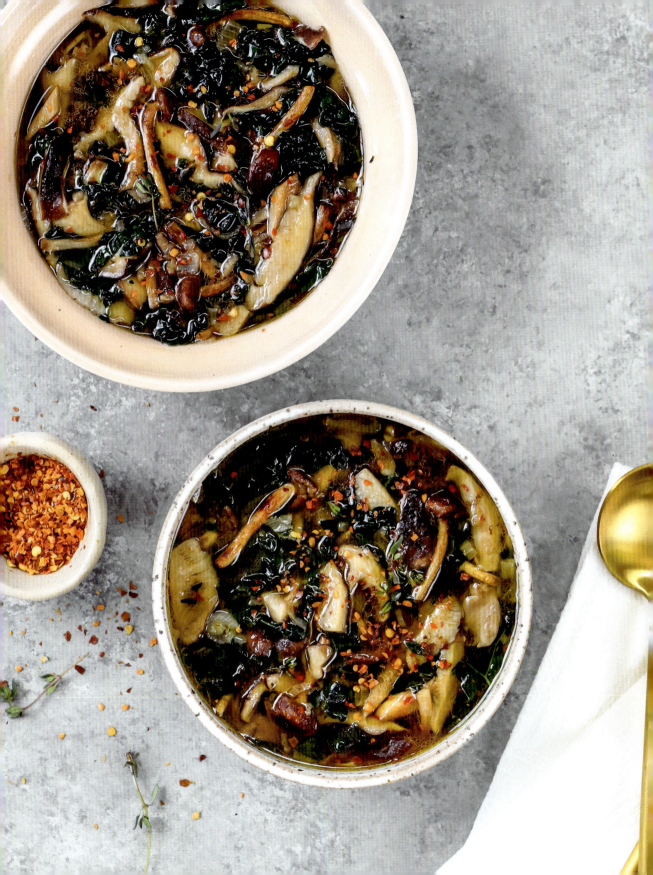

# Filetes de coliflor asada

PARA 2 PERSONAS

- 1 coliflor grande, sin corazón y cortada a lo largo en 4 rodajas de 2,5 cm de grosor
- Aceite de oliva virgen extra
- Sal marina y pimienta negra
- 1 cucharada de nueces pili o avellanas
- 2 cucharadas de perejil fresco picado

Me encanta disfrutar de un jugoso filete de vez en cuando, pero varias veces al año me abstengo de comer alimentos de origen animal. Y es cuando preparo estos «filetes». Están riquísimos, sobre todo acompañados de una ensalada verde alcalinizante. Las nueces pili son un fruto seco bajo en carbohidratos que tiene un sabor mantecoso y se utiliza a menudo en platos asiáticos.

---

Precalienta el horno a 220 °C.

Coloca las rodajas de coliflor en una fuente de horno sin que se superpongan. Por ambos lados, rocía los filetes con el aceite de oliva y salpimiéntalos al gusto. Hornéalos de 20 a 25 minutos, hasta que se doren (dales la vuelta cuando hayan pasado 10 minutos).

Espolvorea las nueces sobre la coliflor y déjala hornear 5 minutos más.

Pon los «filetes» en una fuente para servir y decóralos con el perejil.

**OBSERVACIÓN: Esta receta también puede utilizarse en el plan para modificar los carbohidratos como guarnición.**

# Pisto PARA 2 PERSONAS

- 4 cucharadas de aceite de oliva virgen extra
- 1 cebolla mediana picada gruesa
- 1 cucharadita de ajo picado
- 1 pimiento rojo, sin corazón y cortado en trozos de 2,5 cm
- 1 berenjena mediana, cortada en dados de 2,5 cm
- 2 calabacines medianos, cortados por la mitad a lo largo y luego en rodajas de 0,5 cm
- ½ taza de champiñones frescos laminados
- 1 lata (800 g) de tomates en dados, escurridos
- Sal marina y pimienta negra

Cuando era una estudiante de Medicina pobre, tenía que aprovechar cada céntimo para poder comer. Una de las formas más económicas de hacerlo era cocinar una gran cantidad de este delicioso pisto y comerlo durante toda la semana. Aunque mi madre lo llamaba «guiso de pobres», es superrico en alimentos sanos para el cerebro y tiene muchos nutrientes que equilibran las hormonas.

Calienta el aceite de oliva en una cacerola grande. Añade la cebolla, el ajo y el pimiento. Rehógalos unos 5 minutos, hasta que las verduras estén tiernas.

Añade la berenjena, el calabacín y los champiñones y déjalos cocinar otros 8 minutos, removiendo a menudo. Incorpora los tomates y sazónalo todo con sal y pimienta. Baja el fuego y déjalo cocinar de 20 a 30 minutos, removiendo de vez en cuando. Puedes servirlo enseguida o guardarlo en recipientes herméticos en la nevera.

OBSERVACIÓN: Esta receta también puede utilizarse en el plan para modificar los carbohidratos como guarnición en una ración más pequeña.

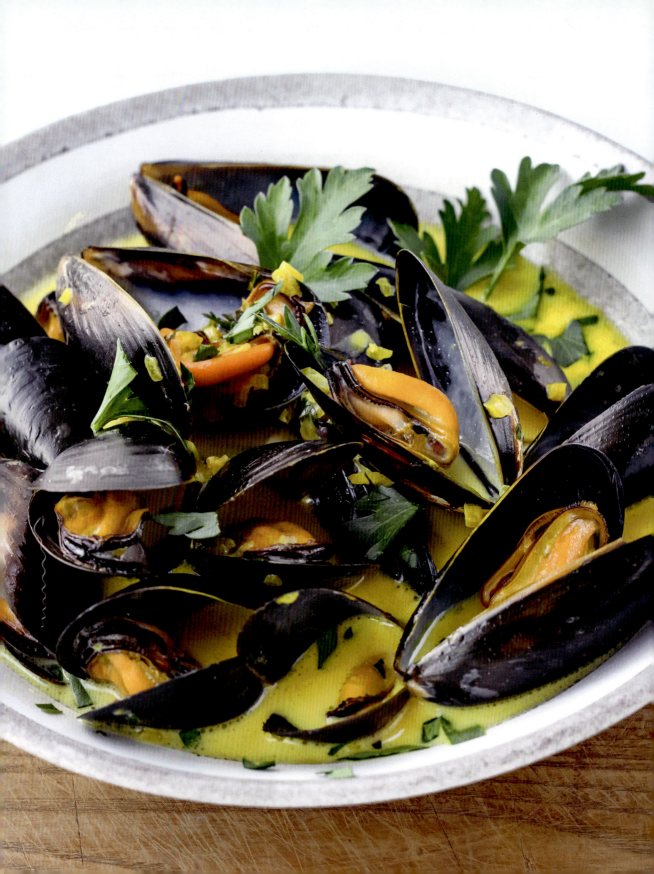

## CAPÍTULO 11
# Recetas de la pausa en los carbohidratos

Para ver vídeos de la preparación de algunas de estas recetas, visita dranna.com/menupause-extras

| | | | | | |
|---|---|---|---|---|---|
| 196 | *Huevos a la diabla picantes | 210 | *Brochetas de kafta | 223 | *Tiras de pollo envueltas en beicon |
| 198 | *Huevos encurtidos con remolacha | 212 | *Bacalao escaldado a las finas hierbas | 224 | *Ternera desmenuzada con soja y jengibre |
| 199 | *Huevos escoceses | 213 | Pierna de cordero con hierbas y ajo | 227 | *Muslitos asados |
| 200 | *Picadillo de ternera crujiente | 217 | *Mejillones a la crema de coco y azafrán (*foto en la página anterior*) | 228 | *Entrecot de buey con ghee especiado |
| 201 | *Chili tejano keto | 218 | *Solomillo de cerdo con especias tex-mex | | |
| 202 | *Superhamburguesas | 220 | *Corazón de ternera marinado | | |
| 203 | *Vieiras envueltas en beicon | 221 | *Salmón con piel crujiente | | |
| 205 | *Pollo asado clásico | 222 | *Chuletas de cerdo bañadas con ghee | | |
| 206 | *Costillas de ternera con beicon | | | | |
| 209 | *Contramuslos de pollo crujientes | | | | |

\* Estas recetas también pueden utilizarse en otros planes. Encontrarás más información en la página de la receta.

# DESAYUNOS

## Huevos a la diabla picantes  PARA 2 PERSONAS

- 2 huevos duros grandes
- ¼ de aguacate en dados
- 1 tira de beicon (sin azúcar) crujiente y picado
- 1 cucharada de zumo de lima fresca
- ¼ de cucharadita de chile habanero en copos
- ¼ de cucharadita de ajo picado
- Una pizca de cayena
- Una pizca de sal marina
- 4 rodajas de chile jalapeño (opcional)

Siempre me han gustado los huevos rellenos. Me traen recuerdos de celebraciones familiares, pícnics y vacaciones. Además, se pueden preparar de muchas maneras. En esta receta, los he condimentado un poco y les he añadido beicon para conseguir un plato muy saciante y rico en proteínas. Los huevos son ricos en vitamina D y en hierro, nutrientes de los que suelen carecer las mujeres. También son una gran fuente de proteínas para las mujeres menopáusicas y se ha demostrado que reducen las posibilidades de padecer enfermedades cardíacas y obesidad.

Pela los huevos y córtalos por la mitad a lo largo. Retira las yemas y ponlas en un bol pequeño.

Añade el aguacate, dos tercios de los trocitos de beicon, el zumo de lima, el habanero (si se lo vas a poner), el ajo, la cayena y la sal. Tritura las yemas de huevo y el aguacate hasta obtener una mezcla homogénea.

Rellena las claras con la mezcla, alisando un poco la parte superior. Si quieres, pon una rodaja de jalapeño sobre cada huevo y sírvelos.

**OBSERVACIÓN:** Esta receta también puede utilizarse en el plan para modificar los carbohidratos como desayuno.

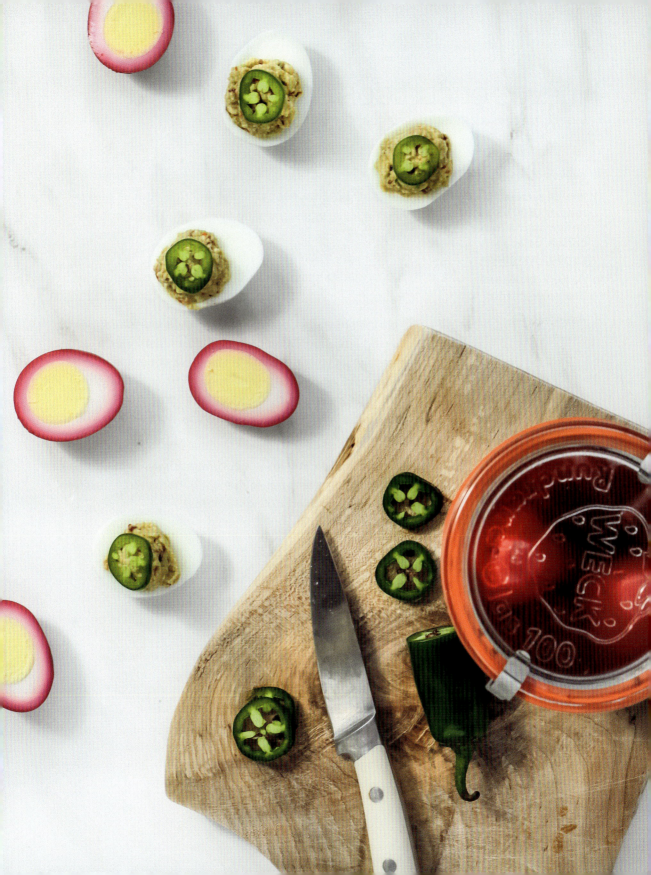

# Huevos encurtidos con remolacha

PARA 2 A 3 PERSONAS

- 6 huevos duros grandes
- 1 lata de remolacha en rodajas (800 g) o 1 taza de remolacha fresca cocida, pelada y cortada en rodajas
- ¼ de taza de vinagre blanco destilado
- Agua filtrada

**OBSERVACIÓN:** Esta receta también puede utilizarse en el plan para modificar los carbohidratos como desayuno.

¿Sabías que los huevos se pueden encurtir? ¡Por supuesto! Y tienen un sabor espectacular. Además, son una excelente opción para darles un toque diferente a los huevos del desayuno. A mí me gusta encurtirlos con remolacha, una de las verduras más sanas del planeta. Tienes que probarlos, no te decepcionarán.

Pela los huevos y ponlos en un tarro de vidrio grande con cierre hermético o una tapa que cierre bien. Vierte las remolachas y el líquido de la conserva sobre los huevos y, a continuación, añade el vinagre. Termina de llenar el tarro con agua filtrada dejando solo 1 cm libre. Remueve bien con un cuchillo para asentar los ingredientes y liberar las burbujas de aire.

Cubre el tarro con film y, a continuación, enrosca la tapa. Déjalo en la nevera por lo menos 24 horas. Para obtener mejores resultados, déjalo 48 horas.

Variantes: Puedes darles toques diferentes a los huevos encurtidos, pero asegúrate de disolver las especias antes de añadir los huevos al tarro.

- Añade la salmuera de un tarro de pepinillos
- Añade un diente de ajo o una cebolla pequeña en rodajas
- Añade un chile jalapeño en rodajas
- Añade unos clavos enteros o un trozo de canela en rama para darle un toque dulce y picante
- Añade una pizca de cayena o copos de pimientos secos para darle un toque picante
- Añade el preparado de especias para encurtir (en la sección de especias del supermercado)
- Utiliza vinagre de manzana en lugar de vinagre blanco

# Huevos escoceses PARA 2 PERSONAS

- 4 huevos duros grandes
- 250 g de salchicha de cerdo picada

Como muchas recetas, ésta tiene una larga historia. Se dice que los huevos escoceses los crearon en el siglo XVIII Fortnum & Mason, unos lujosos grandes almacenes londinenses que los servían como tentempié a los compradores. Eran muy populares entonces –sin la capa de pan rallado que ahora llevan– y lo siguen siendo. Son una comida perfecta: rica en proteínas y sin carbohidratos, con sólo los dos ingredientes originales, tal y como los preparamos aquí en el plan pausa en los carbohidratos. Es una forma estupenda de empezar el día.

Precalienta el horno a 175 °C. Cubre una bandeja para hornear con papel de horno.

Pela los huevos. Divide la salchicha picada en 4 porciones iguales y dales forma de hamburguesas finas.

Pon las hamburguesas sobre una superficie de trabajo. Coloca los huevos en el centro de cada una y, a continuación, coge la carne y el huevo con la palma de la mano. Con la otra mano, moldea la carne alrededor del huevo y procura que quede completamente cubierto.

Pon los huevos en la bandeja y hornéalos de 10 a 15 minutos. Dales la vuelta con cuidado con 2 tenedores y déjalos otros 10 minutos, hasta que la salchicha esté bien hecha y ligeramente crujiente. Si quieres que quede más crujiente, pon los huevos bajo el grill de 3 a 5 minutos antes de servirlos.

**OBSERVACIÓN: Esta receta también puede utilizarse en el plan para modificar los carbohidratos como desayuno.**

# Picadillo de ternera crujiente
PARA 2 RACIONES DE ½ TAZA

- 2 cucharadas de aceite de oliva virgen extra
- 2 cucharadas de cebolla picada
- ¼ de cucharadita de sal marina
- ⅛ de cucharadita de pimienta negra
- ¼ de cucharadita de orégano seco
- ⅛ de cucharadita de ajo en polvo
- 250 g de carne ternera picada

¡Sí, picadillo de ternera para desayunar! He retocado un poco el original añadiendo cebolla y algunas especias. En realidad, es una comida sustanciosa para cualquier hora del día. Aunque la carne picada ya lleva grasa, aquí también he utilizado un poco de aceite de oliva. Los estudios siguen descubriendo los beneficios ocultos de este aceite, entre ellos que previenen la pérdida masa ósea ayudando a los osteoblastos (las células) que la producen.

---

Calienta el aceite de oliva en una sartén mediana a fuego medio. Añade la cebolla, sal y pimienta y rehógala durante 5 minutos, hasta que esté tierna. Agrega el orégano, el ajo en polvo y la carne picada a la sartén y remueve bien. Déjalo cocinar unos 10 minutos, removiendo de vez en cuando.

Presiona el picadillo, sube el fuego y fríelo 2 o 3 minutos, hasta que la parte inferior esté crujiente y dorada. ¡Ya puedes servirlo!

**OBSERVACIÓN:** Esta receta también puede utilizarse en el plan keto verde extremo y en plan para modificar los carbohidratos como desayuno.

# PLATOS PRINCIPALES

## Chili tejano keto  PARA 3 A 4 PERSONAS

- 2 cucharadas de aceite de oliva virgen extra
- ½ cebolla mediana picada
- 1 diente de ajo picado
- 1 cucharada de chile en polvo
- 1 cucharadita de chipotle en polvo o pimentón ahumado
- 1 cucharadita de comino molido
- 500 g de carne de bisonte, ternera o pavo picada (preferiblemente de pasto)
- 1 tomate mediano maduro en dados
- 1 cucharada de pasta de tomate
- 1 chile jalapeño en rodajas
- ½ taza de caldo de ternera o de huesos bajo en sodio
- Sal marina y pimienta negra

Este plato me reconfortó mucho el invierno de 2021, cuando viví la peor tormenta de nieve de la historia de Dallas. Tenía que mantener a mis caballos calientes, pero también a mis hijas. ¡Y este chili vino de maravilla! Es la mejor comida de invierno. El de Texas no lleva alubias, así que es perfecto para el plan pausa en los carbohidratos.

Calienta el aceite de oliva en una olla mediana a fuego medio. Añade la cebolla y el ajo y rehógalos unos 3 minutos, hasta que estén tiernos. Añade el chile en polvo, el chipotle en polvo y el comino, removiendo durante un minuto para que las especias suelten el sabor. Añade la carne. Utiliza una espátula para desmenuzarla y déjala cocer de 10 a 15 minutos, hasta que ya no esté rosada.

Añade el tomate y la pasta de tomate, el jalapeño y el caldo. Cuando empiece a hervir, reduce el fuego a medio-bajo. Tápalo y déjalo cocer unos 10 minutos, removiendo de vez en cuando. Añade sal y pimienta al gusto y ya puedes servirlo.

OBSERVACIÓN: Esta receta también puede utilizarse en el plan para modificar los carbohidratos como plato principal.

# Superhamburguesas

PARA 6 PERSONAS

- 500 g de carne ternera (preferiblemente de pasto)
- 250 g de hígados de pollo picados
- 2 tiras de beicon (sin azúcar) en trocitos
- ½ cucharadita de sal marina
- ¼ de cucharadita de pimienta negra
- 2 cucharaditas de condimento ranchero

Estoy animando a los miembros del Club de la Doctora Amiga a que empiecen a comer más vísceras. Hoy casi no comemos, pero antaño eran una apreciada fuente de alimento, porque son muy nutritivas. Nuestros antepasados cazadores lo sabían. No sólo se comían la carne del músculo, sino también los órganos: el hígado, los sesos y los riñones, que eran muy apreciados. Las vísceras están repletas de nutrientes, como la vitamina B12 y el folato, y también son una excelente fuente de hierro y proteínas. Esta receta combina los hígados de pollo con la carne de ternera picada y es excelente para iniciarse en el consumo de esta increíble fuente de nutrientes. Con las cantidades indicadas saldrán varias hamburguesas; envuelve las que te sobren y guárdalas en la nevera para otras ocasiones.

Pon la ternera, los hígados de pollo, el beicon, la sal, la pimienta y la mezcla de condimentos en un procesador de alimentos o una batidora y bate hasta que estén bien integrados. Forma 6 o más hamburguesas grandes.

Calienta una sartén grande a fuego medio-alto o precalienta una parrilla. Fríe o asa las hamburguesas al punto deseado, dándoles la vuelta para que se doren por ambos lados. Sírvelas solas, ¡sin panecillos!

**OBSERVACIÓN:** Esta receta también puede utilizarse en el plan para modificar los carbohidratos como plato principal.

# Vieiras envueltas en beicon

PARA 2 PERSONAS

- 1 o 2 cucharaditas de aceite de oliva virgen extra
- 10 vieiras firmes (500 g), secadas
- 5 tiras de beicon (sin azúcar) cortadas por la mitad a lo largo
- Sal marina y pimienta negra
- 2 cucharaditas de alcaparras escurridas
- ½ limón en gajos

Me encanta el marisco, desde siempre. Éste es uno de mis favoritos. Tiene un aspecto lo bastante elegante como para servirlo a tus invitados, ya sea como plato principal o como aperitivo, pero es lo bastante fácil como para cocinarlo con frecuencia en el día a día.

Precalienta el horno a 220 °C. Unta una fuente para hornear con aceite de oliva.

Enrolla cada vieira en una loncha de beicon y sujétala con un palillo. Pon las vieiras en la fuente para hornear y pincela la parte superior con el aceite de oliva restante.

Sazona las vieiras uniformemente con sal y pimienta. Ten en cuenta que el beicon aportará algo de sodio, así que no pongas mucha sal. Hornéalas unos 15 minutos, hasta que las vieiras estén opacas y el beicon cocido.

Sirve las vieiras con algunas alcaparras por encima y un gajo de limón.

**OBSERVACIÓN:** Estas vieiras también están deliciosas con salsa Sriracha y mayonesa (o veganesa), que encontrarás en la página 274.

**OBSERVACIÓN:** Esta receta también puede utilizarse en el plan keto verde extremo (sin la pimienta ni la salsa Sriracha) y en el plan para modificar los carbohidratos como plato principal.

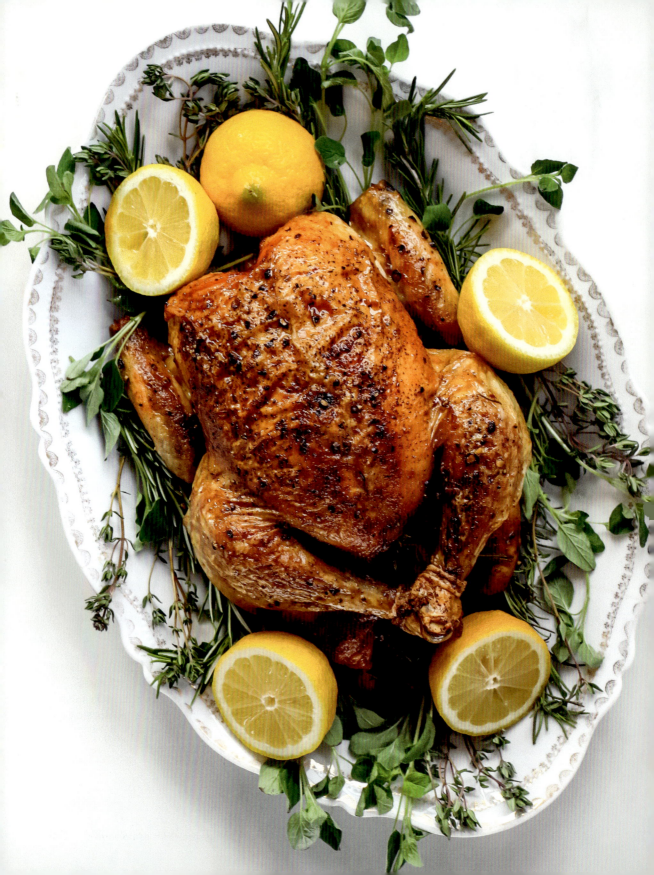

# Pollo asado clásico PARA 3 A 4 PERSONAS

- 1 pollo para asar (1,5 kg)
- 1½ cucharaditas de sal marina, más para la cavidad
- 1 cucharadita de sal marina, más para la cavidad
- Zumo de 1 limón grande
- 2 ramitas de orégano fresco
- 2 ramitas de tomillo fresco
- 2 ramitas de romero fresco
- 1 cucharadita de ajo en polvo
- ½ cucharadita de cebolla en polvo
- ½ cucharadita de pimienta blanca molida
- 3 cucharadas de aceite de oliva virgen extra

Para una cena de pollo asado perfecta, prueba esta receta, una de las favoritas de mi familia. Su sabor a hierbas y limón te enganchará. Y te sobrará para otro día.

---

Precalienta el horno a 200 °C.

Sazona la cavidad del pollo con un poco de sal y pimienta. Ponlo en una fuente de horno. Vierte el zumo de limón en la bandeja y rellena la cavidad del pollo con las mitades de limón exprimidas y las ramitas de orégano, tomillo y romero.

En un cuenco pequeño, mezcla 1½ cucharaditas de sal, 1 cucharadita de pimienta, el ajo y la cebolla en polvo y la pimienta blanca. Pincela el pollo con aceite de oliva y espolvorea la mezcla de especias encima.

Ponlo en el horno y ásalo durante 1 hora, hasta que la piel esté crujiente y la carne, bien hecha; al pinchar un termómetro de cocina de lectura instantánea en la parte más gruesa de la pechuga tiene que indicar 75 °C.

Deja reposar el pollo unos 15 minutos antes de trincharlo. Sirve el pollo con trocitos de la piel crujiente y los jugos de la fuente.

Consejo profesional: Reserva los huesos y la carcasa para hacer caldo de huesos de pollo.

**OBSERVACIÓN: Esta receta también puede utilizarse en el plan keto verde extremo (sin la pimienta) y en el plan para modificar los carbohidratos como plato principal.**

# Costillas de ternera con beicon  PARA 2 PERSONAS

- 1 cucharadita de sal marina
- 1 cucharadita de pimienta negra
- 1 cucharadita de ajo en polvo
- ½ cucharadita de chile en polvo
- ½ cucharadita de comino molido
- ½ cucharadita de pimentón
- ½ cucharadita de orégano seco
- 500 g de costillas de ternera
- 4 lonchas gruesas de beicon (sin azúcar)
- ½ taza de caldo de ternera
- 1 cucharadita de vinagre de manzana

¿A alguien le apetece una barbacoa esta noche? Aquí tienes una receta superfácil que puedes hacer en tu olla de cocción lenta a primera hora del día y estará lista para la cena. Si no tienes una, o no tienes todo el día, puedes hacerla más rápidamente en los fogones. El beicon salteado es el secreto que hace que estas costillas estén para chuparse los dedos. El beicon contiene grasas saturadas, pero comer un poco de vez en cuando favorece la producción de hormonas.

**Al horno**

Precalienta el horno a 120 °C.

En un cuenco pequeño, mezcla la sal, la pimienta, el ajo en polvo, el chile en polvo, el comino, el pimentón y el orégano. Cubre uniformemente todos los lados de las costillas con la mezcla de especias.

A fuego medio-alto, cocina el beicon al punto deseado en una cacerola de hierro fundido (si no tienes, utiliza una sartén grande). Retíralo y resérvalo en un plato con papel absorbente.

Añade las costillas a la cacerola y dóralas en la grasa de beicon unos 5 minutos. Cúbrelas con el caldo y el vinagre (si no tienes cacerola de hierro fundido, pon las costillas en una cacerola apta para el horno antes de cubrirlas). Pica el beicon y añádelo a la cacerola, tápala y métela en el horno. Deja cocer de 2 a 3 horas, hasta que la carne esté tierna y se desprenda del hueso fácilmente.

Sirve las costillas con algunas cucharadas del jugo de cocción.

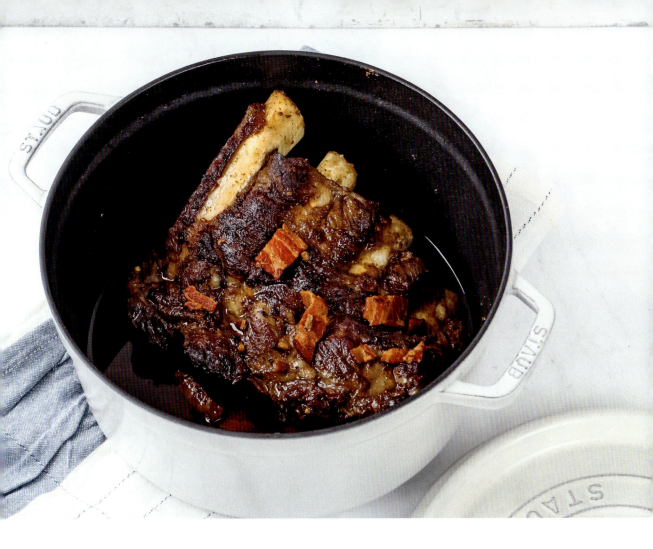

**En olla de cocción lenta**

Para preparar la mezcla de condimentos y recubrir las costillas, cocinar el beicon y dorar las costillas, sigue las mismas instrucciones que para hacerlo al horno. Pon las costillas en una olla de cocción lenta y cúbrelas con el caldo y el vinagre. Pica el beicon y añádelo. Tapa la olla y ponla a cocer a temperatura alta durante 4 horas.

Sirve las costillas con algunas cucharadas del jugo de cocción.

**OBSERVACIÓN: Esta receta también puede utilizarse en el plan para modificar los carbohidratos como plato principal.**

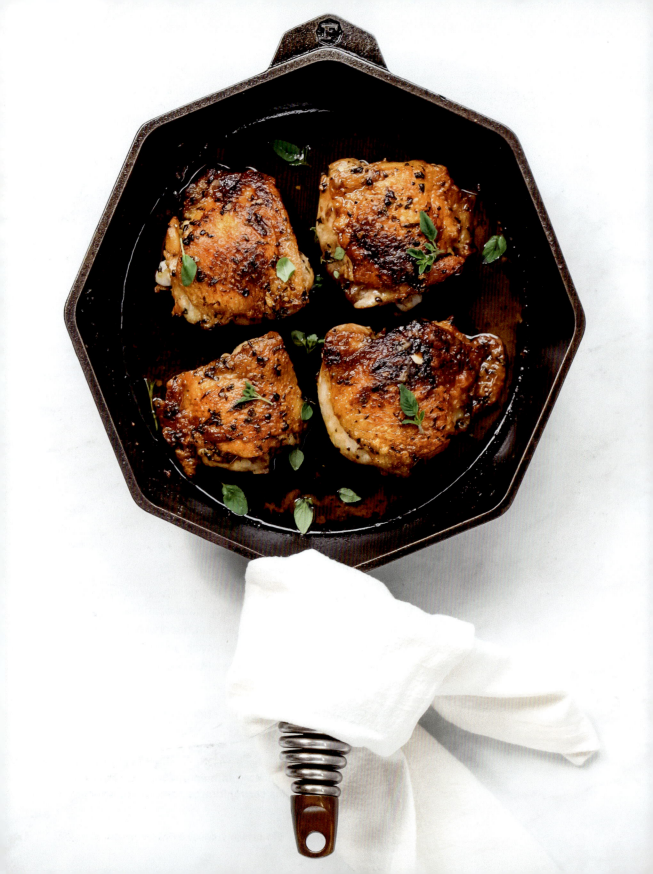

# Contramuslos de pollo crujientes PARA 2 PERSONAS

- 1 cucharada de aceite de oliva virgen extra
- 500 g de contramuslos de pollo, con piel y hueso
- 1 cucharadita de sal marina
- 1 cucharadita de pimienta negra
- 2 cucharadas de vinagre de vino blanco o de manzana
- 2 cucharadas de caldo de pollo o de huesos
- 1 cucharadita de orégano fresco picado

Mi madre siempre cocinaba con una sartén de hierro fundido y yo hago lo mismo. Me encantan porque cualquier cosa prepares queda crujiente y deliciosa. Además, pasa fácilmente de los fogones al horno. Por supuesto, cocinar con hierro fundido aumenta ligeramente el contenido de hierro de los alimentos, lo cual es una ventaja para las mujeres que tienen déficit de este mineral.

Precalienta el horno a 230 °C.

Calienta el aceite de oliva en una sartén grande de hierro fundido a fuego medio-alto (si no tienes, utiliza una sartén antiadherente grande y transfiere el pollo a una cazuela antes de meterla en el horno). Salpimienta los contramuslos de pollo y ponlos en la sartén con la piel hacia abajo. Fríelos de 8 a 10 minutos, hasta que la piel esté bien dorada y la grasa se haya consumido. Cuando la piel esté crujiente, el pollo debería soltarse fácilmente de la sartén; si aún se pega, déjalo uno o dos minutos más, hasta que se suelte.

Retira la sartén del fuego y dale la vuelta al pollo para que la piel quede hacia arriba. Vierte el vinagre, el caldo y añade el orégano. Pon la sartén en el horno y déjalo de 15 a 20 minutos más, hasta que el pollo esté bien hecho y el termómetro de cocina de lectura instantánea registre 75 °C.

Sirve los contramuslos de pollo con el jugo de la sartén por encima.

**OBSERVACIÓN:** Esta receta también puede utilizarse en el plan keto verde extremo (sin la pimienta) y en el plan para modificar los carbohidratos como plato principal.

# Brochetas de kafta

PARA 2 PERSONAS

- 1 cebolla grande picada
- 4 cucharadas de perejil fresco picado
- 500 g de carne cordero o ternera picada (preferiblemente de pasto)
- ½ cucharadita de sal marina
- ¼ de cucharadita de pimienta negra
- ¼ de cucharadita de pimienta de Jamaica molida
- 1 cucharada de aceite de oliva
- 6 varillas de madera o metal (las de madera hay que dejarlas en remojo de 30 a 60 minutos antes de usarlas)
- 1 cucharada de menta fresca picada (opcional)

En casa, siempre las hacemos a la parrilla, es uno de los platos favoritos de la familia. Puedes hacer más cantidad y luego congelarlas. Después, con sólo calentarlas tendrás una deliciosa comida en un abrir y cerrar de ojos.

Precalienta una parrilla a temperatura alta o, si las haces al horno, precaliéntalo a 230 °C.

En un cuenco mediano, mezcla la cebolla, el perejil, el cordero, la sal y la pimienta y la pimienta de Jamaica. Mezcla bien los ingredientes con las manos.

Divide la carne en 6 porciones y dales forma de salchicha, de unos 15 cm de longitud. Ensarta la carne en las varillas, pero deja libres 2,5 cm de la punta. Aprieta y moldea cada brocheta en la varilla.

Si utilizas una parrilla, úntala con aceite con un papel de cocina, sujetándolo con unas pinzas. Pon las brochetas en la parrilla y ve dándoles la vuelta, dejándolas de 4 a 5 minutos por cada lado. Ten cuidado de que no queden demasiado hechas.

Si las cocinas en el horno, unta ligeramente de aceiteuna bandeja y pon las brochetas. Ásalas en la rejilla central de 12 a 15 minutos, dándoles la vuelta hacia la mitad del tiempo de cocción.

Antes de servir, espolvorea la menta picada.

**OBSERVACIÓN:** Esta receta también puede utilizarse en el plan keto verde extremo (sin las pimientas) y en el plan para modificar los carbohidratos como plato principal.

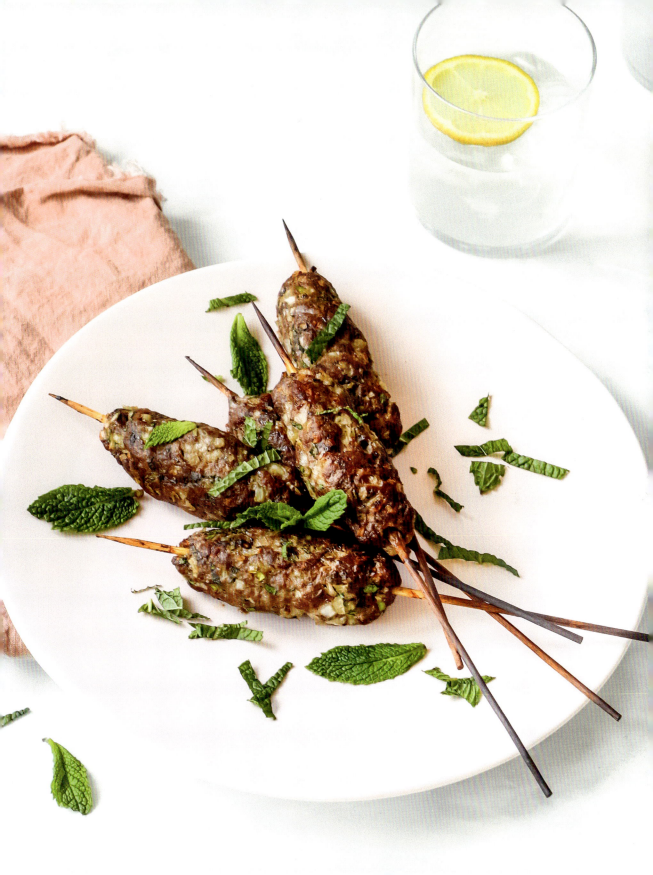

# Bacalao escaldado a las finas hierbas

PARA 2 PERSONAS

- 1 cucharada de aceite de oliva virgen extra
- 1 diente de ajo picado
- ½ chalota mediana picada
- 1 cucharadita de tomillo fresco picado
- 1 cucharadita de orégano fresco picado
- 3 cucharadas de vinagre de vino blanco
- ¼ de taza de caldo de pollo o de huesos
- 2 filetes de bacalao de 100 a 170 g (u otro pescado blanco de carne firme)
- Sal marina y pimienta negra
- 1 cucharada de perejil fresco picado

El pescado es fácil y rápido de cocinar, sobre todo escaldado. Me encanta hacerlo con caldo, porque da aún más sabor al pescado. Además, contiene minerales curativos y alcalinizantes.

Calienta el aceite de oliva en una sartén grande a fuego medio-alto. Añade la chalota y el ajo y fríelos entre 3 y 4 minutos, hasta que la chalota esté transparente. Añade el tomillo y el orégano, déjalo cocinar un minuto más y añade el vinagre y el caldo. Cuando empiece a hervir, reduce el fuego a medio.

Salpimienta el pescado por ambos lados y añádelo a la sartén con cuidado. Déjalo cocinar entre 4 y 5 minutos, hasta que el pescado esté opaco y, al pincharlo con un tenedor, las lascas se separen fácilmente.

Sirve el pescado con algunas cucharadas del jugo de la sartén y espolvorea el perejil por encima.

**OBSERVACIÓN:** Esta receta también puede utilizarse en el plan keto verde extremo (sin la pimienta) y en el plan para modificar los carbohidratos como plato principal.

# Pierna de cordero con hierbas y ajo

PARA 3 O 4 PERSONAS

- 2 cucharadas de aceite de oliva virgen extra
- Media pierna de cordero con hueso (1,5 kg)
- 2 cucharaditas de sal marina
- 1½ cucharaditas de pimienta negra
- 1½ cucharaditas de ajo en polvo
- 1 taza de caldo de ternera o de huesos
- 2 cucharadas de vinagre de manzana
- 2 ramitas de orégano fresco
- 2 ramitas de tomillo fresco
- 1 ramita de romero fresco
- 1 hoja de laurel

Para variar, prueba el cordero de vez en cuando. Esta preparación a base de hierbas te ayudará a empezar. El cordero es más rico en hierro que el pollo o el pescado. Después de la menopausia, la ingesta diaria recomendada de hierro pasa de 18 miligramos a sólo 8. Esto significa que es mucho más fácil llegar a esa cantidad sólo con la dieta, y el cordero puede ayudarte a hacerlo. Pero sea cual sea tu etapa vital, es buena idea incluir en la dieta alimentos ricos en hierro, ya que contribuye a la salud de la sangre y al metabolismo energético. Esta receta puede hacerse en el horno o en una olla de cocción lenta.

**Al horno**

Precalienta el horno a 175 °C.

Pincela el cordero con aceite de oliva y sazónalo con sal, pimienta y ajo en polvo.

Pon el cordero en una fuente de horno, con la parte untada hacia arriba, y añade el caldo, el vinagre y las ramitas de hierbas.

Asa el cordero de 60 a 90 minutos, hasta que al pinchar el termómetro de lectura instantánea en la parte más gruesa marque 60 °C. Dejar reposar la carne durante al menos 15 minutos. A continuación, córtala en lonchas y sírvela con el jugo de la fuente.

(la receta continúa)

**En olla de cocción lenta**

Pincela el cordero con aceite de oliva y sazónalo con sal, pimienta y ajo en polvo.

Calienta el aceite de oliva en una sartén grande a fuego medio-alto. Añade el cordero y dóralo durante unos 5 minutos por todos los lados. Transfiere el cordero a la olla de cocción lenta y añade el caldo, el vinagre y las ramitas de hierbas. Tapa la olla y ponla a cocer a temperatura alta 4 horas. Deja reposar la carne durante al menos 15 minutos. A continuación, córtala en lonchas y sírvela con el jugo de la olla.

**OBSERVACIÓN: Esta receta también puede utilizarse en el plan keto verde extremo (sin la pimienta) y en el plan para modificar los carbohidratos como plato principal.**

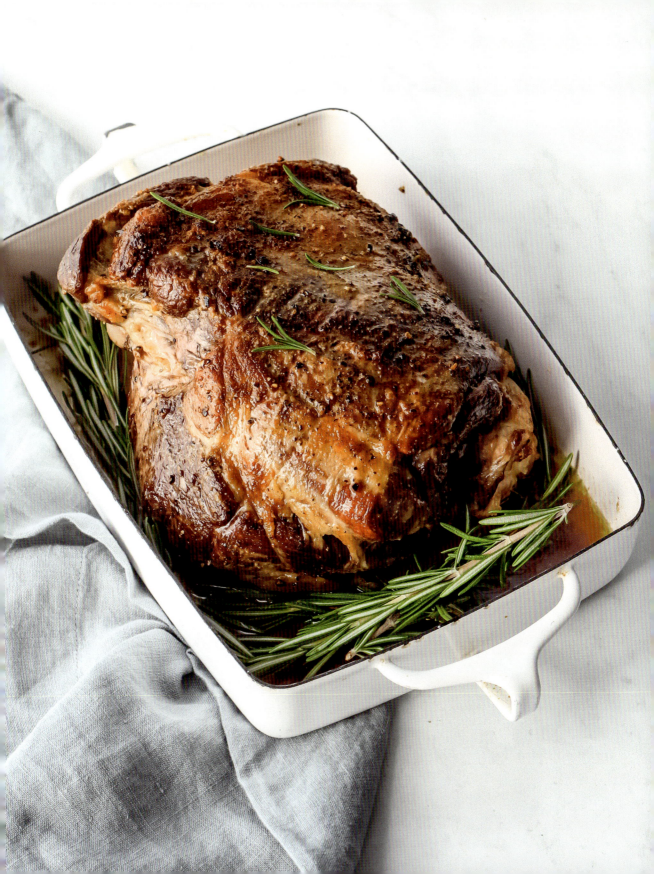

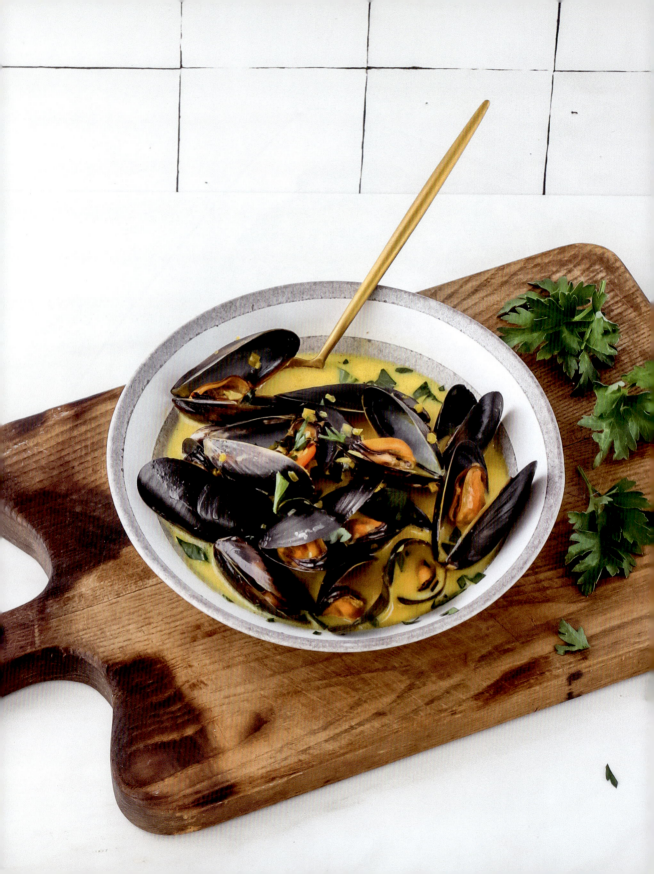

# Mejillones a la crema de coco y azafrán

PARA 2 PERSONAS

- Una pizca de azafrán en hebras
- 500 g de mejillones con concha, lavados
- 3 cucharadas de aceite de coco
- 1 chalota pequeña picada
- 2 dientes de ajo picados
- 2 cucharadas de zumo de limón fresco
- ¼ de taza de caldo de pollo o de huesos
- ½ lata de leche entera de coco (400 ml)
- 1 cucharadita de sal marina
- 1 cucharadita de pimienta negra
- 2 cucharadas de perejil fresco picado

Si nunca has cocinado mejillones, aquí tienes la oportunidad de salir de su zona de confort y probarlo. Esta forma de prepararlos es una de las más rápidas que existen. La salsa de limón es la guinda del pastel, por así decirlo. Y un dato sobre el azafrán: tiene propiedades antidepresivas. Los estudios han descubierto que previene la disminución de serotonina, ese neurotransmisor del bienestar que ayuda a estabilizar el estado de ánimo.

En un mortero, muele las hebras de azafrán hasta convertirlas en polvo. Vierte ¼ de taza de agua caliente y resérvalas.

Enjuaga los mejillones con agua fría y quítales las barbas.

Calienta el aceite de coco en una olla grande a fuego medio-alto. Cuando el aceite esté derretido y caliente, añade la chalota y el ajo. Fríelos entre 3 y 4 minutos, hasta que la chalota esté transparente y el ajo, dorado.

Añade el zumo de limón, el caldo, la leche de coco y el agua de azafrán. Remueve y raspa los restos que se hayan quedado en el fondo de la olla. A continuación, añade los mejillones y remuévelos para cubrirlos con la salsa. Añade sal y pimienta al gusto. Tapa la olla y déjalos cocinar al vapor de 5 a 6 minutos o hasta que todos los mejillones se abran.

Sirve los mejillones con la salsa y perejil fresco por encima.

**OBSERVACIÓN:** Esta receta también puede utilizarse en el plan para modificar los carbohidratos como plato principal.

# Solomillo de cerdo con especias tex-mex

PARA 2 PERSONAS

- 1½ cucharaditas de sal marina
- ½ cucharadita de pimienta negra
- 1 cucharadita de ajo en polvo
- 1 cucharadita de pimentón
- ½ cucharadita de chile en polvo
- ½ cucharadita de orégano seco
- ½ cucharadita de cebolla en polvo
- ¼ de cucharadita de cayena
- 2 cucharadas de aceite de oliva virgen extra
- 1 kg de solomillo de cerdo
- ¼ de taza de caldo de pollo o de huesos
- 2 cucharadas de vinagre de manzana
- 1 hoja de laurel

El solomillo de cerdo, como la mayoría de los demás cortes de cerdo, puede ser increíblemente delicioso, jugoso y tierno. Pero como es un corte magro, hay que cocinarlo correctamente, o de lo contrario puede pasar de perfectamente cocido a demasiado cocido en poco tiempo. Preparar la receta en una olla de cocción lenta resuelve este problema porque el solomillo se cuece lentamente en líquido. Por supuesto, también se puede cocinar en el horno, obteniendo buenos resultados.

**Al horno**

Precalienta el horno a 175 °C.

En un cuenco pequeño, mezcla la sal, la pimienta, el ajo en polvo, el pimentón, el chile en polvo, el orégano, la cebolla en polvo y la cayena. Frota generosamente la carne de cerdo por todos los lados con la mezcla de especias.

Calienta el aceite de oliva en una sartén grande a fuego alto. Añade el cerdo y dóralo durante unos 5 minutos por todos los lados.

Transfiere la carne de cerdo a una fuente de horno. Vierte el caldo y el vinagre en la fuente, añade la hoja de laurel y cúbrela con papel de aluminio. Asa el cerdo de 25 a 30 minutos, hasta que al pinchar el termómetro de lectura instantánea en la parte más gruesa marque 65 °C.

Deja reposar el cerdo unos 15 minutos antes de cortarlo. Retira la hoja de laurel. Sirve las lonchas de cerdo con un poco del jugo de la cocción por encima.

**En olla de cocción lenta**

Para preparar la mezcla de especias y recubrir la carne y dorarla en la sartén, sigue las mismas instrucciones que para hacerlo al horno.

Transfiere el cerdo a la olla de cocción lenta y añade el caldo, el vinagre y la hoja de laurel. Tapa la olla y ponla a cocer a temperatura alta 4 horas. Deja reposar el cerdo unos 15 minutos antes de cortarlo. Retira la hoja de laurel. Sirve las lonchas de cerdo con un poco del jugo de la cocción por encima.

OBSERVACIÓN: Esta receta también puede utilizarse en el plan para modificar los carbohidratos como plato principal.

# Corazón de ternera marinado

PARA 4 PERSONAS

- 1 corazón de ternera (1,5 kg) abierto, sin las arterias y sin grasa (o pídele al carnicero que lo haga)
- 2 cucharaditas de sal marina, o más si es necesario
- 2 cucharaditas de orégano fresco picado
- 4 cucharadas de aceite de oliva virgen extra
- ½ taza de vinagre balsámico sin azúcar
- 1 cucharadita de pimienta, o más si es necesario
- 1 cucharadita de ajo en polvo
- 2 cucharadas de aceite de oliva virgen extra
- ¼ de taza de caldo de ternera o de huesos

OBSERVACIÓN: Esta receta también puede utilizarse en el plan keto verde extremo (sin la pimienta) y en el plan para modificar los carbohidratos como plato principal.

No hay por qué evitar las vísceras. Han sido remedios tradicionales durante siglos. Si nunca has probado ninguna, esta receta puede ser una buena introducción. Lleva corazón de ternera, que sabe como un filete y tiene un montón de minerales.

Sazona el corazón de ternera con 1 cucharadita de sal y otra de orégano. Déjalo reposar al menos 20 minutos para que absorba los condimentos.

Vierte 2 cucharadas de aceite de oliva y el vinagre balsámico en una bolsa de plástico con cierre hermético. Introduce el corazón y masajea la bolsa para cubrir la carne con el adobo. Déjalo marinar en la nevera al menos 4 horas o toda la noche. Dale la vuelta a la bolsa cada hora para que el marinado sea uniforme.

Antes de cocinarlo, sácalo de la nevera y déjalo reposar hasta que esté a temperatura ambiente. A continuación, saca la carne de la bolsa y sécala. Reserva el adobo. Sazona la carne con la sal y el orégano restantes, la pimienta y el ajo en polvo.

Calienta las 2 cucharadas de aceite de oliva restantes en una sartén de hierro fundido grande a fuego medio-alto. Añade el corazón y fríelo 5 minutos de cada lado, hasta que se dore. Déjalo reposar en una fuente unos 20 minutos antes de cortarlo en filetes.

Mientras tanto, prepara la salsa. En la sartén, vierte la mitad de la marinada reservada y el caldo. Cuando empiece a hervir, reduce el fuego a medio-bajo y déjalo cocer durante unos 15 minutos, hasta que la salsa se reduzca a la mitad. Pruébalo y rectifica de sal y pimienta.

Corta el corazón de ternera en filetes y sírvelo con la salsa.

# Salmón con piel crujiente

PARA 2 PERSONAS

- 2 filetes de salmón de 100 a 170 g con piel
- 2 cucharadas de aceite de oliva virgen extra
- ½ cucharadita de sal marina
- ½ cucharadita de pimienta negra
- ½ cucharadita de ajo en polvo
- ½ cucharadita de cebolla en polvo
- ½ cucharadita de pimentón
- ¼ de cucharadita de orégano seco

La piel de un filete de salmón contiene la mayor concentración de ácidos grasos omega-3 de todo el pescado. Hay pruebas fehacientes de que estos ácidos grasos te protegen de las enfermedades cardíacas, restablecen el equilibrio hormonal e incluso ayudan a que la piel tenga un aspecto más joven. La razón de todos estos beneficios –y muchos más– es que las grasas omega-3 calman cualquier inflamación, la culpable de muchas enfermedades y un factor que contribuye al envejecimiento. Por lo tanto, di sí a la piel de salmón.

Unta ligeramente ambos lados de los filetes con un poco de aceite de oliva y sazónalos con sal, pimienta, ajo y cebolla en polvo, pimentón y orégano.

Calienta el aceite de oliva restante en una sartén grande a fuego medio-alto. Añade los filetes de salmón, con la piel hacia abajo, y cocínalos durante 2 minutos. Baja el fuego y déjalo unos 5 minutos más. De vez en cuando, presiónalo con una espátula para que la piel entre en contacto con la sartén caliente. Dale la vuelta a los filetes y apaga el fuego.

Deja que el salmón termine de cocinarse en la sartén caliente entre 30 y 60 segundos. Y ya puedes servirlo.

**OBSERVACIÓN: Esta receta también puede utilizarse en el plan keto verde extremo (sin la pimienta y el pimentón) y en el plan para modificar los carbohidratos como plato principal.**

# Chuletas de cerdo bañadas con ghee

PARA 2 PERSONAS

- 2 dientes de ajo rallados
- 2 cucharaditas de tomillo fresco picado
- 2 cucharaditas de romero fresco picado
- ¼ de taza de vinagre de manzana
- 2 cucharadas de aceite de oliva virgen extra
- 2 chuletas de cerdo gruesas con hueso (170 g cada una)
- Sal marina y pimienta negra
- 2 cucharadas de ghee (mantequilla clarificada)

Las chuletas son el corte más popular de la carne de cerdo y las que menos intimidan, porque son muy fáciles de preparar. Esta versión es una de las más fáciles y te encantará la forma en que las hierbas resaltan el sabor del cerdo. Junto con el vinagre de manzana, ayudan a que este plato de carne sea más alcalinizante.

En un bol pequeño, mezcla el ajo, el tomillo, el romero, el vinagre y el aceite de oliva. Viértelo en una bolsa de plástico con cierre hermético. Salpimienta las chuletas y introdúcelas en la bolsa con la marinada. Masajea un poco la bolsa para cubrirlas bien. Déjalas marinar en la nevera al menos 2 horas o toda la noche.

Treinta minutos antes de cocinarlas, sácalas de la nevera y déjalas reposar hasta que estén a temperatura ambiente.

Calienta el ghee en una sartén grande a fuego medio-alto. Seca las chuletas, añádelas a la sartén y dóralas de 5 a 6 minutos de cada lado; no las toques mientras se doran. Con unas pinzas, dales la vuelta y riégalas con el jugo de la sartén con una cuchara. Déjalas cocinar unos 5 minutos más, sin dejar de regarlas.

Deja reposar las chuletas de 5 a 10 minutos, luego córtalas en filetes y sírvelas.

**OBSERVACIÓN:** Esta receta también puede utilizarse en el plan para modificar los carbohidratos como plato principal.

# Tiras de pollo envueltas en beicon

PARA 2 PERSONAS

- ½ cucharadita de sal marina
- ½ cucharadita de pimienta negra
- ½ cucharadita de ajo en polvo
- ½ cucharadita de pimentón
- ½ cucharadita de tomillo seco
- 8 tiras de pollo (500 g)
- 8 lonchas de beicon (sin azúcar)

¡Me encanta hacer rollitos de beicon! Les da un toque especial a los alimentos, sobre todo cuando se combina con hierbas y especias. Siempre estoy buscando nuevas formas de preparar el pollo y esta receta es una de las mejores que he encontrado.

Precalienta el horno a 220 °C. Cubre una bandeja para hornear con papel de horno.

En un cuenco pequeño, mezcla la sal, la pimienta, el ajo en polvo, el pimentón y el tomillo. Sazona el pollo con la mezcla de especias. Enrolla cada tira de pollo con 1 loncha de beicon.

Pon el pollo en la bandeja del horno y hornéalo de 35 a 40 minutos, hasta que el beicon esté crujiente y el pollo, bien hecho. ¡Ya puedes servirlo!

**OBSERVACIÓN:** Esta receta también puede utilizarse en el plan keto verde extremo (sin la pimienta y el pimentón) y en el plan para modificar los carbohidratos como plato principal.

# Ternera desmenuzada con soja y jengibre
PARA 2 PERSONAS

- ½ taza de caldo de ternera o de huesos
- 2 cucharadas de aminos de coco
- 1 cucharada de jengibre fresco rallado
- 1 cucharada de aceite de sésamo tostado
- 1 cucharadita de semillas de sésamo blanco
- 2 cucharadas de aceite de oliva virgen extra
- 700 g de asado de ternera deshuesado
- Sal marina y pimienta negra
- 1 cucharadita de ajo en polvo

OBSERVACIÓN: Esta receta también puede utilizarse en el plan para modificar los carbohidratos como plato principal.

Aquí tienes una increíble receta de ternera con un toque asiático, gracias al jengibre, una superplanta con una larga lista de beneficios para la salud. Su principal compuesto activo es el gingerol, responsable de la mayoría de sus propiedades medicinales, incluidas las antiinflamatorias y antioxidantes. Uno de los beneficios más destacados y conocidos del jengibre es que alivia el malestar estomacal. Esta receta puede hacerse en el horno o en una olla de cocción lenta.

**Al horno**

Precalienta el horno a 175 °C.

En un bol mediano, mezcla el caldo, los aminos de coco, el jengibre, el aceite de sésamo y las semillas de sésamo.

Calienta el aceite de oliva en una cacerola de hierro fundido grande a fuego medio-alto (si no tienes, transfiere la comida a una cazuela antes de meterla en el horno). Sazona ambos lados de la ternera con sal, pimienta y el ajo en polvo y, a continuación, dórala unos 5 minutos de cada lado. Vierte la mezcla de caldo por encima, tapa la olla y métela en el horno durante 15 minutos. Después, reduce la temperatura del horno a 120 °C y deja cocer la carne entre 1½ y 2 horas más, hasta que la carne esté tierna y se deshaga fácilmente.

Déjala enfriar un poco y ponla en un bol grande. Desmenúzala con 2 tenedores y sírvela con el jugo de la olla.

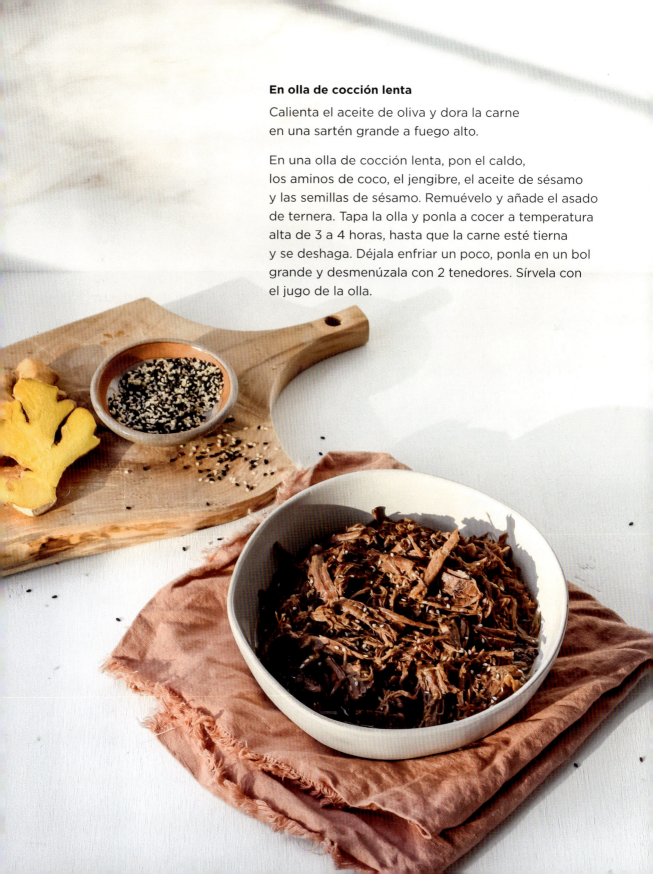

**En olla de cocción lenta**

Calienta el aceite de oliva y dora la carne en una sartén grande a fuego alto.

En una olla de cocción lenta, pon el caldo, los aminos de coco, el jengibre, el aceite de sésamo y las semillas de sésamo. Remuévelo y añade el asado de ternera. Tapa la olla y ponla a cocer a temperatura alta de 3 a 4 horas, hasta que la carne esté tierna y se deshaga. Déjala enfriar un poco, ponla en un bol grande y desmenúzala con 2 tenedores. Sírvela con el jugo de la olla.

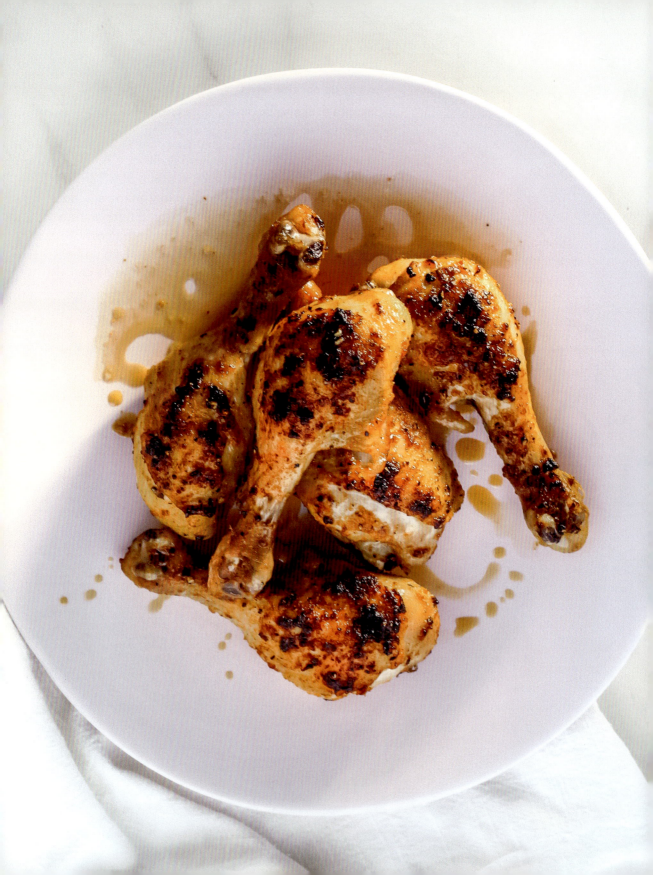

# Muslitos asados

PARA 2 PERSONAS

- 1 cucharadita de sal marina, o más si es necesario
- 1 cucharadita de pimienta negra
- 1 cucharadita de ajo en polvo
- ½ cucharadita de cebolla en polvo
- ½ cucharadita de pimentón
- ¼ de cucharadita de tomillo seco
- 1 cucharadita de ralladura de limón
- 2 cucharaditas de zumo de limón fresco
- 2 cucharadas de aceite de oliva virgen extra
- 500 g de muslitos de pollo

Me encanta la carne oscura de los muslitos de pollo, es muy jugosa. En comparación con la carne blanca del pollo, la carne oscura es más rica en hierro, zinc, selenio y vitaminas del grupo B, todas importantes para reforzar las defensas inmunitarias y el sistema energético.

Precalienta el horno a 220 °C. Cubre una bandeja para hornear con papel de horno.

En un bol pequeño, mezcla la sal, la pimienta, el ajo y la cebolla en polvo, el pimentón, el tomillo, la ralladura y el zumo de limón y el aceite de oliva.

Pon los muslitos en un cuenco mediano y vierte la mezcla por encima. Mézclalo para que los muslos queden bien cubiertos. Ponlos en la bandeja y hornéalos de 35 a 40 minutos, hasta que la piel esté crujiente y dorada y el pollo, bien hecho. Al pinchar el termómetro de lectura instantánea en la parte más gruesa debería marcar 75 °C.

Y ya puedes servirlos. Añádeles un poco más de sal, si quieres.

**OBSERVACIÓN:** Esta receta también puede utilizarse en el plan keto verde extremo (sin la pimienta y el pimentón) y en el plan para modificar los carbohidratos como plato principal.

# Entrecot de buey con ghee especiado

PARA 2 PERSONAS

**Para el ghee especiado**

- 4 cucharadas de ghee (mantequilla clarificada) a temperatura ambiente
- ¼ de cucharadita de sal marina
- ¼ de cucharadita de pimienta negra
- 1 cucharadita de perejil fresco picado
- ½ cucharadita de tomillo fresco picado
- ½ cucharadita de orégano fresco picado

**Para los entrecots**

- 2 entrecots sin deshuesar (de 170 g cada uno)
- 1 cucharadita de sal marina
- 1 cucharadita de pimienta negra
- 1 cucharadita de ajo en polvo
- 1 cucharadita de romero fresco picado
- ½ cucharadita de orégano fresco picado
- 1 cucharada de aceite de oliva virgen extra

**OBSERVACIÓN:** Esta receta también puede utilizarse en el plan para modificar los carbohidratos como plato principal.

Este entrecot requiere un poco más de preparación, pero merece la pena. En esta receta se destaca el perejil. No sólo ayuda a combatir los síntomas de la menopausia, sino que también reduce el riesgo de sufrir osteoporosis.

**Prepara el ghee especiado:** En un robot de cocina, mezcla los ingredientes para el ghee especiado y bate hasta obtener una masa homogénea. Vierte la mezcla en un papel de horno y enróllalo formando un tronco. Ponlo en la nevera para que se enfríe, desde 30 minutos hasta una semana antes de usarlo.

**Sazona los entrecots:** Frótalos todos los lados con la sal, la pimienta, el ajo en polvo y las hierbas frescas. Ponlos en una bandeja para hornear pequeña o en un plato, cúbrelos con film y métchelos en la nevera para que se sazonen y ablanden, desde 2 horas hasta 2 días antes de cocinarlos.

**Cocina y sirve los entrecots.** Una hora antes de cocinarlos, sácalos de la nevera para que vuelvan a la temperatura ambiente.

Calienta el aceite de oliva y 1 cucharada del ghee especiado en una sartén grande a fuego medio-alto. Añade los chuletones y fríelos unos 5 minutos, hasta que la parte inferior esté dorada y caramelizada. Dales la vuelta y fríelos unos 4 o 5 minutos más, hasta que estén dorados y caramelizados. Con una cuchara, riégalos con los jugos de la sartén mientras se siguen haciendo, hasta que alcancen el punto de cocción que prefieras.

Déjalos reposar de 5 a 10 minutos, luego córtalos en tiras y sírvelos con un poco del ghee especiado por encima.

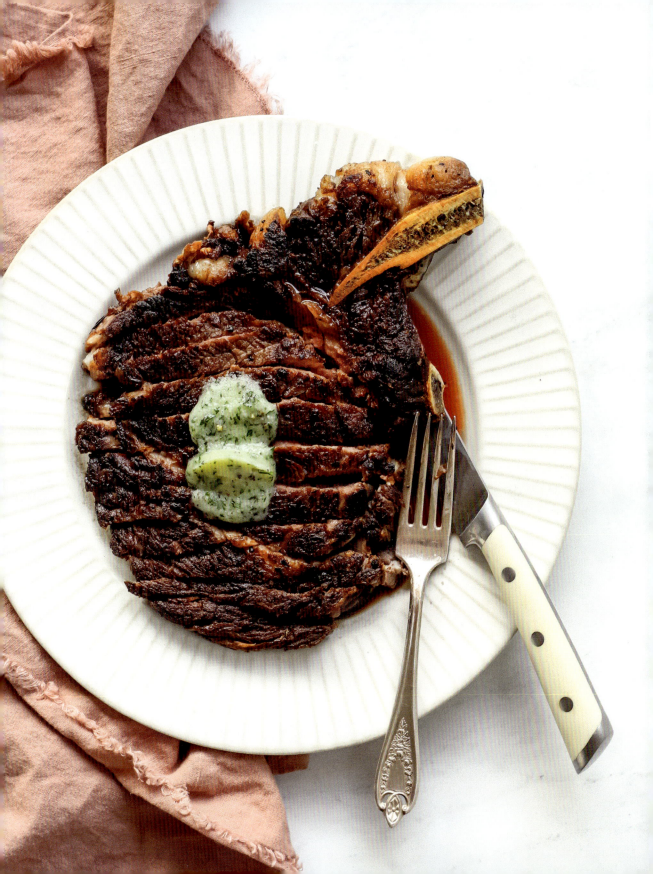

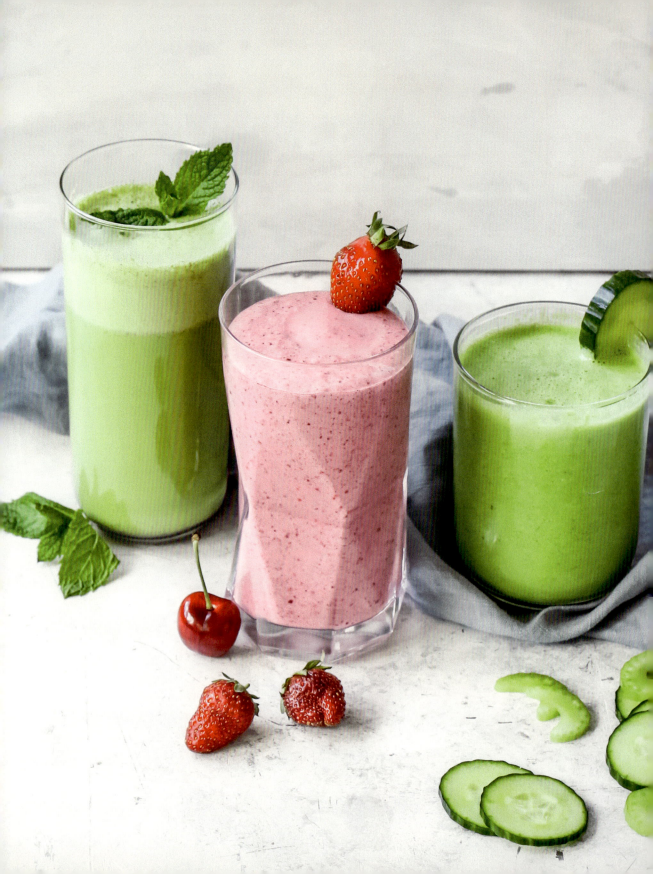

**CAPÍTULO 12**

# Recetas del plan keto verde depurativo

Para ver vídeos de la preparación de algunas de estas recetas, visita dranna.com/menupause-extras

| | | | | | |
|---|---|---|---|---|---|
| 232 | Limpieza del hígado con limón | 236 | Batido de limón y jengibre | 241 | Caldo de huesos de pollo asado |
| 232 | Chocolate caliente con colágeno | 236 | Batido verde con anacardos | 242 | Caldo de huesos de ternera de la Dra. Anna |
| 234 | Margarita Mighty Maca | 237 | Zumo verde vegetal | 244 | Caldo de verduras de la Dra. Anna |
| 234 | Batido cremoso de vainilla y menta (*foto en la página anterior, a la izquierda*) | 237 | Zumo verde de piña | 245 | Caldo de huesos con ajo asado |
| | | 239 | Batido de melocotón melba | | |
| | | 239 | Piña colada sin alcohol | 246 | Sopa de cebolla y caldo de huesos |
| 235 | Yogur de frutas del bosque bebible (*foto en la página anterior, en el centro*) | 240 | Batido de proteína de calabaza | 247 | Sopa mediterránea de limón |
| | | 240 | Caldo de huesos de cerdo | | |
| 235 | Batido verde (*foto en la página anterior, a la derecha*) | | | | |

## Limpieza del hígado con limón
PARA 6 PERSONAS

Para desintoxicar el cuerpo, recomiendo tomar esta mezcla a primera hora de la mañana. La combinación de aceite de oliva y limón ayuda a limpiar el hígado y la vesícula biliar, eliminando la bilis almacenada, el colesterol y los cálculos biliares.

- 1 limón en cuartos
- 1 l (4 tazas) de agua filtrada a temperatura ambiente o fría
- 2 cucharadas de aceite de oliva virgen extra
- 2 gotas de estevia (opcional)
- ¼ de cucharadita de extracto de vainilla (opcional)

Pon el limón en una batidora. Añade el agua, el aceite de oliva, la estevia y la vainilla (si la utilizas) y bate durante 60 segundos. Cuélalo en un vaso con un colador de malla fina y ¡ya puedes beberlo! La bebida estará cremosa y ácida.

**Opción:** Si tienes poco tiempo, como yo, prepara suficientes batidos para toda la semana en la batidora y guárdalos en pequeños tarros en la nevera. Todo lo que tienes que hacer es sacar uno y bebértelo. Si no, tómate un chupito de aceite de oliva con un chorrito de limón.

## Chocolate caliente con colágeno
PARA 1 PERSONA

Como ya he mencionado, el colágeno en polvo es una proteína antienvejecimiento que puedes utilizar de muchas maneras. Además de ponerlo en los batidos, te presento otra deliciosa manera de tomarlo: en una taza caliente de chocolate.

- 1½ tazas de leche vegetal sin azúcar (de almendras, anacardos o coco)
- Fruta del monje, estevia o canela al gusto
- 1 cucharada de cacao en polvo
- ¼ de cucharadita de extracto de vainilla
- 1 o 2 cacitos (20 g) de colágeno en polvo

En un cazo pequeño, calienta la leche a fuego medio sin que llegue a hervir. Añade la fruta del monje, estevia o canela, el cacao y la vainilla y remueve bien. Añade el colágeno y remueve hasta que se disuelva. Ponlo en una taza y ¡a disfrutar!

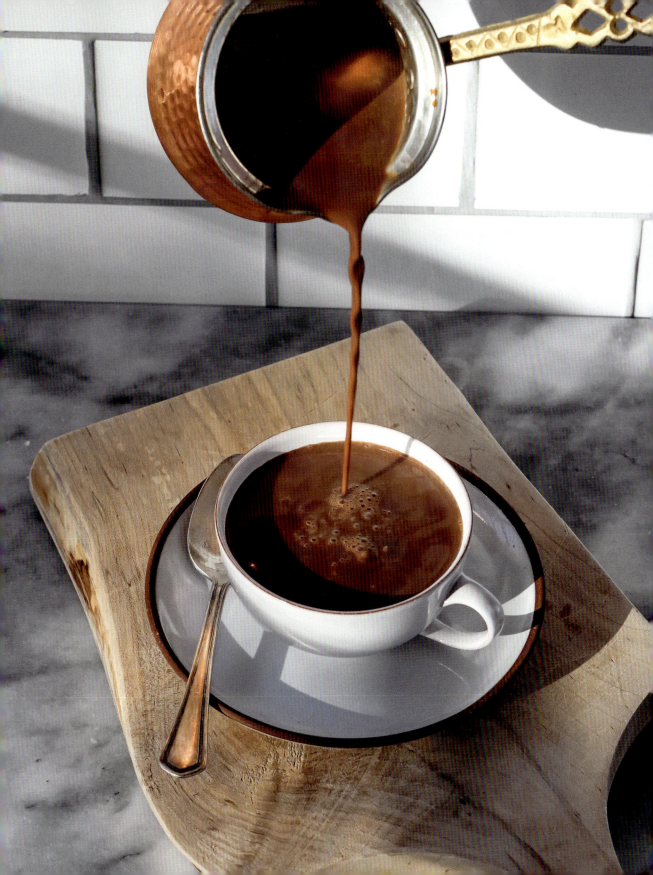

# Margarita Mighty Maca

PARA 1 PERSONA

Siempre estoy buscando nuevas formas de utilizar la maca en las recetas y ésta es deliciosa y refrescante. Suplementarse con maca es vital para mantener la salud hormonal y la alcalinidad. Es muy nutritiva, aumenta la libido, alivia los síntomas de la menopausia, mejora el humor y la memoria y alivia la fatiga, entre otros beneficios.

- 3 cucharadas de zumo de limón fresco
- 2 cacitos de Mighty Maca Plus o 1 cucharadita de raíz de maca en polvo
- 1 taza de mezcla para margarita ecológica sin azúcar
- Hielo picado

Vierte el zumo de limón, la maca y la mezcla para margarita en una coctelera. Agítala bien. Pon un poco de hielo picado en una copa de margarita de 300 ml. Vierte la mezcla sobre el hielo. Disfrútalo como un energizante refrescante a media tarde.

**Opción:** Utiliza agua con gas en lugar de la mezcla para margaritas.

# Batido cremoso de vainilla y menta

PARA 1 PERSONA

La menta fresca da vida a este batido. Esta hierba es rica en muchos nutrientes, especialmente antioxidantes, y potencia la salud cerebral. También va bien para la salud digestiva. Alivia tanto el síndrome del intestino irritable como la indigestión. ¡Y es muy fácil de añadir a la dieta!

- 1½ tazas de leche de almendras sin azúcar
- 1 taza de espinacas baby
- 10 a 12 hojas de menta fresca
- 1 cucharada de mantequilla de almendras
- ¼ de cucharadita de extracto de vainilla

Pon la leche de almendras, las espinacas, la menta, la mantequilla de almendras y la vainilla en una batidora y bate bien. Viértelo en un vaso y ¡a disfrutarlo!

# Yogur de frutas del bosque bebible
PARA 1 PERSONA

Consumido desde hace miles de años, el yogur es uno de los productos fermentados más populares del mundo. Se elabora añadiendo bacterias vivas a una base láctea o no láctea. El poder del yogur reside en sus bacterias beneficiosas, ya que funciona como un probiótico. Es increíblemente fácil hacer yogur y esta receta te lo muestra.

- 1 lata de leche entera de coco (400 ml)
- 2 cápsulas de probióticos
- 1 taza de las bayas que prefieras, frescas o congeladas

Vierte la leche de coco en un recipiente de cristal grande. Añade los probióticos y remueve bien. Mételo en el horno, enciende la luz y déjalo toda la noche. Por la mañana, pon el yogur en una batidora y añade las bayas; bate hasta obtener una mezcla homogénea. (También puedes utilizar una batidora de brazo directamente en el recipiente de cristal). Ponlo en la nevera para que se enfríe o, si quieres, tómatelo inmediatamente.

# Batido verde
PARA 1 PERSONA

Este batido es muy alcalinizante. También tiene proteínas de las semillas y la leche de frutos secos. El aceite de TCM te ayuda a entrar en el estado de quemar grasa de la cetosis y, además, mantiene a raya las punzadas de hambre.

- ½ taza de leche de almendras o coco sin azúcar
- 1 tallo de apio picado
- ½ pepino mediano picado
- 1 puñado de espinacas frescas u otras hojas verdes
- ¼ de taza de perejil fresco
- 2 cucharadas de semillas de cáñamo o lino
- 1 cucharada de aceite de TCM o de coco
- ½ cucharada de zumo de limón fresco
- Una pizca de canela y nuez moscada molidas
- Estevia líquida (opcional)
- ¼ de aguacate en dados (opcional)
- 6 cubitos de hielo

Pon todos los ingredientes en una batidora y bátelos bien. Viértelo en un vaso y ¡a disfrutarlo!

# Batido de limón y jengibre PARA 1 PERSONA

Si las encuentras, utiliza hojas de diente de león para esta refrescante bebida. Es uno de los mejores vegetales desintoxicantes que puedes consumir. Otros atributos son su capacidad para reducir el colesterol, la presión arterial y la inflamación. Todos estos beneficios se deben a que el diente de león es una rica fuente de vitaminas A, C, E y K, además de muchos minerales. El limón y el jengibre de la receta ayudan a reducir el sabor amargo de esta verdura.

- ½ taza de hojas de diente de león o col kale
- ½ taza de espinacas frescas
- 1 trozo de jengibre fresco (5 cm)
- ½ limón en cuartos (para facilitar la mezcla)
- ½ aguacate en dados
- 1½ tazas de agua
- 1 o 2 cacitos de Mighty Maca Plus o 1 cucharadita de raíz de maca en polvo

Pon todos los ingredientes en una batidora y bátelos bien. Viértelo en un vaso y ¡a disfrutarlo!

# Batido verde con anacardos
PARA 1 PERSONA

Los anacardos son el corazón de este batido. Tienen un sabor tan cremoso y dulce que me encanta utilizarlos en mis recetas. Además de ser deliciosos, son bajos en azúcar y ricos en proteínas. Se relacionan con beneficios como la pérdida de peso, un mejor control del azúcar en sangre y un corazón más sano.

- 1 taza de leche de anacardos sin azúcar
- 1 taza de espinacas frescas
- ¼ de aguacate en dados
- 8 a 10 anacardos sin sal
- 1 cucharada de copos de coco sin azúcar
- 1 cucharadita de canela molida
- 1 o 2 cacitos de Mighty Maca Plus o 1 cucharaditaa de raíz de maca en polvo

Pon todos los ingredientes en una batidora y bátelos bien. Viértelo en un vaso y ¡a disfrutarlo!

**OBSERVACIÓN:** Esta receta también puede utilizarse en el plan para modificar los carbohidratos como desayuno.

# Zumo verde vegetal

PARA 1 PERSONA

Para disfrutar del zumo verde y aprovechar todos sus beneficios saludables y alcalinizantes sólo necesitas una batidora. Al batir los ingredientes, se conserva toda la fibra, que se perdería si utilizaras una licuadora. Este zumo también puede aliviar la hinchazón, ya que el pepino y el apio son diuréticos naturales.

- 1½ tazas de agua
- ½ pepino mediano picado
- 2 tallos de apio picados
- 1 manzana verde picada
- ½ limón
- 1 puñado de espinacas frescas
- 1 cacito del batido sustitutivo básico keto verde de la Dra. Anna o similar (*véase* la página 120)
- 1 o 2 cacitos de Mighty Maca Plus o 1 cucharilla de raíz de maca en polvo

Pon el agua, el pepino, el apio, la manzana, el limón, las espinacas, el batido sustitutivo y el Mighty Maca Plus en la batidora y bate bien. Viértelo en un vaso y ¡a disfrutarlo!

# Zumo verde de piña

PARA 1 PERSONA

Casi todo lo que contiene este zumo es bueno para el intestino: el jengibre con sus fitonutrientes, la col kale con sus prebióticos para alimentar las bacterias intestinales amigas y la piña para facilitar la digestión. Además de nutritiva, esta bebida es simplemente deliciosa.

- 1 taza de agua de coco
- 2 cucharaditas de zumo de limón fresco
- 1 trozo de jengibre fresco (2,5 cm)
- 1 taza de col kale sin tallo
- ½ taza de trozos de piña congelada
- 1 cucharada de aceite de TCM o de coco
- Una pizca de cayena

Pon todos los ingredientes en una batidora y bátelos bien. Viértelo en un vaso y ¡a disfrutarlo!

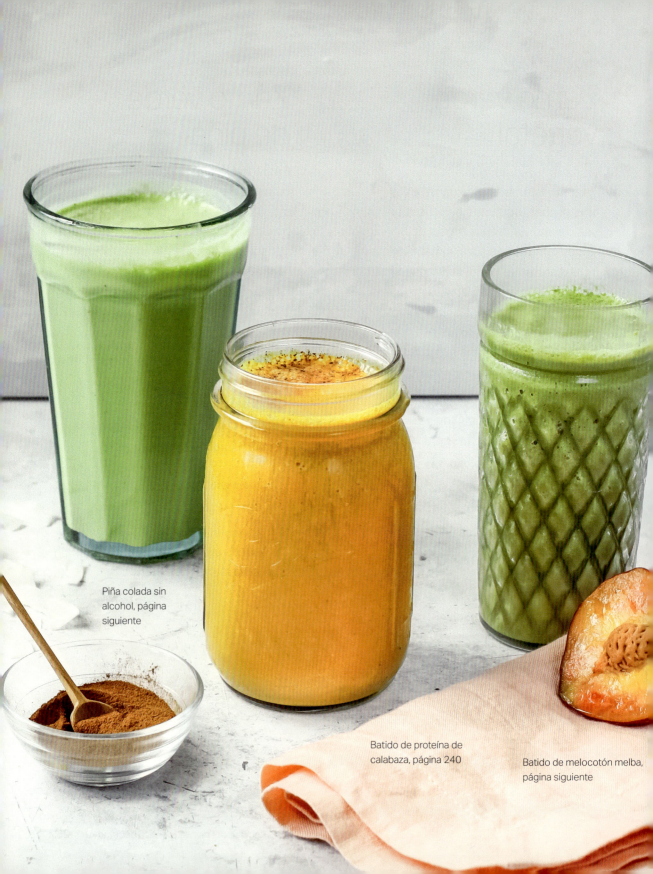

Piña colada sin alcohol, página siguiente

Batido de proteína de calabaza, página 240

Batido de melocotón melba, página siguiente

# Batido de melocotón melba

PARA 1 PERSONA

El melocotón melba es un postre con melocotones y salsa de frambuesa que inventó en 1892 un chef francés en honor a una soprano australiana llamada Nellie Melba. Desde entonces es muy popular. Yo lo he convertido en un batido que espero que también se haga popular. Las frambuesas, además de su gran contenido en antioxidantes y vitamina C, tienen propiedades antiinflamatorias. Y los melocotones son simplemente deliciosos. Lo sé muy bien porque viví mucho tiempo en Georgia, el estado estadounidense del melocotón.

- 1½ tazas de leche de almendras o coco sin azúcar
- ½ taza de melocotones congelados troceados
- ½ taza de frambuesas congeladas
- 1 taza de col kale sin tallo
- ¼ de pepino mediano en dados
- 2 cucharadas de semillas de cáñamo o lino recién molidas
- 1 o 2 cacitos de Mighty Maca Plus o 1 cucharadita de raíz de maca en polvo

Pon todos los ingredientes en una batidora y bátelos bien. Viértelo en un vaso y ¡a disfrutarlo!

# Piña colada sin alcohol

PARA 1 PERSONA

¡Ah, la piña colada! Una deliciosa mezcla de coco y piña. Recomiendo comer piña a menudo, porque contiene un grupo de enzimas digestivas llamadas bromelina que ayudan a descomponer las proteínas en componentes básicos, incluidos los aminoácidos. Esto facilita la digestión y absorción de las proteínas.

- 1 taza de leche de coco sin azúcar
- 2 cucharadas de crema de coco (sacada de la parte superior de la lata de leche refrigerada)
- ¼ de taza de trozos de piña congelada
- 1 puñado de espinacas frescas u otras hojas verdes
- 1 cacito del batido sustitutivo básico keto verde de la Dra. Anna o similar (*véase* la página 120)
- 1 cucharada de aceite de TCM o de coco
- 1 cucharadita de extracto de plátano o de vainilla
- 1 o 2 cacitos de Mighty Maca Plus o 1 cucharadita de raíz de maca en polvo

Pon todos los ingredientes en una batidora y bátelos bien. Viértelo en un vaso y ¡a disfrutarlo!

Recetas del plan keto verde depurativo

# Batido de proteína de calabaza

PARA 1 PERSONA

Me encanta el puré de calabaza y siempre estoy buscando formas de utilizarlo. Es muy popular en los días festivos, pero yo lo como todo el año. Como muestra esta receta, puedes congelarlo para utilizarlo en los batidos, convirtiéndolos casi en un helado de calabaza. La pulpa está repleta de poderosos nutrientes que ayudan a reducir el riesgo de sufrir hipertensión, niveles anormales de colesterol y diabetes de tipo 2.

- 1 taza de leche de almendras o coco sin azúcar
- ¼ de taza de puré de calabaza en lata, congelado si quieres
- 1½ cucharaditas de especias para pastel de calabaza
- 1 cacito del batido sustitutivo básico keto verde de la Dra. Anna o similar (*véase* la página 120)
- 1 cucharada de aceite de TCM o de coco
- 1 cucharadita de extracto de vainilla
- 1 o 2 cacitos de Mighty Maca Plus o 1 cucharilla de raíz de maca en polvo

Pon todos los ingredientes en una batidora y bátelos bien. Viértelo en un vaso y ¡a disfrutarlo!

# Caldo de huesos de cerdo

PARA 1,5 LITROS

La primera vez que hice caldo con huesos de cerdo, me sorprendió la cantidad de colágeno que salió. Cuando ya estaba frío, lo metí en la nevera y al día siguiente era una gelatina espesa. Cuanto más gelatinoso es un caldo, más colágeno contiene.

- 900 g de huesos de cerdo (de costillas o codillos)
- 6 dientes de ajo por la mitad
- 1 trozo de jengibre fresco (5 cm)
- 4 cebolletas (sólo la parte verde) cortadas por la mitad
- 2 tallos de apio en trozos grandes
- 2 cucharadas de vinagre de manzana
- Un pellizco de sal marina
- 6 tazas de agua

Pon los huesos, el ajo, el jengibre, las cebolletas, el apio, el vinagre y la sal en una olla grande. Añade el agua y tapa la olla. Cuando empiece a hervir, reduce el fuego y déjalo cocer 12 horas.

Cuela el caldo con un colador de malla gruesa y sálalo al gusto. Déjalo enfriar en la nevera y quítale la grasa.

# Caldo de huesos de pollo asado

PARA 2 LITROS

- Carcasa de 1 pollo asado, incluida la piel si es posible
- 1 cebolla mediana en cuartos
- 2 zanahorias medianas sin pelar en trozos de 5 cm
- 2 tallos de apio en trozos de 5 cm, incluidas las hojas
- 2 dientes de ajo machacados
- 1 hoja de laurel
- Un puñado de perejil fresco
- 2 cucharaditas de salvia seca
- 2 cucharaditas de pimienta negra
- 2 cucharadas de vinagre de manzana
- 1 cucharadita de cúrcuma molida
- 2½ litros de agua
- Sal marina

¡Nunca tires un hueso de pollo! Ve guardándolos siempre en el congelador y, cuando tengas un montón, haz caldo. ¿Te has preguntado alguna vez por qué las recetas de caldo de huesos llevan vinagre? Porque ayuda a que los huesos suelten los minerales en el caldo.

Pon la carcasa, la cebolla, las zanahorias, el apio, el ajo, el laurel, el perejil, la salvia, la pimienta, el vinagre y la cúrcuma en una olla grande. Añade el agua y tapa la olla. Cuando empiece a hervir, reduce el fuego y déjalo cocer 12 horas. Para preparar el caldo en una olla de cocción lenta, consulta la página 228 del libro *The Hormone Fix*.

Retira los huesos y las verduras del caldo y deséchalos. Cuela el caldo con un colador de malla gruesa y sálalo al gusto. Déjalo enfriar en la nevera y quítale la grasa.

# Caldo de huesos de ternera de la Dra. Anna

PARA 2 LITROS

- 2 zanahorias sin pelar, lavadas y cortadas en trozos grandes
- 2 tallos de apio en trozos grandes, incluidas las hojas
- 1 cebolla mediana en trozos grandes
- 1 paquete de champiñones laminados (500 g)
- 7 dientes de ajo machacados
- 1,5 kg de huesos de ternera para sopa (como articulaciones y codillos; preferiblemente de pasto)
- 2 hojas de laurel
- 2 ramitas de romero fresco
- 2 cucharaditas de sal marina, o más si es necesario
- 2 cucharadas de vinagre de manzana
- 2 litros de agua

He ensalzado las virtudes del caldo de huesos aquí y en mis otros dos libros, *The Hormone Fix* y *Keto-Green 16*. Ésta es mi receta favorita. Te encantará especialmente cuando hagas limpieza. Es la que suelo tomar cuando ayuno 3 días a base de caldo de huesos.

Pon las verduras, el ajo, los huesos, las hojas de laurel, el romero, la sal y el vinagre en una olla grande. Añade el agua y tapa la olla. Cuando empiece a hervir, reduce el fuego y déjalo cocer 12 horas. Para preparar el caldo en una olla de cocción lenta, consulta la página 228 del libro *The Hormone Fix*.

Utiliza una cuchara para retirar con cuidado la película que pueda haber en la parte superior del caldo. Cuela el caldo y desecha los sólidos. Pruébalo y rectifica de sal.

Variantes: Sustituye los huesos por los de pollo, raspas de pescado o cerdo, o combínalos todos para obtener un caldo muy nutritivo.

En la página siguiente, de izquierda a derecha: Caldo de huesos de cerdo, página 240 • Caldo de huesos de pollo asado, página 241 • Caldo de huesos de ternera de la Dra. Anna, arriba

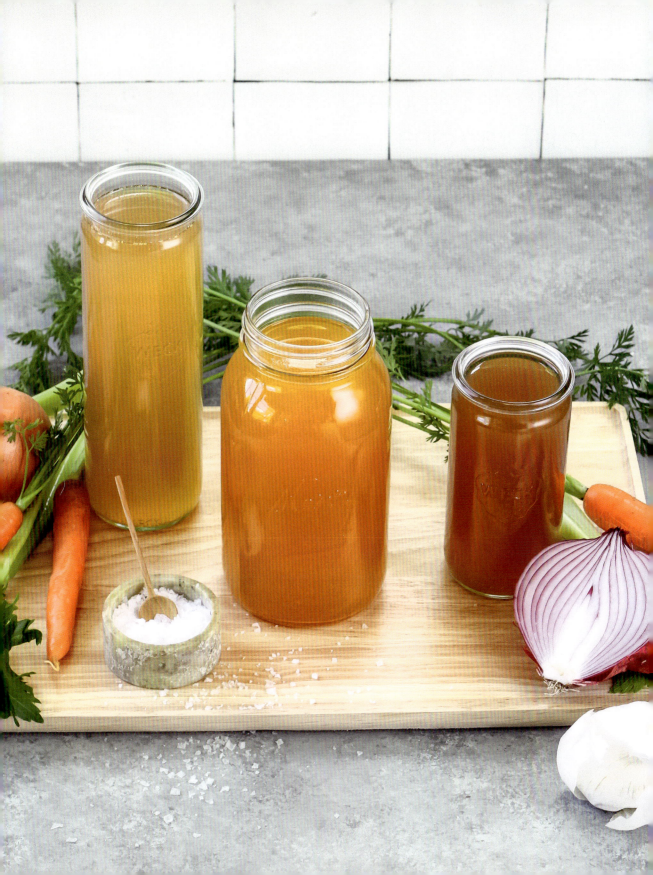

# Caldo de verduras de la Dra. Anna

PARA 3 LITROS

- 1 taza de ramilletes de coliflor
- 1 taza de ensalada de brécol (o tallos de los ramilletes cortados en juliana)
- 3 zanahorias medianas sin pelar en trozos
- 1 cebolla amarilla mediana en trozos
- 1 puerro (parte blanca y verde) en trozos
- 1 manojo de apio, con el tallo y las hojas, cortado en cuartos
- 4 dientes de ajo por la mitad
- ½ manojo de perejil fresco
- 3 hojas de laurel
- 3 a 4 litros de agua filtrada
- 1 cucharadita de sal marina, o más si es necesario

Para las que no coméis carne, este caldo es para vosotras. Y si pones en pausa la carne alguna vez al año, este caldo es ideal. Es muy alcalinizante y sus vitaminas, minerales y antioxidantes nos ayudan en gran medida en esta fase de la vida. Además, es delicioso y se puede utilizar como base para otras sopas veganas.

Pon las verduras, el ajo, el perejil y las hojas de laurel en una olla grande. Añade 3 litros de agua y tapa la olla. Cuando empiece a hervir, reduce el fuego y déjalo cocer 2 horas. (Para preparar el caldo en una olla de cocción lenta, consulta la página 228 del libro *The Hormone Fix*). A medida que el caldo hierve, parte del agua se evapora. Añade más si las verduras empiezan a asomar, porque deben permanecer cubiertas.

Cuela el caldo con un colador de malla gruesa y sálalo al gusto. Dejar enfriar a temperatura ambiente y, a continuación, guárdalo en la nevera o congélalo. (El caldo dura de 5 a 7 días en la nevera o 4 meses en el congelador, en un recipiente hermético).

# Caldo de huesos con ajo asado

PARA 6 A 8 PERSONAS

- 2 cucharadas de aceite de oliva virgen extra
- 1 cebolla mediana en dados
- 1 trozo de jengibre fresco picado (2,5 cm)
- 4 ramitas de tomillo fresco
- 3 hojas de laurel
- 2 litros de caldo de huesos de pollo asado (página 241) u otro caldo de huesos
- 6 dientes de ajo
- 2 zanahorias sin pelar en trozos de 5 cm
- 2 tallos de apio en trozos de 5 cm, incluidas las hojas
- Sal marina y pimienta negra
- ½ taza de perejil fresco picado

Este caldo contiene muchos nutrientes, pero centrémonos en el ajo. Seguramente te habrás dado cuenta de que uso mucho ajo en mis recetas. Hay muchas razones, además del hecho de que sabe muy bien. El médico griego Hipócrates solía recetar ajo para tratar varias enfermedades. Tiene muchas propiedades curativas: puede tratar los resfriados, reducir la presión arterial, ayudar al corazón, desintoxicar el cuerpo, aumentar la capacidad cerebral y, posiblemente, ayudarnos a vivir más tiempo. Por todos estos motivos, me encanta el ajo.

En una sartén pequeña, calienta el aceite de oliva a fuego medio. Después añade la cebolla, el jengibre, el tomillo y las hojas de laurel y rehógalos unos 5 minutos removiendo a menudo, hasta que la cebolla esté tierna.

Pasa la mezcla a una cacerola grande, añade el caldo y el ajo y remuévelo rápidamente. Cuando empiece a hervir, tápalo, reduce el fuego y déjalo cocer 20 minutos.

Retira las hojas de laurel y las ramitas de tomillo. Pasa la sopa por la batidora hasta que quede homogénea (o utiliza una batidora de mano directamente en la olla).

Vuelve a poner el caldo triturado en la cacerola. Añade las zanahorias, el apio y salpimienta al gusto. Déjalo cocer hasta que las verduras estén tiernas. Añade el perejil al final, justo antes de servirlo.

# Sopa de cebolla y caldo de huesos

PARA 4 A 6 PERSONAS

- 1 cucharada de mantequilla o ghee (mantequilla clarificada)
- 1 cucharada de aceite de oliva virgen extra
- 4 cebollas grandes en rodajas finas
- 1 cucharadita de ajo en polvo
- 2 cucharaditas de pimienta negra
- 1 litro de caldo de ternera, pollo, verduras o huesos
- 3 cucharadas de salsa Worcestershire
- Sal marina

Una vez tenía un envase de caldo de huesos de ternera y quise hacer algo diferente. Me encanta la sopa de cebolla francesa y, como tenía un montón de cebollas en la nevera, les di un buen uso y el resultado fue estupendo. Ni siquiera echarás de menos el queso o el pan crujiente que suelen acompañar a la clásica sopa de cebolla francesa

---

En una sartén grande, calienta la mantequilla y el aceite de oliva a fuego medio. Añade las cebollas, el ajo en polvo y la pimienta. Déjalo cocer de 10 a 15 minutos, hasta que las cebollas estén doradas y caramelizadas.

Transfiere las cebollas a una cacerola grande. Añade el caldo, la salsa Worcestershire y sal al gusto. Cuando empiece a hervir, reduce el fuego y déjalo cocer al menos 10 minutos o hasta que las cebollas estén blandas. Mantén la sopa caliente hasta el momento de servirla.

# Sopa mediterránea de limón

PARA 6 A 8 PERSONAS

- 1,5 kg de huesos de ternera para sopa, preferiblemente de pasto
- 1 cebolla grande picada
- 3 litros de agua
- 2 tazas de arroz de coliflor congelado
- ¼ de taza de perejil fresco picado
- ¼ de taza de zumo de limón fresco
- Sal marina y pimienta negra
- Canela molida

De pequeña, todos los inviernos comía sopa de limón con arroz y albóndigas. Esta receta no lleva ni arroz ni albóndigas, pero es igual de sabrosa. De hecho, esta sopa está buenísima sola, pero también puedes usarla como base para crear sopas más sustanciosas. La coliflor y el perejil aumentan sus propiedades desintoxicantes.

Pon los huesos y la cebolla en una olla grande. Añade el agua y tapa la olla. Cuando empiece a hervir, reduce el fuego y déjalo cocer de 6 a 12 horas.

Cuela el caldo con un colador de malla gruesa y sálalo al gusto. Añade el arroz de coliflor y el perejil. Remueve, añade el zumo de limón y déjalo cocer a fuego lento 5 minutos más. Añade sal y pimienta al gusto y decóralo con una pizca de canela.

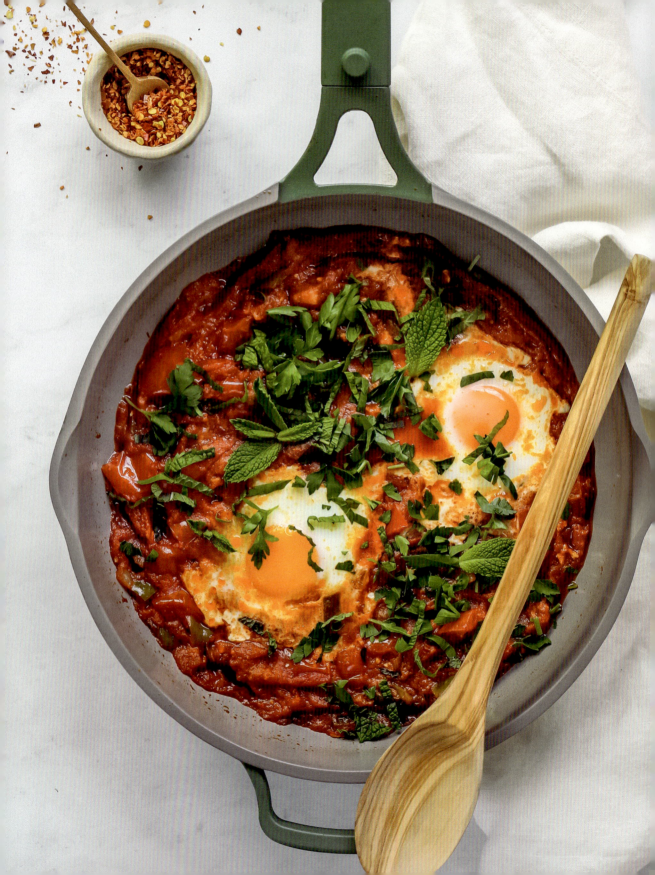

**CAPÍTULO 13**

# Recetas del plan para modificar los carbohidratos

Para ver vídeos de la preparación de algunas de estas recetas, visita dranna.com/menupause-extras

| | | |
|---|---|---|
| 250 Pudin verde de chía | 264 Ensalada de pollo al estragón con manzanas y pecanas | 276 Galletas sin gluten con pepitas de chocolate |
| 253 Desayuno vaquero a la sartén | 266 Boniatos asados dos veces | 279 Parfait de frutas a tu manera |
| 254 Tartaletas de huevos con beicon | 267 *Ensalada de coles de Bruselas | 279 Fudge de chocolate helado |
| 255 *Ensalada de col kale con salmón ahumado y aguacate | 267 Ensalada keto verde todoterreno | 280 Panna cotta de limón |
| 256 Shakshuka *(foto en la página anterior)* | 268 Pilaf de arroz salvaje | 281 Peras escalfadas al riesling |
| 258 Huevos escalfados sobre acelgas | 269 *Chuletas de cordero al cilantro | 282 Bollitos de vainilla e higos con pistachos |
| 259 Sopa campestre de jamón y judías blancas con hojas de mostaza | 271 Pollo con queso de cabra, mermelada de higos y albahaca | 284 Delicia keto de almendra |
| 260 Nachos keto verdes | 272 Salmón al horno con zaatar con puré de alubias al ajo | 287 Mousse de calabaza y mango |
| 263 Bol de quinoa con salmón | 274 Pastel de pavo ranchero | * Estas recetas también pueden utilizarse en otros planes. Encontrarás más información en la página de la receta. |
| | 275 Gambas al cilantro y ajo | |

# DESAYUNOS

## Pudin verde de chía  PARA 2 PERSONAS

- 4 cucharadas de semillas de chía
- 2 tazas de leche de almendras sin azúcar
- 1 o 2 cacitos de Mighty Maca Plus o 1 cucharadita de raíz de maca en polvo
- 1 cucharadita de extracto de vainilla
- ½ taza de arándanos frescos
- ½ taza de aguacate en trozos

Añadir semillas de chía a la dieta es siempre una buena idea. Originarias de México y Guatemala, eran un alimento básico para los antiguos aztecas y mayas. De hecho, chía es una antigua palabra maya que significa «fuerza». Dentro de la diminuta semilla hay mucha fibra, ácidos grasos omega-3, proteínas de alta calidad y varios minerales y antioxidantes esenciales. Se sabe que las semillas de chía mejoran la salud digestiva y reducen el riesgo de sufrir enfermedades cardíacas y diabetes. Esta receta es una forma deliciosa de disfrutar de este poderoso alimento. Sólo debes tener en cuenta que es necesario dejar las semillas en remojo durante al menos 2 horas antes de servir el pudin.

Pon las semillas de chía en la leche de almendras y remuévela 2 o 3 veces en un intervalo de 30 minutos. Métalo en la nevera para que se enfríe durante al menos 2 horas, o toda la noche.

Vierte el pudin de chía en 2 cuencos. Añade la Mighty Maca y la vainilla y mézclalo todo. Cubre cada ración con algunos arándanos, el aguacate y las almendras.

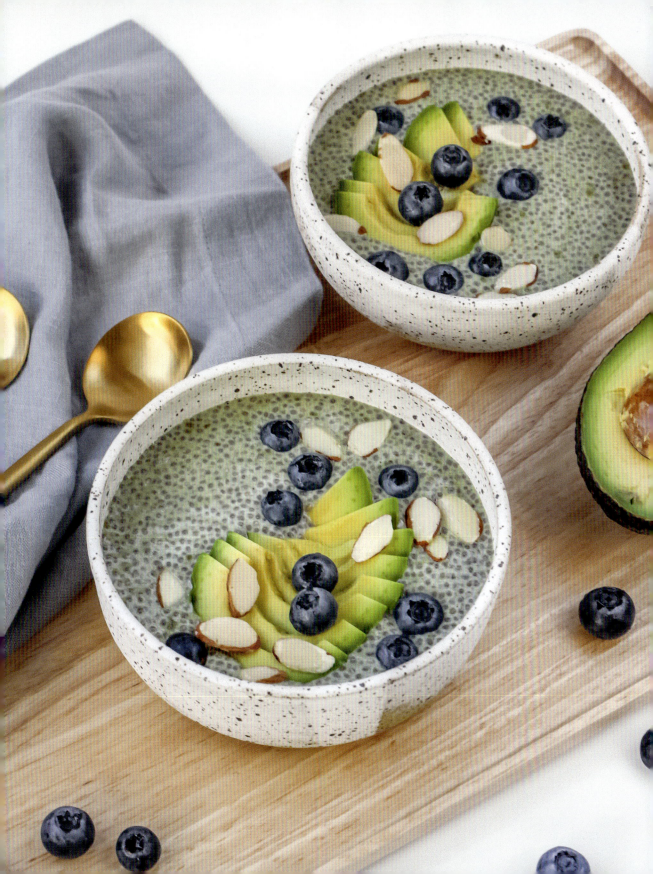

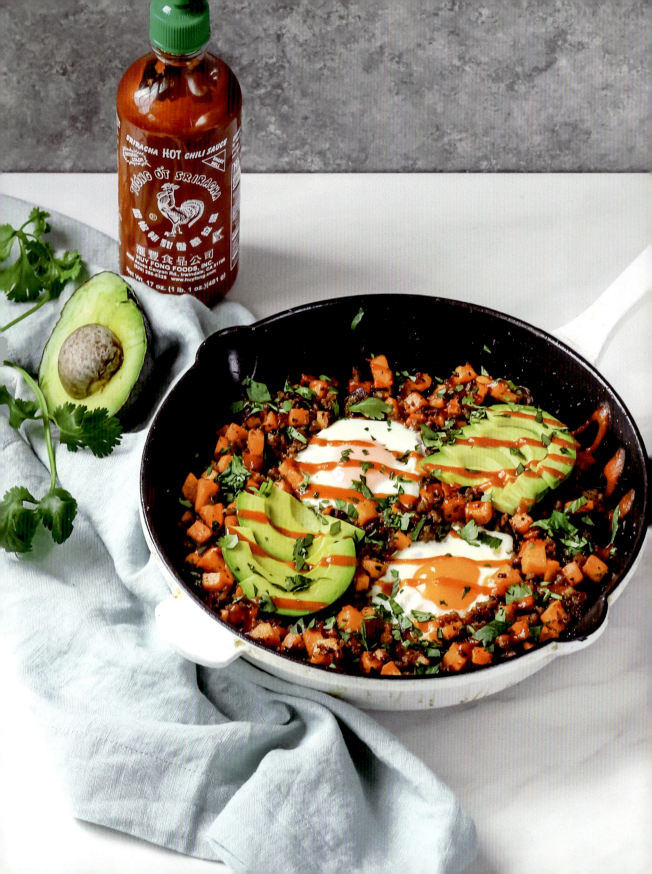

# Desayuno vaquero a la sartén

PARA 2 PERSONAS

- 250 g de carne de salchicha
- 1 boniato pequeño, pelado y en dados
- 2 huevos grandes
- 4 rodajas de aguacate
- 2 cucharaditas de cilantro fresco picado
- Sriracha u otra salsa picante

Soy una gran aficionada a los rodeos. Mi hija pequeña es campeona de carreras de barriles, así que voy mucho. Éste es el desayuno sustancioso que solemos tomar los fines de semana antes de ir. Nos da la resistencia y los nutrientes necesarios para aguantar esos días.

Precalienta el horno a 200 °C.

En una sartén antiadherente, desmenuza la salchicha y dórala unos 8 minutos a fuego medio. Retírala con una espumadera y resérvala en un plato con papel absorbente.

En la misma sartén, pon el boniato y déjalo cocinar unos 5 minutos a fuego medio, hasta que los trozos estén crujientes y cocidos. Vuelve a poner la salchicha en la sartén y mézclalo todo.

Aplasta la mezcla de salchichas en la sartén y utiliza una cuchara de madera para hacer 2 hendiduras o «pocitos». (Si tu sartén no es apta para el horno, pasa primero la mezcla a una cazuela). Echa los huevos en los huecos.

Introduce la sartén en el horno y déjala unos 5 minutos, el tiempo suficiente para que los huevos se hagan. Enciende el grill y ponlo a fuego fuerte. Pon la sartén debajo unos minutos, pero ten cuidado de no dejar que las yemas se endurezcan.

Con una espátula, transfiere la salchicha y los huevos a los platos. Cúbrelos con unas rodajas de aguacate y un poco de cilantro. Sírvelos con salsa Sriracha.

# Tartaletas de huevos con beicon

PARA 2 PERSONAS

- 6 tiras de beicon sin azúcar
- 1 cucharadita de mantequilla o ghee (mantequilla clarificada)
- 2 huevos grandes
- Pimienta negra

Huevos con beicon: uno de mis desayunos keto favoritos. Y aquí tienes una nueva forma de cocinarlos. A medida que vas añadiendo carbohidratos, considera servir estos huevos con una guarnición de avena sin gluten.

Precalienta el horno a 160 °C.

En una sartén grande, fríe el beicon a fuego medio unos 8 minutos, hasta que esté parcialmente cocido pero aún no crujiente. Retíralo y resérvalo en un plato con papel absorbente.

Unta 2 moldes grandes para magdalenas con la mantequilla o el ghee. Corta las tiras de beicon por la mitad. Pon 3 mitades de beicon en el fondo de cada molde y utiliza el resto para forrar los lados. Pon un huevo en cada molde.

Hornéalos de 12 a 18 minutos, hasta que las claras estén completamente hechas y las yemas empiecen a espesarse, pero que no queden duras. Deja enfriar un poco las tartaletas y, a continuación, vuélcalas en los platos. Espolvoréalas con un poco de pimienta y sírvelas.

# Ensalada de col kale con salmón ahumado y aguacate

PARA 2 PERSONAS

- 2 cucharaditas de ajo picado y machacado
- Sal marina
- 2 cucharadas de aceite de oliva virgen extra
- 1 cucharada de vinagre de vino tinto
- Pimienta negra
- 6 tazas de col kale baby
- 170 g de salmón ahumado en tiras
- ½ aguacate maduro en dados
- 2 cucharadas de cebolla roja picada fina
- 2 cucharaditas de alcaparras escurridas

¿Quién dice que no se puede desayunar ensalada? Sí, se puede, y es una de las formas más deliciosas y nutritivas de empezar el día. el elemento principal de esta ensalada es el salmón ahumado, rico en grasas omega-3, que ayudan a aliviar la depresión menopáusica.

Mezcla el ajo y 2 pizcas de sal en un bol mediano. Añade el aceite de oliva, el vinagre y la pimienta y mézclalo todo. Incorpora la col kale y vuelve a remover.

Pon la ensalada de col kale en los platos y cúbrela con el salmón ahumado, el aguacate y la cebolla roja. Añade las alcaparras por encima y ¡a disfrutar!

**OBSERVACIÓN: Esta receta también puede utilizarse en el plan keto verde extremo (sin la pimienta) como desayuno.**

# Shakshuka

PARA 2 PERSONAS

- 1 cucharada de aceite de oliva virgen extra
- ¼ de taza de cebolla picada
- ½ pimiento verde sin semillas picado
- 1 cucharadita de ajo picado
- ¼ de cucharadita de cilantro molido
- ¼ de cucharadita de pimentón
- ⅛ de cucharadita de comino molido
- Una pizca de copos de pimientos secos
- Sal marina y pimienta negra
- 2 tomates maduros grandes picados
- 2 cucharadas de salsa de tomate
- 2 huevos grandes
- 1 cucharada de perejil fresco picado
- 1 cucharada de menta fresca picada

¿Nunca has oído hablar del shakshuka? Me complace presentártelo. Es un delicioso desayuno de Oriente Medio, nutritivo y saciante. ¡Te encantará! Además, contiene ciertas especias (comino, hinojo, cilantro y menta) que alivian los trastornos digestivos, que suelen aparecer durante la menopausia, como los gases y la hinchazón. Puedes servir este plato con tu pan favorito, si quieres.

Calienta el aceite de oliva en una sartén mediana a fuego medio-alto. Añade la cebolla, el pimiento, el ajo, el cilantro, el pimentón, el comino, los copos de pimiento rojo y sal y pimienta al gusto. Rehógalo unos 5 minutos, removiendo de vez en cuando, hasta que las verduras se hayan ablandado.

Añade los tomates frescos y la salsa de tomate. Tapa la sartén, baja el fuego a medio y deja cocer la mezcla unos 15 minutos. Destapa y déjala cocinar un poco más, para que se reduzca y se espese un poco.

Con una cuchara de madera, haz 2 hendiduras o «pocitos» en la mezcla. Rompe suavemente un huevo en cada una. Baja el fuego, tapa la sartén y déjalo cocinar de 2 a 3 minutos, hasta que las claras estén hechas pero las yemas queden blandas. Destapa y espolvorea el perejil y la menta antes de servir.

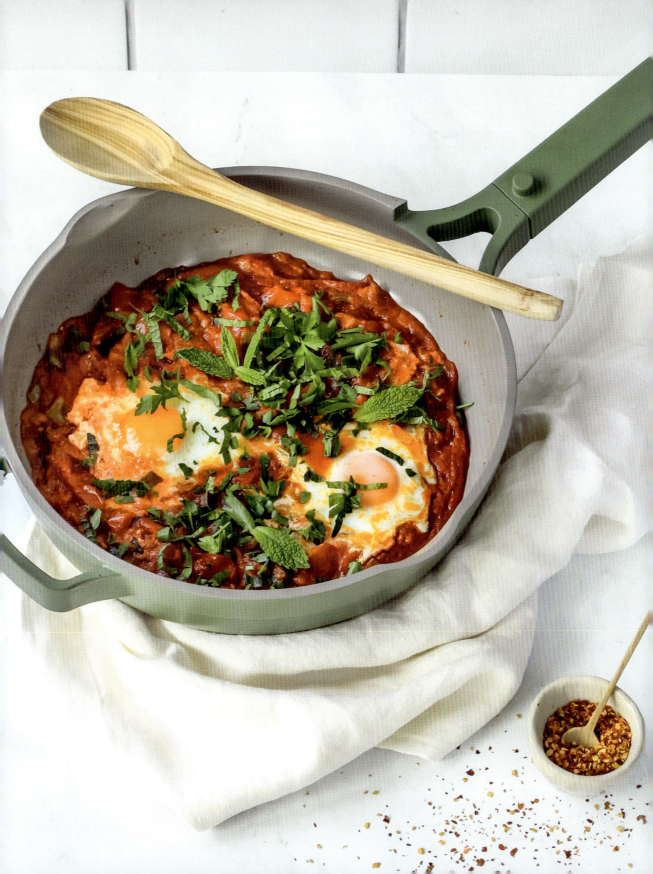

# Huevos escalfados sobre acelgas

PARA 2 PERSONAS

- 2 cucharadas de aceite de oliva virgen extra, un poco más para rociar
- 4 dientes de ajo picados
- 500 g de acelgas arcoíris, los tallos picados finos y las hojas cortadas en tiras de 1 cm
- 1 cucharadita de pimienta con limón
- ¼ de taza de almendras fileteadas
- ½ limón en gajos
- 2 huevos grandes, escalfados o fritos, mantenidos calientes

Está bien –de hecho, es una gran idea– tomar huevos con verduras para desayunar. Me encantan las acelgas; son más suaves que las espinacas y muy nutritivas: una fuente excelente de vitaminas K, A y C, y de magnesio, potasio y hierro, minerales que van bien para el corazón. Aquí utilizo tanto las hojas de la acelga como los tallos, que suelen desecharse.

Calienta el aceite de oliva en una sartén mediana a fuego medio. Añade el ajo y fríelo unos 30 segundos, hasta que aromatice el aceite. Añade las acelgas y la pimienta con limón y sube el fuego a medio-alto. Tapa la sartén y deja cocinar las acelgas entre 2 y 3 minutos, removiendo de vez en cuando, hasta que estén tiernas.

Añade las almendras, reparte las acelgas en 2 platos y exprime un gajo de limón sobre cada ración. Cúbrelas con un huevo cocinado y riégalas con un poco más de aceite de oliva antes de servirlas.

# ALMUERZOS

## Sopa campestre de jamón y judías blancas con hojas de mostaza
PARA 2 PERSONAS

- 1 cucharada de aceite de oliva virgen extra
- 250 g de jamón curado en lonchas, cinta de lomo u otro jamón, sin grasa y cortado en dados
- ½ taza de cebolla picada
- 1 cucharadita de ajo picado
- 3 ramitas de tomillo fresco
- 1 lata (500 g) de alubias cannellini escurridas
- 2 tazas de caldo de pollo
- 1 bolsa (500 g) de hojas de mostaza sin tallo
- Sal marina y pimienta negra

No se me ocurre una sopa más reconfortante que una que esté hecha con jamón curado. Su rico sabor ahumado queda muy bien con las alubias y las hojas de mostaza. Es un plato estupendo, que aporta muchos nutrientes y alcalinidad.

Calienta el aceite de oliva en una olla grande a fuego medio. Añade el jamón y fríelo de 8 a 10 minutos, hasta que empiece a dorarse. Con una espumadera, pásalo a un bol mediano.

Añade la cebolla, el ajo y el tomillo a la olla. Remueve bien y rehógalos de 6 a 8 minutos, hasta que estén transparentes pero no dorados. Añade las alubias y el caldo. Cuando empiece a hervir, reduce el fuego y déjalo cocer 1 hora.

A continuación, añade el jamón y las hojas de mostaza, y déjalo cocer a fuego lento de 6 a 8 minutos, hasta que las hojas de mostaza estén tiernas. Añade sal y pimienta al gusto y sírvela.

# Nachos keto verdes  PARA 2 PERSONAS

**Para la salsa de queso vegano**
- ½ taza de anacardos crudos
- ½ taza de tomates en cubos con chiles verdes
- 2 cucharadas de agua
- 1 cucharada de zumo de limón
- 1½ cucharadas de levadura nutricional
- 1 cucharadita de cebolla en polvo
- ½ cucharadita de cúrcuma
- ½ cucharadita de comino
- ¼ de cucharadita de sal

**Para los nachos**
- 2 cucharadas de aceite de aguacate o de oliva virgen extra
- ½ taza de pimiento picado (de cualquier color)
- 1 taza de pechuga de pollo cocida desmenuzada
- 2 o 3 cucharadas de salsa a tu elección
- 1 calabacín grande en rodajas
- 1 taza de hojas verdes picadas (lechuga, espinacas, col kale, etc.)
- ½ pepino mediano picado
- 1 tomate mediano maduro picado
- ½ taza de guacamole preparado
- Cilantro fresco
- Gajos de lima

He introducido algunos cambios con respecto a la receta tradicional para que no tenga problemas nutricionales y siga siendo deliciosa. Los anacardos sustituyen a la salsa de tomate y al queso, y las rodajas de calabacín a las patatas fritas para reducir los carbohidratos. La especia clave es la cúrcuma, un potente antinflamatorio. La inflamación tiende a aumentar durante la menopausia, y la cúrcuma puede ayudar a reducirla.

**Prepara el queso vegano:** pon los anacardos en un cazo pequeño y cúbrelos con agua. Cuando hiervan, retíralos del fuego y tapa el cazo. Déjalos reposar unos 15 minutos, escurre el agua y pon los anacardos en una batidora.

Añade los tomates cortados en dados con los chiles verdes, el agua, el zumo de limón, la levadura nutricional, la cebolla en polvo, la cúrcuma, el comino y la sal, y bate hasta obtener una salsa homogénea. Añade más agua para diluir la salsa si es necesario. Utiliza de ½ a 1 taza de la salsa de queso para los nachos y guarda el resto en un tarro en la nevera.

**Prepara los nachos:** calienta 1 cucharada de aceite de aguacate en una sartén mediana a fuego medio. Añade el pimiento y rehógalo unos 3 minutos, hasta que empiece a ablandarse. Añade el pollo y la salsa y cocínalo a fuego lento hasta que esté bien caliente. Pásalo a un bol y mantenlo caliente.

Añade el aceite de aguacate restante a la sartén y ponla de nuevo a fuego medio. Añade rodajas de calabacín y rehógalas unos 3 minutos, hasta que estén tiernas pero firmes. Reparte las rodajas en 2 platos. Cúbrelas con la mezcla de pollo.

Calienta la salsa de queso en un cazo pequeño a fuego medio y viértela sobre los nachos. Cúbrelos con las verduras picadas, el pepino, el tomate y el guacamole. Decóralos con cilantro fresco y gajos de lima y sírvelos enseguida.

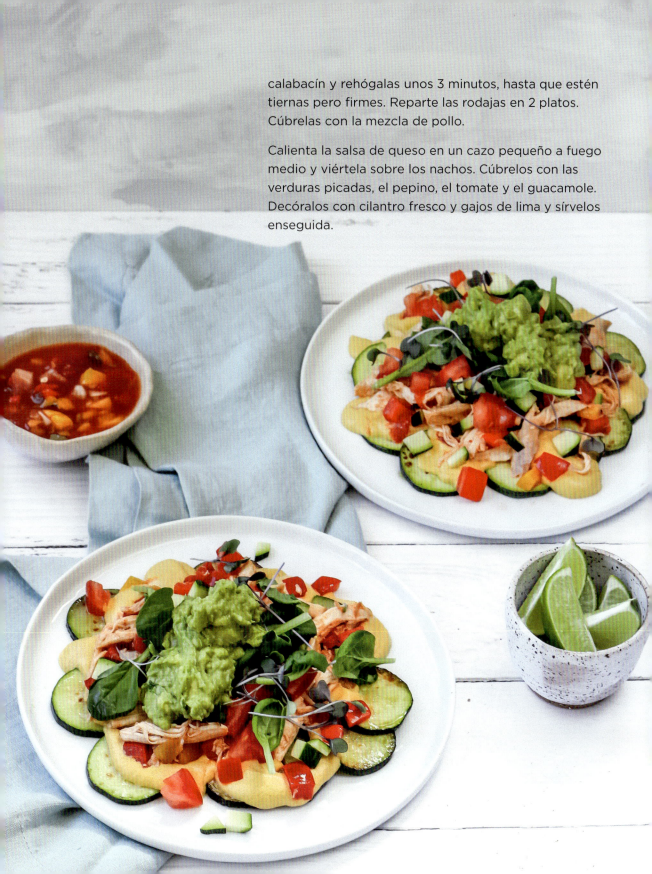

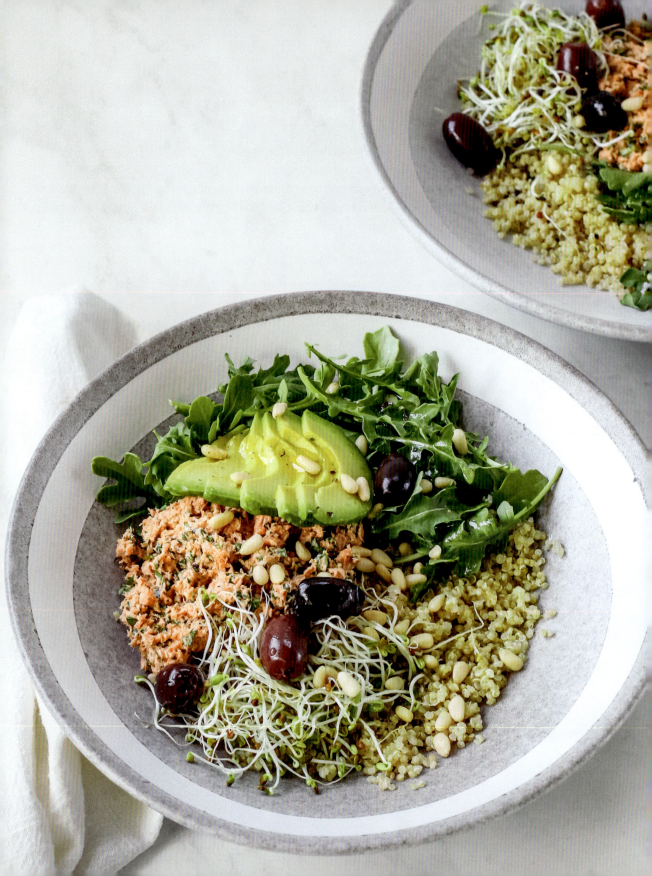

# Bol de quinoa con salmón

PARA 2 PERSONAS

- 1 lata (170 g) de salmón, preferiblemente salvaje
- 1½ cucharadas de veganesa
- ¼ de taza de cilantro fresco picado
- 1 cucharadita de comino molido
- 2 cucharadas de aceite de oliva virgen extra
- Zumo de 1 limón
- ¼ de cucharadita de pimienta negra
- 1 taza de quinoa cocida (sigue las instrucciones del paquete)
- ½ taza de aguacate en dados
- ⅓ de taza de brotes de soja
- ¼ de taza de piñones
- 1 taza de rúcula fresca picada
- 8 aceitunas kalamata sin hueso

Este tipo de platos no sólo son fáciles de preparar, sino que también resultan prácticos porque puedes llevártelos al trabajo. Uno de los ingredientes clave es la quinoa, un superalimento rico en proteínas.

En un bol pequeño, mezcla el salmón, la veganesa, el cilantro y el comino.

En otro bol pequeño, mezcla el aceite de oliva, el zumo de limón y pimienta negra al gusto.

Reparte la quinoa en 2 cuencos y añade la mezcla de salmón encima. Cúbrelo con el aguacate, los brotes de soja, los piñones, la rúcula y las aceitunas. Riégalo con la mezcla de aceite de oliva y limón y ya puedes servirlo.

# Ensalada de pollo al estragón con manzanas y pecanas

PARA 2 PERSONAS

- 2 cucharadas de sal marina
- 2 tazas de agua
- 2 pechugas de pollo deshuesadas y sin piel (de 170 a 225 g)
- ¼ de taza de veganesa
- 2 cucharaditas de estragón seco
- 1 manzana pequeña, pelada, sin corazón y cortada en dados (¾ de taza)
- 1 cucharadita de ralladura de limón
- Zumo de 1 limón
- ¼ de taza de nueces pecanas tostadas picadas
- ¼ de cucharadita de pimienta negra

El estragón aporta un delicado toque de regaliz a los platos y, además, tiene algunos beneficios sorprendentes para la salud. Uno es que reduce el azúcar en sangre y aumenta la sensibilidad a la insulina, algo importante durante la menopausia, ya que los problemas de insulina pueden causar sofocos.

Disuelve 1 cucharada de sal en 1 taza de agua. Introduce las pechugas de pollo en la salmuera y déjalas en remojo de 15 a 30 minutos.

Añade la taza de agua y la cucharada de sal restantes en una sartén honda mediana.

Cuando empiece a hervir, saca el pollo de la salmuera, sécalo y ponlo en la sartén. Si el agua no lo cubriera, añade un poco más. Tapa la sartén y cocina el pollo a fuego lento de 15 a 20 minutos, hasta que esté bien hecho. Compruébalo cortando una pechuga: no debe tener color rosado. Reserva el pollo en un plato.

Córtalo en trozos pequeños, desechando cualquier resto de grasa o tendón.

En un cuenco mediano, mezcla la veganesa, el estragón, la manzana, la ralladura de limón, el zumo de limón, las nueces y la pimienta. Añade el pollo, remuévelo para que quede totalmente cubierto y déjalo enfriar 30 minutos antes de servirlo.

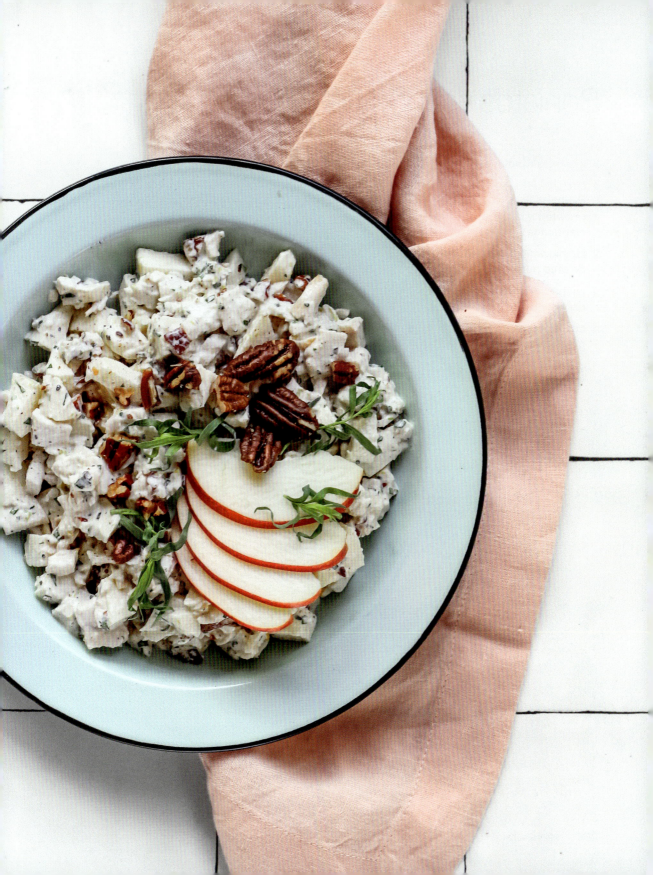

# Boniatos asados dos veces

PARA 2 PERSONAS

- 2 boniatos medianos
- 4 cucharaditas de mantequilla o ghee (mantequilla clarificada)
- 2 cucharadas de sirope de arce puro
- 1 cucharadita de extracto de vainilla
- 4 cucharaditas de nueces pecanas picadas
- 1 cucharada de azúcar de coco

Los boniatos son mis carbohidratos favoritos. Están deliciosos solos, pero también puedes aderezarlos, como en esta receta. Contienen muchas vitaminas, fibra y minerales. Además, a diferencia de las patatas blancas, se digieren lentamente, por lo que su impacto en los niveles de azúcar en sangre es mínimo. Y no olvides que la vitamina A que contienen es beneficiosa para la lubricación vaginal. También ayudan a dormir bien.

Precalienta el horno a 175 °C.

Envuelve los boniatos en papel de aluminio y hornéalos 1 hora, hasta que estén blandos. Sácalos del horno, pero déjalo encendido.

Deja que los boniatos se enfríen un poco y retira el papel de aluminio. Córtalos por la mitad a lo largo, saca la pulpa y ponla en un bol pequeño. Añade 2 cucharaditas de mantequilla, el sirope de arce y la vainilla. Tritúralos bien y, a continuación, vierte la mezcla en las pieles.

Derrite las 2 cucharaditas de mantequilla restantes en un cazo pequeño o en el microondas. En un bol pequeño, mezcla las pecanas, el azúcar de coco y la mantequilla derretida. Cubre los boniatos con esta mezcla y vuélvelos a meter en el horno unos 5 minutos, hasta que estén bien calientes.

# Ensalada de coles de Bruselas

PARA 2 PERSONAS

Aquí tienes otra combinación de coles de Bruselas y rábanos, esta vez en una deliciosa ensalada junto con la col kale, un superalimento que la convertirá en un plato lleno de nutrientes. Las tres verduras son desintoxicantes y ayudan a deshacerse del exceso de estrógenos y así conseguir un mejor equilibrio hormonal.

- 1 taza de coles de Bruselas en juliana
- 1 taza de col kale en juliana
- ¼ de taza de cebolla picada
- 2 cucharaditas de almendras picadas
- 2 rábanos en rodajas finas
- 2 o 3 cucharadas de aceite de oliva virgen extra
- 1 cucharada de vinagre balsámico sin azúcar
- Sal marina y pimienta negra

Mezcla las coles de Bruselas, la col kale, la cebolla, las almendras y los rábanos en un bol mediano. Añade el aceite de oliva y el vinagre y mézclalo todo. Añade sal y pimienta al gusto y sirve.

**OBSERVACIÓN:** Esta receta también puede utilizarse en el plan keto verde desintoxicante a base de plantas.

# Ensalada keto verde todoterreno

PARA 2 PERSONAS

Esta ensalada puedes adaptarla a tu gusto. He hecho una lista con los mejores ingredientes, todo lo que tienes que hacer es seleccionar los que más te gusten en las cantidades que quieras ¡y listo! Las verduras y los frutos secos equilibran las hormonas y las proteínas queman grasas.

- Un puñado grande de mézclum, espinacas frescas o col kale
- Tomate maduro en rodajas
- Pepino en rodajas
- Brotes de soja
- Semillas de girasol
- Almendras fileteadas
- Salmón o pollo escalfados, atún o sardinas en lata, huevos duros u otra proteína que prefieras
- Aceite de oliva virgen extra
- El vinagre que prefieras

En un bol mediano, mezcla las hojas, el tomate y el pepino y, a continuación, colócalos en los platos. Puedes cubrirlo con brotes de soja, semillas de girasol, o almendras fileteadas. Pon encima la proteína que prefieras y rocíalo un poco de aceite de oliva y vinagre.

# CENAS

## Pilaf de arroz salvaje  PARA 2 A 3 PERSONAS

- ½ taza de arroz salvaje
- ½ taza de arroz integral de grano largo
- 2 cucharaditas de aceite de coco
- ¼ de taza de cebolla picada fina
- ¼ de taza de apio picado fino
- ¼ de taza de zanahoria rallada
- ¼ de taza de setas frescas en dados (opcional)
- ¼ de taza de nueces pecanas picadas o almendras en tiras (opcional)
- ¼ de cucharadita de tomillo, romero y salvia molidos
- ½ cucharadita de sal marina
- ½ cucharadita de pimienta negra
- 2 tazas de caldo de pollo

Es una guarnición riquísima y fuente de carbohidratos de los buenos –arroz salvaje y arroz integral–, ambos ricos en fibra, vitaminas del grupo B y, por supuesto, sabor. A la mezcla se le añaden setas (siempre deliciosas con arroz); zanahorias ricas en vitamina A; apio, que tiene mucha fibra, y hierbas alcalinas. Todos estos ingredientes son complementos típicos del arroz pilaf. Observación: puedes utilizar arroz de coliflor si deseas reducir los carbohidratos.

En cuencos separados, cubre el arroz salvaje y el integral con agua. Déjalos en remojo 4 horas o toda la noche. Enjuaga el arroz después.

Calienta el aceite de coco en una olla media a fuego medio-alto. Añade la cebolla, el apio, la zanahoria, las setas y las nueces y espolvorea el tomillo, el romero y la salvia. Añade sal y pimienta y rehógalo unos 5 minutos, hasta que las verduras empiecen a ablandarse.

Añade ambos arroces y remuévelo bien otro minuto. A continuación, añade el caldo y llévalo a ebullición. Remueve, baja el fuego, tapa la olla y déjalo cocer a fuego lento unos 50 minutos, hasta que los dos tipos de arroz estén hechos. Remuévelo con un tenedor para que el arroz quede suelto y sírvelo.

# Chuletas de cordero al cilantro

PARA 2 PERSONAS

- 6 chuletas de cordero
- 1 cucharada de semillas de cilantro (o cilantro molido)
- 2 cucharaditas de sal marina
- 2 cucharaditas de pimienta negra en grano o molida
- 1 cucharada de aceite de oliva virgen extra

He aquí una manera increíblemente fácil de preparar chuletas de cordero: sólo hay que dorarlas en una sartén con unas cuantas especias. Las protagonistas son las semillas de cilantro, que aumentan el metabolismo, regulan el azúcar en sangre y mejoran la función inmunitaria. Sencillo, pero ¿a qué saben? Tienen un sabor fuerte pero dulce, perfecto para chuletas de cordero.

Una hora antes de cocinarlas, deja las chuletas a temperatura ambiente.

Con un mortero o un molinillo de especias, mezcla y muele las semillas de cilantro, la sal y los granos de pimienta. Unta las chuletas por ambos lados con la mezcla de especias.

Calienta el aceite de oliva en una sartén de hierro fundido mediana a fuego medio-alto, pero sin que llegue a humear. Pon las chuletas y saltéalas unos 2 minutos de cada lado para que queden poco hechas, o 3 o 4 minutos para que queden bien hechas, dejando que se forme una bonita costra. Retíralas de la sartén y déjalas reposar 5 minutos. Sírvelas regadas con el jugo de la sartén.

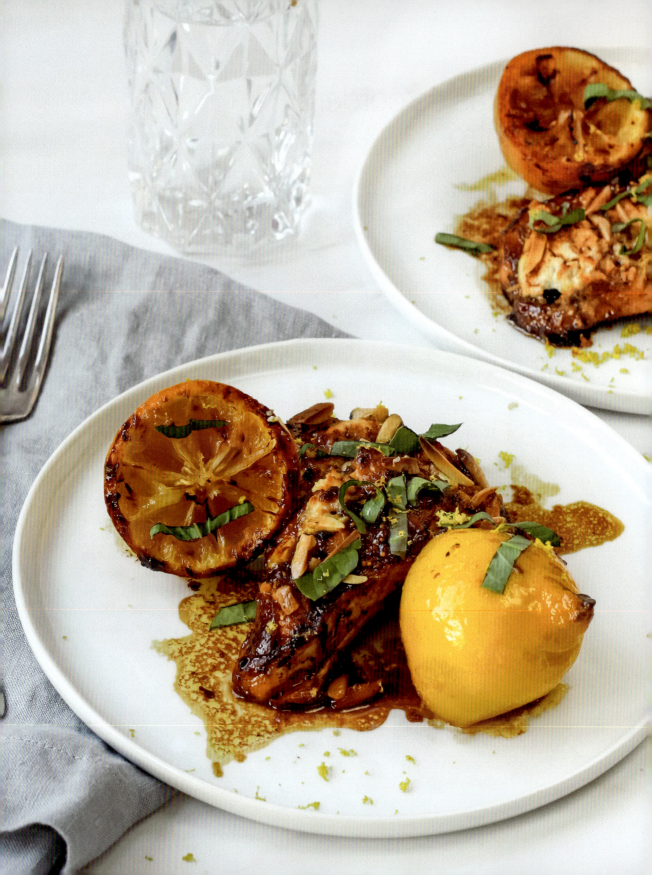

# Pollo con queso de cabra, mermelada de higos y albahaca PARA 2 PERSONAS

- 2 filetes de pollo, de 100 a 170 g cada uno
- 1 cucharadita de sal marina
- 1 cucharadita de pimienta negra
- 1 cucharadita de romero fresco picado
- 1 cucharada de mantequilla o ghee (mantequilla clarificada)
- 1 cucharada de aceite de oliva virgen extra
- 1 tarro de mermelada: higos, albaricoque o frambuesa (250 g)
- 1 rulo (100 g) de queso de cabra (lee la observación)
- ¼ de taza de almendras fileteadas
- ½ taza de vino blanco seco
- 2 limones cortados por la mitad
- ¼ taza de hojas de albahaca fresca en juliana
- Ralladura de 2 limones

**OBSERVACIÓN:** Omite el queso de cabra si no consumes lácteos.

Los higos se consideran el «alimento de los dioses», y con razón. Son jugosos, deliciosos y están llenos de fibra. Esta receta combina hierbas alcalinas, almendras ricas en proteínas y un poco de lácteos en forma de queso de cabra, que es más fácil de digerir que el de vaca u oveja. Además, aporta probióticos beneficiosos para el intestino. No utilizarás toda la mermelada de higos ni todo el queso de cabra de la receta, ¡así tienes un motivo para volverla a hacer!

Precalienta el horno a 220 °C. Sitúa la rejilla cerca de la parte superior del horno.

Calienta a fuego bajo una sartén apta para el horno grande (si no tienes, utiliza una sartén antiadherente grande y transfiere el pollo a una cazuela antes de meterla en el horno).

Sazona ambos lados de los filetes con sal, pimienta y romero. Pon el aceite de oliva y la mantequilla en la sartén y caliéntalo hasta que chisporrotee, pero que no llegue a humear. Añade los filetes de pollo y saltéalas unos 3 minutos de cada lado, hasta que se doren.

Cubre los filetes con 1 o 2 cucharadas de la mermelada de higos, 1 o 2 cucharadas de queso de cabra y 1 o 2 cucharadas de almendras.

Añade el vino y coloca las mitades de limón junto a los filetes. Lleva la sartén al horno y hornéala de 7 a 10 minutos, hasta que el queso se derrita y el pollo esté bien hecho.

Sirve los filetes decorados con la albahaca, la ralladura de limón y las mitades de limón a un lado.

# Salmón al horno con zaatar con puré de alubias al ajo

PARA 2 PERSONAS

- 2 filetes de salmón de 100 a 170 g (preferiblemente salvaje)
- 2 cucharadas de aceite de oliva virgen extra
- Sal marina y pimienta negra
- 3 cucharadas de zaatar
- 2 cucharadas de mantequilla o ghee
- 1 diente de ajo machacado
- Ralladura de 1 limón
- 1 lata de alubias rojas, escurridas y enjuagadas (500 g)
- 2 cucharadas de agua, o más si es necesario
- 1 limón en gajos

Utilizo zaatar a menudo en mi cocina. Esta mezcla de especias de Oriente Medio suele contener tomillo seco, orégano, zumaque y semillas de sésamo. Todas estas especias contienen fitonutrientes valiosos para la armonía hormonal. Este plato es sencillo, picante, ácido y tiene sabor a nuez.

Precalienta el horno a 200 °C.

Pon los filetes de salmón en una bandeja de horno con la piel hacia abajo. Rocíalos por ambos lados con el aceite de oliva y salpimiéntalos al gusto. Espolvorea el zaatar sobre el pescado, cubriendo toda la superficie. Hornea los filetes de 11 a 13 minutos, hasta que estén bien hechos.

Mientras tanto, derrite la mantequilla en una sartén mediana a fuego lento. Saltea el ajo y la ralladura de limón unos minutos. Añade las alubias, el agua, ½ cucharadita de sal y ¼ de cucharadita de pimienta. Remuévelo hasta que las alubias estén bien calientes y, a continuación, machácalas en la sartén con un tenedor o un prensador. Si la mezcla parece seca, añade un poco más de agua.

Reparte la mezcla de alubias en los platos donde vayas a servir la comida. Pon encima los filetes de pescado y los gajos de limón a un lado.

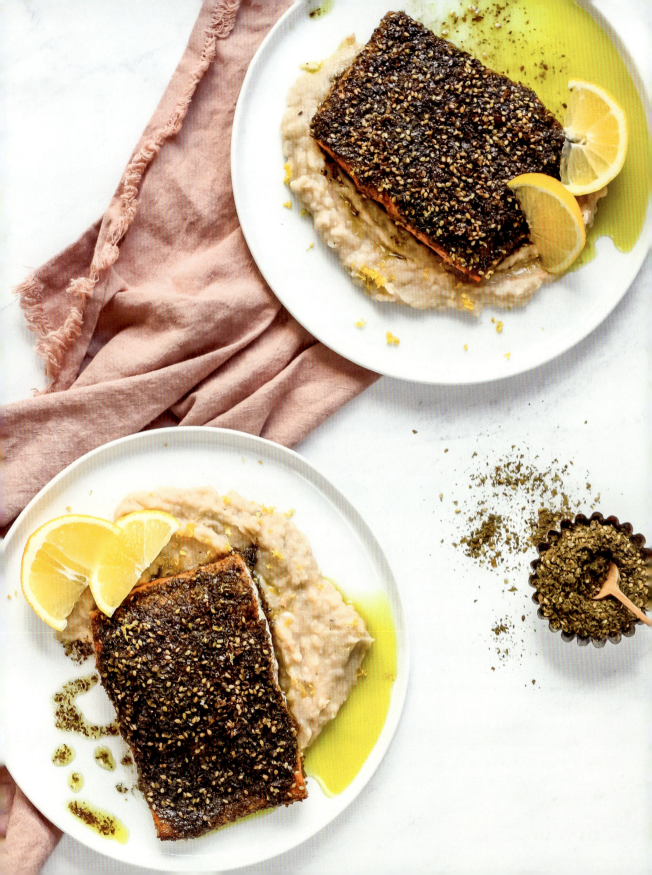

# Pastel de pavo ranchero

PARA 6 PERSONAS

**Para el pastel de carne**
- 2 cucharadas de mantequilla o ghee (mantequilla clarificada)
- 1 cebolla pequeña picada
- 1 o 2 dientes de ajo picados
- 2 puñados grandes de espinacas frescas picadas
- Sal marina y pimienta negra
- 700 g de pavo picado (moderadamente magro)
- 2 huevos grandes
- ¼ de taza de harina de almendra
- ½ cucharadita de cebolla en polvo
- ½ cucharadita de ajo en polvo
- ½ cucharadita de pimentón
- 1 cucharada de mostaza marrón picante

**Para la salsa ranchera**
- ½ taza de mayonesa o veganesa
- 3 cucharadas de crema de coco
- ½ cucharadita de ajo en polvo
- ½ cucharadita de cebolla en polvo
- 2 cucharaditas de cebollino seco
- ¼ de cucharadita de eneldo seco
- 1 cucharadita de zumo de limón fresco
- ⅛ a ¼ de cucharadita de sal marina, o más si es necesario

Me encanta hacer pastel de carne porque es a la vez versátil y poco exigente. Muchas veces utilizo lo que tengo a mano, pero siempre dándole un toque saludable, y esta receta es un buen ejemplo. Lleva espinacas escondidas, por si en tu familia hay alguien que las odia. Utilizo harina de almendras como aglutinante para que la receta no contenga gluten y sea fácil de digerir. Las sobras se conservan en la nevera durante tres días, bien envueltas.

**Prepara el pastel de carne:** Precalienta el horno a 175 °C. Unta un molde para pan de 22 por 12 cm con un poco de mantequilla.

Calienta el resto de mantequilla en una sartén grande a fuego medio. Añade la cebolla y el ajo y rehógalos unos 3 minutos, hasta que estén transparentes. Agrega las espinacas y déjalas cocinar unos 5 minutos, hasta que estén tiernas. Espolvorea un poco de sal. Déjalo enfriar a temperatura ambiente.

En un bol grande, mezcla el pavo, los huevos, la harina de almendras, ¾ de cucharadita de sal, ⅛ de cucharadita de pimienta, la cebolla y el ajo en polvo, el pimentón y la mostaza. Remueve y añade las espinacas.

Rellena el molde para pan con la mezcla, redondeando un poco la parte superior. Hornéalo de 45 a 50 minutos, hasta que el centro esté hecho (ya no esté rosado y los jugos salgan transparentes). Deja reposar el pastel unos 10 minutos.

**Prepara la salsa ranchera:** Mezcla todos los ingredientes para la salsa.

Cuando esté listo para servir, corta el pastel de carne en el molde. Vierte la salsa sobre las rebanadas y ¡ya puedes servirlo!

# Gambas al cilantro y ajo  PARA 2 PERSONAS

**Para la mezcla de especias**

- 1½ tazas de cilantro fresco picado
- 4 o 5 dientes de ajo
- 1 trozo de jengibre fresco (0,5 cm)
- 1 chile serrano
- 1 cucharadita de comino molido
- 1 cucharadita de cilantro molido
- 1 cucharadita de cúrcuma molida
- ½ cucharadita de pimienta negra
- Sal marina

**Para las gambas**

- 1 cucharada de mantequilla o ghee (mantequilla clarificada)
- 1 cebolla mediana picada fina
- 1½ cucharaditas de harina de almendra
- 1 taza de agua
- 2 tomates maduros pequeños picados
- 2 tazas de espinacas frescas picadas
- 2 tazas de col kale fresca picada
- 200 g de gambas peladas y desvenadas (de cualquier tamaño)

Éste es otro de mis platos favoritos de gambas. Tiene un montón de ingredientes deliciosos, pero es rápido de preparar. Las hierbas y las verduras son muy alcalinas, y tu cuerpo te lo agradecerá. Puedes servirlo con arroz de coliflor, arroz integral o quinoa.

**Prepara la mezcla de especias:** Pon todos los ingredientes en una batidora y bátelos bien.

**Prepara las gambas:** Calienta la mantequilla en una sartén grande a fuego medio. Añade la cebolla y rehógala unos 3 minutos, hasta que esté transparente. Añade la mezcla de especias y remueve hasta que estén perfumadas.

Añade la harina de almendras, el agua, los tomates, las espinacas, la col kale y las gambas. Déjalo cocinar unos 5 minutos, hasta que las verduras estén tiernas y las gambas estén opacas. ¡Ya puedes servirlo!

# DULCES

## Galletas sin gluten con pepitas de chocolate PARA 2 DOCENAS

- 2½ tazas de harina de almendra
- ¼ de cucharadita de sal marina
- ¼ de cucharadita de bicarbonato sódico
- 1 taza de pepitas de chocolate con estevia
- 2 huevos grandes
- ½ taza (1 barra) de mantequilla derretida y ligeramente fría
- 1 cucharada de extracto de vainilla
- ½ taza de miel cruda o néctar de coco

¡Hablando de alimentos reconfortantes! Las galletas con pepitas de chocolate definitivamente lo son, sobre todo por el aroma que desprenden cuando las sacas del horno. Las pepitas endulzadas con estevia ayudan a reducir el contenido de azúcar.

Precalienta el horno a 175 °C. Cubre una bandeja para hornear con papel de horno.

En un bol grande, mezcla la harina de almendras, la sal, el bicarbonato y las pepitas de chocolate.

En un bol pequeño, mezcla los huevos, la mantequilla derretida, la vainilla y la miel. Añade los ingredientes húmedos a los secos y mézclalos bien.

Forma bolas de 2,5 cm con la masa y ponlas en la bandeja para hornear, dejando un espacio de 2,5 cm entre ellas. Presiona ligeramente las bolas para aplanarlas. Hornéalas de 15 a 17 minutos, hasta que estén firmes. Déjalas enfriar un poco en la bandeja y, a continuación, ponlas en una rejilla para que se enfríen por completo.

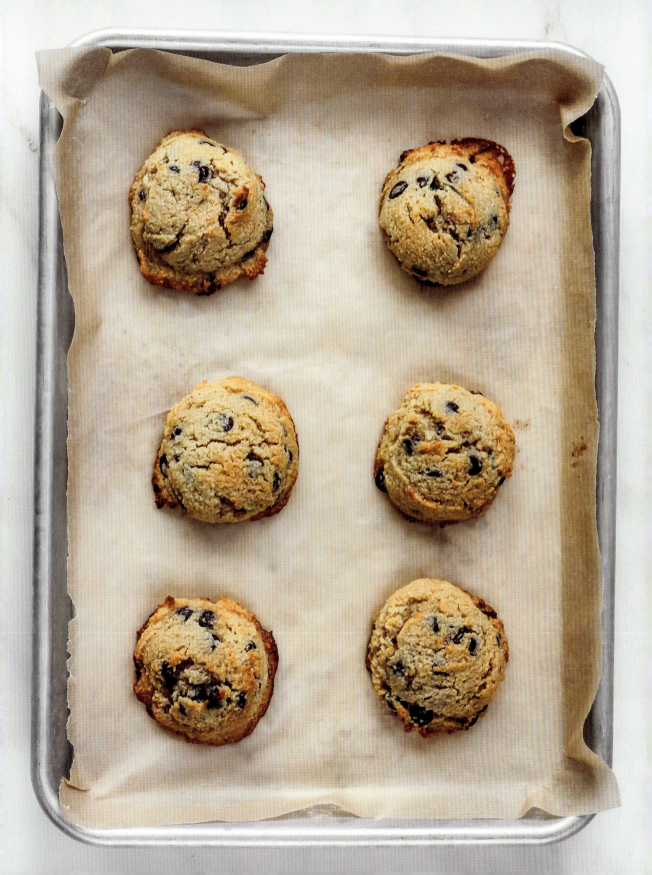

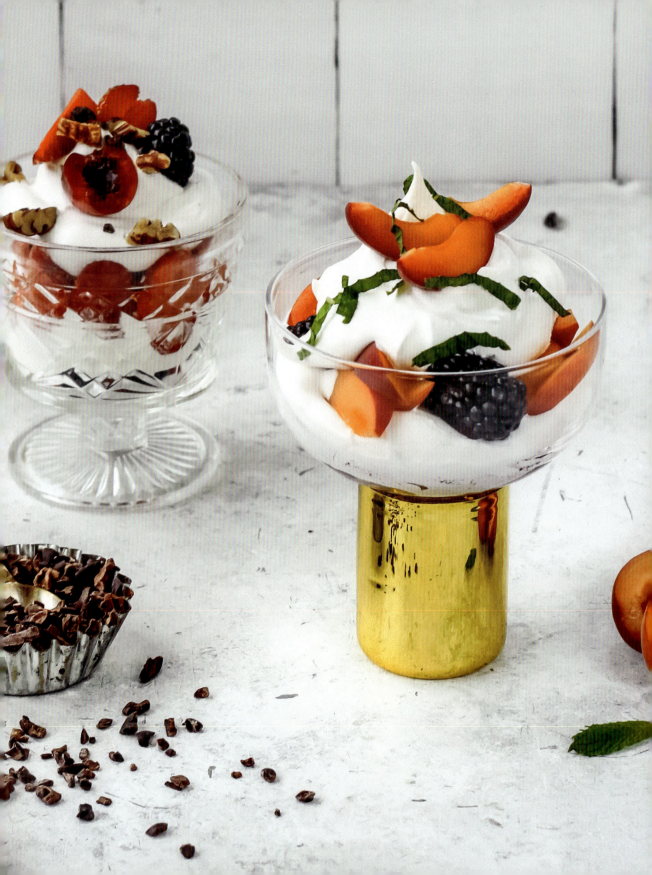

# Parfait de frutas a tu manera

PARA 2 PERSONAS

Este parfait te da la libertad de elegir las frutas y los ingredientes que más te gusten. Experimenta y encuentra la combinación perfecta para tu paladar. Eso sí, no te olvides de las bayas, porque combaten la inflamación, que suele aumentar durante la menopausia.

- 2 tazas de fruta variada: arándanos, fresas, frambuesas, moras, melocotones en rodajas y ciruelas en rodajas
- Nata montada de coco (1 cartón de 250 g)
- Nueces picadas
- Pepitas de cacao
- Coco rallado sin azúcar
- Menta o albahaca fresca picada

En 2 cuencos de postre, alterna capas de la fruta con un poco de nata de coco montada, nueces, pepitas de cacao y coco. Decóralo con la menta o la albahaca.

# Fudge de chocolate helado

PARA 12 A 16 PIEZAS

Esta receta que quita el hambre es una versión de la bomba de grasa, pero en forma de fudge. Es muy fácil de hacer, por lo que siempre tengo en el congelador.

- ¾ de taza de mantequilla de almendras
- ¾ de taza de mantequilla de anacardos
- ⅓ de taza de aceite de coco ablandado
- 5 cucharadas de cacao ecológico en polvo sin azúcar
- 30 gotas de estevia, o más si es necesario
- 1 cucharadita de extracto de vainilla
- Una pizca de sal marina

Pon la mantequilla de almendras, la de anacardos, el aceite de coco, el cacao en polvo, la estevia, la vainilla y la sal en un bol mediano. Con una batidora de mano, bátelo hasta formar una pasta espesa y uniforme.

Cubre una bandeja para hornear con papel de horno. Extiende el fudge uniformemente sobre el papel. Mételo en el congelador y déjalo enfriar unos 30 minutos. Córtalo en trozos o guárdalo entero en el congelador y rómpelo en pequeños cuadrados cuando quieras disfrutarlo.

# Panna cotta de limón

PARA 8 PERSONAS

- 1 taza de leche de almendras sin azúcar
- 1 sobre de gelatina sin sabor
- 3 tazas de crema de coco
- 1 trozo (5 cm) de vaina de vainilla, partida a lo largo, o 2 cucharaditas de extracto de vainilla
- 2 cucharaditas de ralladura de limón
- 6 cucharadas de azúcar de caña ecológico o miel
- Una pizca de sal marina
- ¼ de taza de zumo de limón fresco

*Panna cotta* significa «crema cocida» en italiano, y eso es exactamente lo que es: un postre de crema de coco azucarada que se espesa con gelatina y se pone en un molde. Esta versión tiene un sabor a limón que es una delicia para el paladar. Me encanta cocinar con crema de coco; es rica y cremosa, pero además contiene un ácido graso llamado monolaurina que puede matar microorganismos nocivos. Si quieres, puedes cubrir la panna cotta con rodajas de fruta fresca, copos de coco o más ralladura de limón.

---

Vierte la leche de almendras en un cazo mediano y espolvorea uniformemente la superficie con la gelatina. Déjala reposar 10 minutos, para que se ablande.

Vierte la crema de coco en una jarra grande. Utiliza un cuchillo de pelar para raspar las semillas de vainilla en la crema y, a continuación, añade la vaina. Agrega la ralladura de limón y remueve suavemente.

Pon 8 moldes de 100 g en una bandeja para hornear.

Calienta la mezcla de leche y gelatina a fuego fuerte, removiendo constantemente, hasta que se disuelva la gelatina, unos 1½ minutos. Retira el cazo del fuego y añade el azúcar y la sal; remueve hasta que se disuelvan, aproximadamente 1 minuto. A continuación, vierte lentamente la nata en el cazo, sin dejar de remover. Cuela la mezcla en la jarra, desecha la vaina de vainilla y añade el zumo de limón. Vierte la mezcla en los moldes.

Cubre la bandeja para hornear con film, asegurándote de que el plástico no toque el relleno de los moldes. Ponlos en la nevera hasta que cuajen, unas 4 horas.

# Peras escalfadas al riesling   PARA 2 PERSONAS

- 1 taza de vino riesling u otro vino blanco afrutado
- ¼ de taza de azúcar de caña ecológico
- 1 vaina de vainilla
- 1 rama de canela
- 2 clavos enteros
- Piel de 1 naranja navelina
- 2 peras firmes
- Nata montada de coco (1 cartón de 250 g, opcional)

W. C. Fields dijo: «Cocino con vino, a veces incluso lo añado a la comida». He aquí una receta en la que sin duda querrás utilizar vino: para escalfar. Me encanta comer peras crudas, pero también es divertido escalfarlas para obtener un postre sabroso y nutritivo. Además, las peras son uno de los alimentos más ricos en fibra que puedes comer para favorecer la regularidad intestinal. Esta receta se prepara en un santiamén.

Pon el vino, el azúcar, la vaina de vainilla, la rama de canela, los clavos y la piel de naranja en una olla mediana y llévalo a ebullición. Remueve para disolver el azúcar y baja el fuego.

Pela las peras y córtalas por la mitad a lo largo. Quítales el corazón y las semillas y, a continuación, sumérgelas con cuidado en la olla (si no quedan totalmente cubiertas, añade más vino). Si las peras son maduras, escálfalas unos 10 minutos; si están casi maduras, unos 20 minutos y si están verdes, 35 minutos. Para comprobar si están tiernas, pincha una pera con la punta de un cuchillo afilado. Debe estar blanda, pero no pastosa.

Retira con cuidado las peras con una espumadera y pon 2 mitades en cada plato. Cúbrelas con papel de aluminio para mantener el calor.

Cuece el líquido de escalfar a fuego lento de 5 a 7 minutos, hasta que tenga una consistencia parecida a la del sirope. Pásalo por un colador de malla fina y desecha los sólidos. Riega las peras con el almíbar y, si quieres, añade la crema de coco por encima.

# Bollitos de vainilla e higos con pistachos  PARA 6 A 8 BOLLITOS

- 2½ tazas de harina de almendra
- ½ cucharadita de sal marina
- ½ cucharadita de bicarbonato sódico
- ⅓ de taza de aceite de coco derretido
- ¼ de taza de miel
- 2 huevos grandes
- 1 cucharadita de extracto de vainilla
- ½ taza de higos secos picados, más algunos para adornar
- ½ taza de pistachos picados

Un bollito es un postre o un desayuno estupendo. Normalmente se hace con harina de trigo y mantequilla, pero yo utilizo harina de almendras para reducir los carbohidratos y aumentar su valor nutricional. Este bollito se consume en Escocia desde 1513. En esta receta añado higos y pistachos para endulzar los bollitos y darles un toque crujiente.

Precalienta el horno a 175 °C. Cubre una bandeja para hornear con papel de horno.

En un bol grande, mezcla la harina de almendras, la sal y el bicarbonato.

En un bol mediano, mezcla el aceite, la miel, los huevos y la vainilla. Mezcla bien los ingredientes húmedos con los secos. Incorpora ½ taza de higos y los pistachos.

Pon la masa en la bandeja para hornear y dale forma de rectángulo, de unos 2,5 cm de grosor. Córtalo en cuadrados y, a continuación, córtalos en diagonal en porciones triangulares. Separa las cuñas unos 2,5 cm entre sí para que la cocción sea uniforme. Pon unos trozos de higo en la parte superior de cada cuña.

Horneálos de 12 a 17 minutos, hasta que estén dorados y al insertar un palillo en un bollo este salga limpio. Déjalos enfriar 30 minutos en la bandeja y ya podrás servirlos.

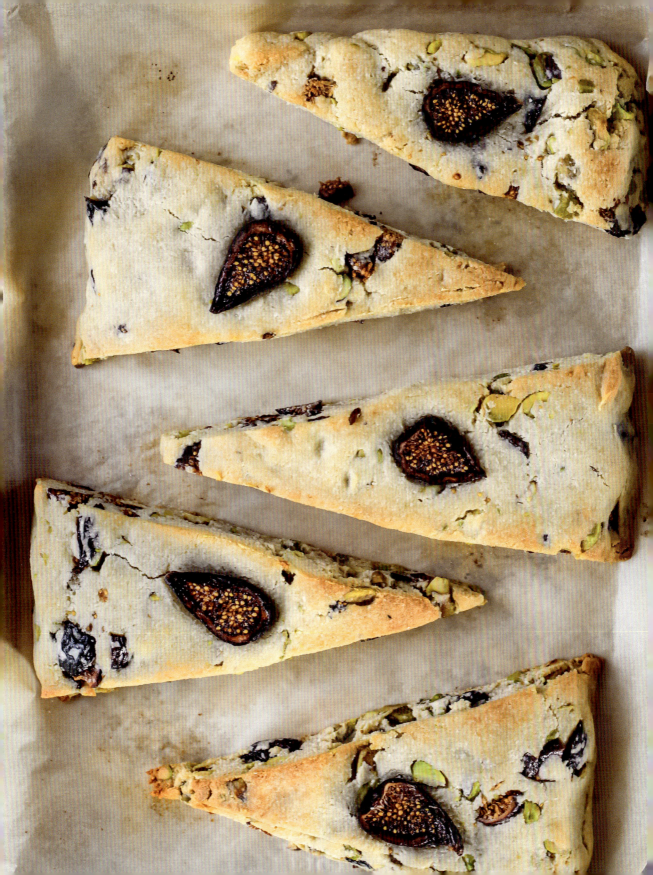

# Delicia keto de almendra

PARA 14 A 16 BARRITAS

**Para las barritas**
- 2 tazas de coco rallado sin azúcar
- ½ taza de leche de coco entera
- ½ cucharadita de extracto de almendra
- Una pizca de sal marina
- ¾ de taza de aceite de coco
- ½ vaina de vainilla, partida y sin semillas
- 2 cucharadas de eritritol (opcional)
- 14 a 16 almendras enteras

**Para la cobertura de chocolate**
- 1 taza de pepitas de chocolate 100 % u 85 % de cacao
- 2 cucharaditas de aceite de coco

¿Se pueden comer chocolatinas sin dejar de comer sano? Claro que sí, y esta receta es un buen ejemplo. Las chocolatinas suelen contener cantidades exageradas de azúcar, pero en esta utilizamos eritritol, un sabroso edulcorante sin calorías. El sabor a almendra, coco y chocolate es felicidad pura en cuanto la barrita toca tus labios. Cómelas cuando tengas un antojo de dulce o hambre; la grasa saludable los eliminará en un santiamén.

**Prepara las barritas:** Pon el coco en un procesador y tritúralo hasta que queden migas más pequeñas. Añade la leche de coco, el extracto de almendra, la sal, el aceite de coco, la vaina de vainilla y el edulcorante (si lo utilizas). Mézclalos hasta que estén bien integrados.

Pon un trozo grande de papel de horno sobre la encimera y, con una cuchara, extiende la mezcla de coco por toda la hoja, formando una tira de unos 30 cm de largo. No llegues hasta los bordes. Sube uno de los lados largos del papel y utilízalo para empezar a enrollar la tira, doblándola firmemente. Con los dedos, alisa el tronco para eliminar las bolsas de aire y dejarlo uniforme. Pon con cuidado el tronco envuelto en una bandeja y congélalo unos 30 minutos, hasta que esté lo bastante firme para cortarlo. (También puedes utilizar una cuchara para helado pequeña para colocar la masa en porciones sobre la bandeja forrada con papel de horno).

Saca la bandeja con el tronco del congelador y déjalo reposar unos minutos. Pon el tronco sobre la encimera y vuelve cubrir la bandeja con papel de horno.

Con un cuchillo bien afilado, corta el tronco en barritas de 2 cm de grosor y colócalas en la bandeja. Pon una almendra encima de cada barrita, presionando ligeramente. Pon la bandeja en la nevera unos 30 minutos para que las barritas se endurezcan de nuevo.

**Prepara la cobertura:** Derrite las pepitas de chocolate y el aceite de coco al baño maría.

Saca las barritas de la nevera y sumérgelas con cuidado en la mezcla de chocolate caliente. (También puedes utilizar una cuchara para que el chocolate sólo cubra la parte superior y los laterales). Deja enfriar y guárdalas en un recipiente hermético en la nevera hasta 1 semana o en el congelador hasta 3 meses.

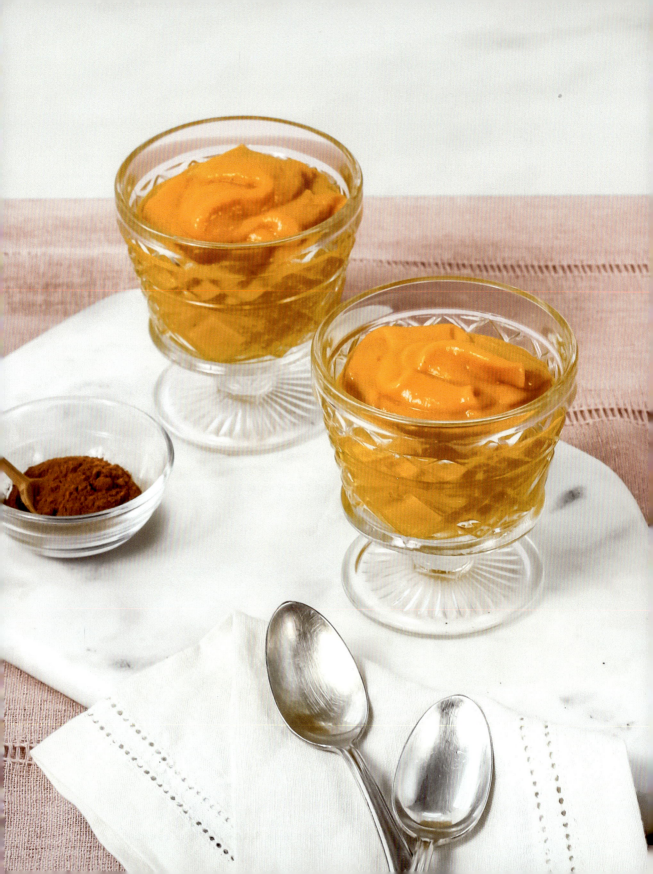

# Mousse de calabaza y mango
PARA 2 PERSONAS

- 1 taza de puré de calabaza en lata
- 12 a 20 trozos pequeños de mango congelado
- ½ taza de yogur de coco
- Nuez moscada, canela o cardamomo molidos

El mango es una fruta tropical que suelo recomendar con fines digestivos. Contiene un grupo de enzimas llamadas amilasas, que descomponen los carbohidratos del almidón en azúcares como glucosa y maltosa para que se absorban mejor. Y en cuanto al sabor, el mango y la calabaza son la pareja perfecta: muy ricos, afrutados y naturalmente dulces.

Bate la calabaza, el mango y el yogur. Aromatiza la mezcla con las especias y sírvela en vasos de parfait.

CAPÍTULO 14

# Pon en pausa lo que ya no te sirve

Con este libro has aprendido a poner en pausa determinados alimentos para que eso alivie los síntomas de la menopausia. Has notado cómo te sientan estas pausas. Sabes cómo responde tu cuerpo después de hacer los cambios nutricionales necesarios.

¡Enhorabuena! Estoy encantada de que hayas llegado tan lejos y de que ahora tengas herramientas y conocimientos esenciales que te ayudarán a seguir adelante.

Sin embargo, hay más cosas de las que hablar. También es importante poner en pausa –o incluso eliminar– otros hábitos y situaciones. No hay nada más doloroso, agotador o limitante para la salud que estar atrapada en un hábito que no te hace bien. No sólo te drena la energía, sino que también te impide alcanzar la felicidad, estar sana y hacer todo lo que deseabas hacer. La inactividad, el tabaquismo, el estrés y los pensamientos negativos son ejemplos de lo que nos perjudica. Para ser nuestra mejor versión ahora y en el futuro, algunas cosas deben desaparecer.

He aquí otra forma de verlo. Cuando era pequeña, mi juguete favorito era el chalet de la Barbie. Era rosa, tenía tres pisos y muebles muy chulos. Pero cuando me hice mayor, ese juguete ya no me servía como cuando era niña. Tuve que dejarlo.

¿Qué más debemos dejar, además de los malos hábitos nutricionales? Hay otros cinco impedimentos para gozar de una menopausia tranquila y una vida increíble en el futuro. Fíjate si tienes alguno en este momento.

## Inactividad

Si no haces ejercicio, estás perjudicando a tus hormonas, especialmente a las tres hormonas maestras: insulina, cortisol y oxitocina. El ejercicio, por ejemplo, hace que las células musculares utilicen la insulina de forma más eficaz. Por lo tanto, es una buena forma de prevenir la resistencia a la insulina y los sofocos que desencadena. También puede eliminar el exceso de cortisol en el organismo, provocado por el estrés crónico. Además, la oxitocina, la hormona del amor y el vínculo afectivo, aumenta cuando haces ejercicio, una de las razones por las que te sientes tan bien después de entrenar.

Para ser sincera, he dejado de hacer ejercicio varias veces, pero las consecuencias siempre han sido negativas: aumento de peso e irritabilidad, entre otras. No hago ejercicio porque me encanta. No. Lo hago por necesidad, porque prefiero acurrucarme con un buen libro. Pero siempre estoy contenta después de haberme forzado a hacer ejercicio. Crear más formas de estar activa ha sido esencial para mi estilo de vida keto verde, por eso compré un escritorio con cinta de correr. Cuando doy prioridad al ejercicio, me siento mejor y tengo más energía. Un consejo: anímate, como yo hago, con este mantra: «¡Seré tan feliz cuando termine!».

En cuanto a cómo hacer ejercicio, las opciones son infinitas. Las actividades aeróbicas, como caminar, correr, nadar, montar en bicicleta y bailar, ayudan a aumentar los niveles de colesterol HDL, el «bueno». Los ejercicios con pesas ayudan a aumentar la masa ósea. Y el ejercicio, en general, ayuda a mejorar el estado de ánimo al elevar otras hormonas llamadas endorfinas, que también ayudan al organismo a combatir el estrés.

Hacer ejercicio no significa que tengas que empezar a correr maratones. Así que, si has dejado de hacer el ejercicio, todavía hay actividades que puedes hacer. Las de bajo impacto, como el yoga, la natación y los paseos, son muy beneficiosas. Los ejercicios de fuerza mantienen los músculos fuertes y ayudan a quemar grasa, mientras que los estiramientos ayudan a mejorar la flexibilidad. Elijas lo que elijas, ¡trata de moverte!

# Sustancias insalubres

Incluyen todas aquellas que sean físicamente perjudiciales para la salud, como el tabaco, las drogas y el alcohol en exceso. No sólo son peligrosas a corto plazo, sino que también pueden provocar enfermedades crónicas. Forman parte de hábitos que hay que abandonar por completo.

Algo que me ha resultado eficaz para cambiar de hábitos y ayudarme a afrontar de otra forma circunstancias que antes me hacían responder con sustancias perjudiciales es: dar el siguiente paso en la dirección correcta.

Pregúntate: ¿cuál es el siguiente paso que puedo dar hoy hacia mi propósito, mis metas, compromisos, relaciones y otros objetivos que enriquecen mi vida? Prioriza y da el siguiente paso en la dirección correcta. Esto me hace seguir adelante y me aleja de traumas, dolor y estrés pasados. Como me gusta decir, Dios nos dio ojos en la cara para mirar hacia adelante y no hacia atrás.

Basándote en lo que sabes que es tu próximo paso en la dirección correcta, ¡hoy tienes la oportunidad de tomar una decisión diferente! Elige cambiar las cosas.

# Estrés

Cuando estamos estresadas, el cuerpo entra en un estado de «luchar, huir o quedarse quieto». Eso significa que no nos centramos en nosotras de forma saludable. No comemos bien ni dormimos lo suficiente. No nos concentramos en la relación con la familia y los hijos. No tenemos energía para apoyar a nuestros amigos ni a nuestra comunidad. No podemos hacer frente a la situación, ni crear lazos afectivos ni ayudar a nadie. ¡Y no podemos evitar comer por ansiedad!

Sin embargo, cuando no estamos estresadas, prosperamos. Tenemos conductas y relaciones positivas y enriquecedoras. Creamos vínculos con la familia y los hijos; creamos lazos de amistad para cuidar y apoyar a nuestra comunidad, y atendemos a nuestras necesidades básicas: nos alimentamos bien, tenemos hábitos de vida saludables y descansamos adecuadamente.

Por estas razones, tenemos que cambiar el estilo de vida para reducir el estrés y ayudarnos a gestionarlo mejor. Aquí tienes algunas estrategias:

* Entiende que el estrés aumenta la acidez en su cuerpo. Las mujeres de mis programas de restablecimiento hormonal rápidamente aprenden que no consiguen mantener un estado alcalino cuando están estresadas o tienen pensamientos negativos. La solución más importante es seguir una dieta de alimentos no procesados que tenga las proporciones adecuadas de carbohidratos, proteínas y grasas saludables, además de una gran cantidad de verduras y frutas frescas alcalinizantes. La dieta más saludable es la que contiene un 80 % de alimentos alcalinos y un 20 % de alimentos ácidos. Es la clave para ayudar a las hormonas y estar sana.

* Aprende técnicas para controlar el estrés: respira profundamente y practica la positividad y el aprecio (¡todo ayuda!). Duerme un poco más (¡es tan importante!). Déjate llevar por imágenes vívidas de tus lugares favoritos. Disfruta de la naturaleza y da un paseo por el bosque o la playa cuando puedas, o goza de un momento de tranquilidad con un amanecer o una puesta de Sol.

## Relaciones tóxicas

Podría escribir un par de libros sobre este tema, pero voy a ser breve. Una relación tóxica puede ser una pareja que abusa de ti emocional o físicamente –o ambas cosas–, un amigo que te menosprecia más de lo que te apoya o un familiar que te juzga constantemente. Estas personas te hacen daño y minan tu autoestima y tu confianza. No merecen ocupar un lugar en tu vida. Deja que se vayan, pon en pausa la relación o pon distancia entre tú y esa persona.

Me encanta lo que dice el autor Bishop T. D. Jakes dice sobre todo esto: «Si alguien no puede tratarte bien, amarte, o valorarte, ¡DÉJALO IR! Si alguien te ha hecho enfadar, ¡DÉJALO IR! Si estás metido en una relación o adicción equivocada, ¡DÉJALA IR! Si te duele recomponer una relación rota, ¡DÉJALA IR!».

Empieza a reflexionar sobre las relaciones que te agotan física, mental y espiritualmente. Luego... déjalas ir.

## Una mentalidad negativa

Tu cuerpo y tu mente están interconectados, y debes cuidar de uno para poder cuidar del otro. En la menopausia, puede que una mentalidad positiva no lo cambie «todo», pero ayudará a tu cuerpo a producir hormonas de la felicidad, como la serotonina, la dopamina y las endorfinas. En conjunto, esto alivia las molestias de la menopausia y te hace sentir mejor.

Cuando te centras en lo positivo de tu vida y aprecias lo bueno, cosechas muchos otros beneficios para la salud, principalmente en la digestión, la inmunidad, el sueño y el estado de ánimo. La positividad también te ayuda a ser más resistente, para que cuando las cosas se ponen difíciles puedas afrontarlas mejor.

Para lograr una mentalidad positiva, debes «desintoxicarte mentalmente». ¿Cómo?

**Sé agradecida.** Dedica entre 5 y 15 minutos al día a escribir un diario de gratitud. Pregúntate: «¿A qué le estoy agradecida? ¿Qué he hecho hoy para nutrir mi cuerpo y mi mente? ¿Dónde he visto amor hoy?».

De hecho, muchos estudios realizados en la última década han descubierto que las personas agradecidas tienden a ser más felices y a estar menos deprimidas.

**Tómate un momento para reflexionar.** Pregúntate: «¿Qué podría haber hecho mejor? ¿Cómo podría haber sido más cariñosa?». Estas reflexiones nos ayudan y mejoran nuestra calidad de vida.

Cuando pienses en lo que agradeces, probablemente te darás cuenta de que muchas de las cosas que apuntas en tu diario son «externas» a ti. Esto es estupendo, porque significa que lo que te hace más feliz es tu conexión con las personas especiales de tu vida, la naturaleza, tu fe, las mascotas, las actividades favoritas, etc.

Yo siempre me reto en este momento, me pregunto: «¿Me he centrado en la conexión o en la desconexión durante el día?». Inténtalo tú también. Puede que la respuesta te sorprenda.

Muy a menudo, cuando nos dejamos atrapar por las emociones negativas y todas las «cosas que deseamos» –y olvidamos todas las relaciones, momentos y cosas maravillosas que tenemos–, podemos incluso dañar o perder nuestras conexiones más preciadas.

**Di «gracias» más a menudo.** Yo suelo dar las gracias a la gente mentalmente. Piensa en alguien que haya fallecido, pero que fue decisivo en tu vida profesional o en tu afición favorita. O da las gracias mentalmente a un mentor o incluso a ese desconocido que un día te dejó colarte en la cola de la cafetería. Imagínate a esa persona y cómo te hizo sentir y dale las gracias. Te sentirás muy bien.

También me gusta escribir notas de agradecimiento a la gente, para hacerle saber que la aprecio, ya sea por algo que hizo o, simplemente, por lo que significa para mí. Y permíteme decir que hay algo muy gratificante en sentarse con un bolígrafo en la mano y escribir realmente una nota de agradecimiento bien pensada, desde el corazón.

Te animo a que lo intentes. Dar las gracias reorganiza nuestras prioridades y nos ayuda a apreciar a las personas de nuestra vida y todo lo que hacen.

**Practica las afirmaciones.** Las afirmaciones pueden reprogramar tu mente a un nivel subconsciente y alterar positivamente lo que crees sobre ti misma. También se utilizan para ayudarnos a fijarnos propósitos para conseguir el futuro que deseamos, a menudo con relación a atraer la riqueza, el amor, la belleza y la felicidad.

Para ayudarte a empezar, aquí tienes siete afirmaciones que yo utilizo:
- Estoy feliz y alegre
- Estoy contenta
- Estoy enérgica
- Estoy productiva
- Soy sociable y simpática
- Estoy atenta, mi mente está concentrada
- Me siento bien con mi cuerpo

Con la práctica diaria, tu mente y tu cuerpo empiezan a creerse estas afirmaciones. Tomarás mejores decisiones. Notarás la diferencia y estarás más feliz, alegre, contenta, sociable, productiva, simpática y centrada. Pruébalo durante unas semanas y verás lo que quiero decir.

**Busca apoyo.** A medida que dejes ir lo que no te sirve, conéctate con aquellos que te apoyan: amigos, familiares y redes positivas. Una de las razones por las que creé el Club de la Doctora Amiga y mi comunidad keto verde en Facebook es para darte ese tipo de apoyo positivo. Un poderoso «paso en la dirección correcta» es unirte a estos grupos, donde encontrarás historias de éxito inspiradoras, ideas increíbles para seguir el estilo de vida keto verde y un foro edificante para expresar lo que piensas sobre la dieta, el equilibrio hormonal y la salud en general. Para más información sobre cómo unirte, consulta la sección «Recursos».

# Hacer una pausa empodera

En la vida, cuando haces una pausa descubres lo que te funciona y lo que no. Recobras el control sobre el destino de tu propia salud y eso te empodera. Te animo a que sigas cambiando las cosas, desde utilizar los planes nutricionales de este libro hasta hacer ejercicio de otras formas o incluso probar mis productos especiales, como Mighty Maca Plus o Julva. Ya sea a través de la nutrición, el equilibrio hormonal, la educación o los productos naturales para la mujer, estoy contigo en cada paso del camino para ayudarte a recuperar tu bienestar y seguir tu viaje de empoderamiento.

Éste es el final del libro, pero es el principio para ti. Ahora mismo –hoy– es el momento perfecto para que hagas una pausa y retomes tu vida. La verdadera transformación se produce cuando pasas de comportamientos y situaciones que no te ayudan a elecciones que sí lo hacen. Haz ese cambio.

TÚ te mereces el cambio. Y recuerda: ¡en las pausas de la vida es donde encontramos la magia!

# Recursos

## TIRAS REACTIVAS Y OTROS INSTRUMENTOS DE ANÁLISIS RECOMENDADOS

Tiras reactivas Keto-pH: www.dranna.com
Papel indicador de ph Hydrion: www.amazon.com
Kit medidor de glucosa y cetona en sangre KETO-MOJO o monitor de cetonas en sangre Precision Xtra: www.amazon.com
Sistema de 14 días para el control continuo de la glucemia FreeStyle Libre (pide a tu médico que te lo recete)

## AUTODIAGNÓSTICOS Y OTROS

www.dranna.com/evequiz
www.dranna.com/kegelvideo
www.dranna.com/oxytocinquiz
www.ultalabtests.com/drannacabeca (para mis análisis de sangre recomendados)

## SUPLEMENTOS NUTRICIONALES RECOMENDADOS EN *MENUPAUSIA*

*Batido de proteínas alcalino Keto-Green® de la Dra. Anna
*Batido Keto-Green® de la Dra. Anna
*Mighty Maca® Plus de la Dra. Anna
*Omega Goodness de la Dra. Anna
Enzimas digestivas masticables Vital-Zymes (www.klaire.com)
Proteína de colágeno completa sin sabor (www.drkellyann.com)
(*Disponible en www.dranna.com)

## EXTRAS PARA MUJERES

Crema femenina Julva de la Dra. Anna Cabeca
Crema equilibrante de la Dra. Anna Cabeca
Únete al Club de la Doctora Amiga (www.dranna.com)
Diario: bájalo en www.dranna.com/menupause-extras
Echa un vistazo a otros extras en: www.dranna.com/menupause-extras

## UTENSILIOS DE COCINA RECOMENDADOS

Olla de cocción lenta Hamilton Beach Set 'n Forget (no contiene plomo, a diferencia de otras)
Batidora Nutribullet y espiralizador Veggie Bullet
Sistema de purificación de agua biocompatible de 14 etapas Radiant Life
Cuchillos Wusthof
Batidora Vitamix

## LIBROS DE COCINA
### recomendados por la Dra. Anna

*Overcoming Estrogen Dominance*, de Magdalena Wszelaki
*The Low GI Slow Cooker*, de Mariza Snyder
*The Mediterranean Method*, del Dr. Steven Masley
*Clean Southern Cuisine*, de Amanda Gipson
*Sahtein*, de Middle East Cookbook
*Lebanese Kitchen*, de Julie Taboulie
*Zaitoun*, de Yasmin Khan

# Agradecimientos

Escribir un libro de cocina como éste lleva tiempo, creatividad, ¡mucha conciencia!, pruebas, degustaciones e inspiración. Especialmente si se hace en una época tan emocionante como la que viví. Desde que escribí mi segundo superventas, *Keto-Green 16,* me he mudado de mi casa familiar en Saint Simons Island, Georgia, en la que viví durante 21 años y donde había una enorme cocina *gourmet*. Ahora tengo un acogedor piso de dos habitaciones en Dallas, Texas, ¡con una cocina diminuta! Además, me he pasado muchos días y noches en nuestra caravana para asistir a los rodeos de fin de semana. Crear y experimentar nuevas recetas en estas condiciones ha sido, como mínimo, todo un desafío

Por suerte, conté con la ayuda de mi prima Grace –que es como una hermana para mi–, una gran cocinera y restauradora. Grace vino a visitarme a Dallas y se quedó un mes, como parte de su propio viaje curativo. Es una cocinera increíble y eficiente, y me enseñó a trabajar de forma creativa en mi pequeña cocina. Estoy eternamente agradecida a Grace y a su creatividad culinaria, y por haber sido la primera destinataria de muchos de estos planes dietéticos.

También quiero darles las gracias a:

Karen Hall, mi asistente, que me ayudó a instalarme en Texas, a organizar las recetas y a utilizar el tiempo de forma eficiente, entre otras muchas otras cosas.

Maggie Greenwood-Robinson, que contribuyó decisivamente a crear el marco de este libro. No hay suficientes palabras buenas para definirla y habría sido difícil completar esta obra maestra sin ella.

Nancy Hala, cuya estrategia de marca fue decisiva para dar vida a la Doctora Amiga.

El equipo de Rodale, incluida mi maravillosa y creativa editora, Marnie Conchan, mi agente Heather Jackson, visionaria y supertalentosa, y el resto de su entregado personal.

Mis amigos y colegas, que me inspiran cada día, como la doctora Angeli Akey, la osteópata Ellie Campbell, Magdalena Wzelaki, la enfermera Cynthia Thurlow, J.J. Virgin, el doctor Steven Mastey, la doctora Mindy Pelz y muchos más.

Mis increíbles hijas, Brittany, Amanda, Amira y Ava, y mi ahijada Isabella, que me asombran cada día. Trabajan conmigo y apoyan mi misión de ayudar a las mujeres de todo el mundo a vivir mejor. Ha sido hermoso verlas abogar por la próxima generación de mujeres, ayudándolas a empoderarse de manera sana y natural con relación a su cuerpo y compartiendo estos mensajes, planes, el estilo de vida keto verde, mi producto estrella Julva y otros productos para las mujeres de todo el mundo.

Mi equipo de la Doctora Amiga: ¡es una bendición tener una familia de trabajo maravillosa, atenta y extremadamente profesional que se preocupa por tu salud y tu empoderamiento personal con tanta pasión como yo! Un agradecimiento especial para Courtney Webster, Amy Stafford, Jamellette Diffoot, Lori Thomas, Jamy Gomes, Rossana Alvarado, Connie Calhoun, Yael Rosen, Edith Terolli, Lisa Curry, Josh Koerpel, Andreas Fried, Alom Mohammed y Jason Ruona. Los considero amigos y familia. También para mi equipo, siempre dispuesto a ayudar, a arrimar el hombro y a mejorar las cosas: Trent Walker, Sehrish Imran, Annie Epperley, Rachael Hanna, Shibani Subramanya, Yael Goodman, Hannah Trygar, Kristen Matthews y Jaime Bowen. No podría haber creado unas recetas tan bellas y exquisitas sin Caroline Ely, una chef y artista de gran talento.

Los miembros del Club de la Doctora Amiga y la comunidad KetoGreen de Facebook, a quienes les agradezco que compartan sus historias, recetas, retos y éxitos. Un gran abrazo a los unicornios que hay en el mundo y que se inspiran mutuamente, especialmente a mis amigas del Club Unicorn.

Este libro de cocina es para todos vosotros. Y también para mujeres y hombres de todo el mundo que quieren volver a perder peso, alcanzar nuevos hitos y estar más sanos hoy para estar más sanos mañana.

# Referencias

### Capítulo 1: Pon en pausa algunos alimentos para acabar con los síntomas de la menopausia

Christianson, M. S., et al.: «Menopause Education: Needs Assessment of American Obstetrics and Gynecology Residents», *Menopause,* vol. 20, pp. 1120-1125 (2013).

David, L. A., et. al.: «Diet Rapidly and Reproducibly Gut Microbiome», *Nature,* vol. 505, pp. 559-663 (2014). DOI:10.1038/nature12820

Wolfe, J.: «What Doctors Don't Know about Menopause», *AARP The Magazine,* agosto/septiembre (2018).

### Capítulo 2: Cómo *MenuPausia* puede curar tu cuerpo

Ghaemi-Hashemi, S. A., et al.: «Benefits of the Middle Eastern Food Model on Women's Hormonal Balance», *Journal of the American Dietetic Association,* septiembre, p. A25 (1998).

### Capítulo 3: 6 días para perder peso, tener energía y sentirse bien en la menopausia

Brończyk-Puzoń, A., et al.: «Guidelines for Dietary Management of Menopausal Women with Simple Obesity», *Przeglad Menopauzalny Menopause Review,* vol. 14, p. 48 (2015).

Compston, J. E., et al.: «Obesity Is Not Protective against Fracture in Postmenopausal Women: GLOW», *American Journal of Medicine,* vol. 124, pp. 1043-1050 (2011).

Dubnov-Raz, G.: «Weight Control and the Management of Obesity after Menopause: The Role of Physical Activity», *Maturitas,* vol. 44, pp. 89-101 (2003).

Dubnov-Raz, G., et al.: «Diet and Lifestyle in Managing Postmenopausal Obesity», *Climacteric,* vol. 10, pp. 38-41 (2007).

Lamerton, T. J., et al.: «Overweight and Obesity as Major, Modifiable Risk Factors for Urinary Incontinence in Young to Mid-Aged Women: A Systematic Review and Meta-Analysis», *Obesity Reviews,* vol 19, pp. 1735-1745 (2018).

Lovejoy, J. C., et al.: «Increased Visceral Fat and Decreased Energy Expenditure during the Menopausal Transition», *International Journal of Obesity,* vol. 32, p. 949 (2005).

Saccomani, S., et al.: «Does Obesity Increase the Risk of Hot Flashes among Midlife Women?: A Population-Based Study», *Menopause,* vol. 24, pp. 1065-1070 (2017).

Simkin-Silverman, L. R., et al.: «Lifestyle Intervention Can Prevent Weight Gain during Menopause: Results from a 5-year Randomized Clinical Trial», *Annals of Behavioral Medicine,* vol. 26, pp. 212-220 (2003).

Women's Health Network: «Menopause in Different Cultures». Disponible en: www.womenshealthnetwork.com/menopause-and-perimenopause/menopause-in-different-cultures

### Capítulo 4: Plan keto verde extremo

Choi, Y., et al.: «Indole-3-carbinol Directly Targets SIRT1 to Inhibit Adipocyte Differentiation», *International Journal of Obesity,* vol. 37, pp. 881-884 (2013).

Fraser, G. E., et al.: «Lower Rates of Cancer and All-Cause Mortality in an Adventist Cohort Compared with a US Census Population», *Cancer,* vol. 126, pp. 1102-1111 (2020).

Horrobin, D. F.: «Low Prevalences of Coronary Heart Disease (CHD), Psoriasis, Asthma and Rheumatoid Arthritis in Eskimos: Are They Caused by High Dietary Intake of Eicosapentaenoic Acid (EPA), a Genetic Variation of Essential Fatty Acid (EFA) Metabolism or a Combination of Both?», *Medical Hypotheses,* vol. 22, pp. 421-428 (1987).

O'Keefe, J. H.; Harris, W. S.: «From Inuit to Implementation: Omega-3 Fatty Acids Come of Age», *Mayo Clinic Proceedings,* vol. 75, pp. 607-614 (2000).

Vohs, K. D., et al.: «Rituals Enhance Consumption», *Psychological Science,* vol. 24, pp. 1714-1721 (2013).

### Capítulo 5: Plan keto verde desintoxicante a base de plantas

Kiani, F., et al.: «Dietary Risk Factors for Ovarian Cancer: the Adventist Health Study (United States)», *Cancer Causes Control,* vol. 17, pp. 137-146 (2006).

Nieman, D. C., et al.: «Dietary Status of SeventhDay Adventist Vegetarian and Non-Vegetarian Elderly Women», *Journal of the American Dietetic Association,* vol. 89, pp. 1763-1769 (1989).

Orlich, M. J., et al.: «Vegetarian Dietary Patterns and Mortality in Adventist Health Study 2», *JAMA Internal Medicine,* vol. 173, pp. 1230-1238 (2013).

Rizzo, N. S., et al.: «Nutrient Profiles of Vegetarian and Nonvegetarian Dietary Patterns», *Journal of the Academy of Nutrition and Dietetics,* vol. 113, pp. 1610-

1619 (2013).

Schroeder M. O.: «What to Eat and Drink during Menopause», *U.S. News & World Report,* 26 de abril (2016).

Sisay, T., et al.: «Changes in Biochemical Parameters by Gender and Time: Effect of ShortTerm Vegan Diet Adherence», *PLoS One,* vol. 15, e0237065 (2020).

Tantam ango, Y. M., et al.: «Association between Dietary Fiber and Incident Cases of Colon Polyps: the Adventist Health Study», *Gastrointestinal Cancer Research,* vol. 4, pp. 161-167 (2011).

Tonstad, S., et al.: «Vegetarian Diets and Incidence of Diabetes in the Adventist Health Study-2», *Nutrition, Metabolism & Cardiovascular Diseases,* vol. 23, pp. 292-299 (2013).

## Capítulo 6: Pausa en los carbohidratos

Alali, W. Q., et al.: «Prevalence and Distribution of Salmonella in Organic and Conventional Broiler Poultry Farms», *Foodborne Pathogens and Disease,* 9 de julio (2010).

Ames, B. N.: «Delaying the Mitochondrial Decay of Aging», *Annals of the New York Academy of Sciences,* vol 1019, pp. 406-411 (2004).

Choi, F. D., et al.: «Oral Collagen Supplementation: A Systematic Review of Dermatological Applications», *Journal of Drugs in Dermatology,* vol. 18, pp. 9-16 (2019).

Groenendijk, I., et al.: «High Versus low Dietary Protein Intake and Bone Health in Older Adults: a Systematic Review and Meta-Analysis», *Computational and Structural Biotechnology Journal,* vol. 22, pp. 1101-1112 (2019).

Gum bar M.: «A Sip above the Rest… Is Bone Broth All It's Boiled Up to Be?», *Product Update,* vol. 27, pp. E39-E40 (2017).

Haentjens P.: «Meta-Analysis: Excess Mortality after Hip Fracture among Older Women and Men», *Annals of Internal Medicine,* vol. 152, p. 380 (2010).

Halton, T. L.; Hu, F. B.: «The Effects of High Protein Diets on Thermogenesis, Satiety and Weight Loss: A Critical Review», *Journal of the American College of Nutrition,* vol. 23, pp. 373-385 (2004).

Kaplan, R. J., et al.: «Dietary Protein, Carbohydrate, and Fat Enhance Memory Performance in the Healthy Elderly», *American Journal of Clinical Nutrition,* vol. 74, pp. 687-693 (2001).

Layman, D. K., et al.: «Potential Importance of Leucine in Treatment of Obesity and the Metabolic Syndrome», *Journal of Nutrition*, vol. 136, pp. 319S-323S (2006).

Le Floc'h, C., et al.: «Effect of a Nutritional Supplement on Hair Loss in Women», *Journal of Cosmetic Dermatology,* vol. 14, pp. 76-82 (2015).

Leidy, H. J., et al.: «The Role of Protein in Weight Loss and Maintenance», *American Journal of Clinical Nutrition,* vol. 101, pp. 1320S-1329S (2015).

Liu, N., et al.: «Stem Cell Competition Orchestrates Skin Homeostasis and Ageing», *Nature,* 3 de abril (2019).

McCuster, M., et al.: «Healing Fats of the Skin: The Structural and Immunologic Roles of the Omega-6 and Omega-3 Fatty Acids», *Clinical Dermatology,* vol. 28, pp. 440-451 (2010).

Skalny, A. V., et al.: «Zinc and Respiratory Tract infections: Perspectives for COVID19», *International Journal of Molecular Medicine,* vol. 46, pp. 17-26 (2020).

Vellas, B. J., et al.: «Changes in Nutritional Status and Patterns of Morbidity among Free-Living Elderly Persons: A 10-Year Longitudinal Study», *Nutrition,* vol. 13, pp. 515-519 (1997).

## Capítulo 7: Plan keto verde depurativo

Achamrah, N., et al.: «Glutamine and the Regulation of Intestinal Permeability: from Bench to Bedside», *Current Opinion in Clinical Nutrition Metabolic Care,* vol. 20, pp. 86-91 (2017).

Dietz, B. M., et al.: «Botanicals and Their Bioactive Phytochemicals for Women's Health», *Pharmacological Reviews,* vol. 68, pp. 1026-1073 (2016).

Faubion, S. S., et al.: «Caffeine and Menopausal Symptoms: What Is the Association?», *Menopause,* vol. 22, pp. 155-158 (2015).

Hegarty, V. M., et al.: «Tea Drinking and Bone Mineral Density in Older Women», *American Journal of Clinical Nutrition,* vol. 71, pp. 1003-1007 (2000).

Liu, Y., et al.: «Therapeutic Potential of Amino Acids in Inflammatory Bowel Disease», *Nutrients,* vol. 9, p. 920 (2017).

Nair A. R., et al.: «Blueberry Supplementation Attenuates Oxidative Stress within Monocytes and Modulates Immune Cell Levels in Adults with Metabolic Syndrome: A Randomized, DoubleBlind, Placebo-Controlled Trial», *Food & Function,* vol. 8, pp. 4118-4128 (2017).

Newberg, A. B., et al.: «A Pilot Study to Evaluate the Physiological Effects of a Spa Retreat That Uses Caloric Restriction and Colonic Hydrotherapy», *Integrative Medicine, A Clinician's Journal,* vol. 11, pp. 26-32 (2012).

Rahimikian, F., *et al.:* «Effect of Foeniculum vulgare Mill. (fennel) on Menopausal Symptoms in Postmenopausal Women: A Randomized, TripleBlind, Placebo-Controlled Trial», *Menopause,* vol. 24, pp. 1017-1021 (2017).

Rolls, B. J., *et al.:* «Increasing the Volume of a Food by Incorporating Air Affects Satiety in Men», *American Journal of Clinical Nutrition,* vol. 72, pp. 361-368 (2000).

Stefanopoulou, E., *et al.:* «An International Menopause Society Study of Climate, Altitude, Temperature (IMS-CAT) and Vasomotor Symptoms in Urban Indian Regions», *Climacteric,* vol. 17, pp. 417-424 (2014).

Wang, X., *et al.:* «Tea Consumption and the Risk of Atherosclerotic Cardiovascular Disease and AllCause Mortality: The China-PAR Project», *European Journal of Preventive Cardiology,* vol. 27, pp. 1956-1963 (2020).

Whyte, A. R., *et al.:* «Flavonoid-Rich Mixed Berries Maintain and Improve Cognitive Function Over a 6 h Period in Young Healthy Adults», *Nutrients,* vol. 6, p. 2685 (2019).

## Capítulo 8: Plan para modificar los carbohidratos

Donati, S., *et al.:* «Menopause: Knowledge, Attitude and Practice among Italian Women», *Maturitas,* vol. 63, pp. 246-252 (2009).

Sofer, S., *et al.:* «Greater Weight Loss and Hormonal Changes after 6 Months Diet with Carbohydrates Eaten Mostly at Dinner», *Obesity,* vol. 19, pp. 2006-2014 (2011).

## Capítulo 9: Recetas del plan keto verde extremo

Abshirini, M., *et al.:* «Higher Intake of Dietary n-3 PUFA and Lower MUFA Are Associated with Fewer Menopausal Symptoms», *Climacteric,* vol. 22, pp. 195-201 (2019).

Rahimikian, F., *et al.:* «Effect of Foeniculum vulgare Mill. (fennel) on Menopausal Symptoms in Postmenopausal Women: A Randomized, TripleBlind, Placebo-Controlled Trial», *Menopause,* vol. 24, pp. 1017-1021 (2017).

## Capítulo 10: Recetas del plan keto verde desintoxicante a base de plantas

Rodriguez-Casado, A.: «The Health Potential of Fruits and Vegetables Phytochemicals: Notable Examples», *Critical Reviews in Food Science and Nutrition,* vol. 56, pp. 1097-1107 (2016).

## Capítulo 11: Recetas de la pausa en los carbohidratos

Fereidoon, S.; Priyatharini, A.: «Omega-3 Polyunsaturated Fatty Acids and Their Health Benefits», *Annual Review of Food Science and Technology,* vol. 25, pp. 345-381 (2018).

Fuller, N. R., *et al.:* «Egg Consumption and Human Cardio-Metabolic Health in People with and without Diabetes», *Nutrients,* vol. 7, pp. 7399-7420 (2015).

Roncero-Martin, R., *et al.:* «Olive Oil Consumption and Bone Microarchitecture in Spanish Women», *Nutrients,* vol. 10, p. 968 (2018).

Wright, C. S., *et al.:* «Effects of a High-Protein Diet Including Whole Eggs on Muscle Composition and Indices of Cardiometabolic Health and Systemic Inflammation in Older Adults with Overweight or Obesity: A Randomized Controlled Trial», *Nutrients,* vol. 10, p. 946 (2018).

## Capítulo 12: Recetas del plan keto verde depurativo

Alasalvar, C.; Bolling, B. W.: «Review of Nut Phytochemicals, Fat-Soluble Bioactives, Antioxidant Components and Health Effects», *British Journal of Nutrition,* vol. 113, suplemento 2, pp. S68-S78 (2015).

White, D.: «Healthy Uses for Garlic», *Nursing Clinics of North America,* vol. 56, pp. 153-156 (2021).

Yadav, M., *et al.:* «Medicinal and Biological Potential of Pumpkin: An Updated Review», *Nutrition Research Reviews,* vol. 23, pp. 184-190 (2010).

## Capítulo 13: Recetas del plan para modificar los carbohidratos

Bower A., *et al.:* «The Health Benefits of Selected Culinary Herbs and Spices Found in the Traditional Mediterranean Diet», *Critical Reviews in Food Science and Nutrition,* vol. 56, pp. 2728-2746 (2016).

Hewlings, S. J.; Kalman, D. S.: «Curcumin: A Review of Its Effects on Human Health», *Foods,* vol. 6, p. 92 (2017).

Jakes, T.D.: *Let It Go: Forgive So You Can Be Forgiven,* Atria Books (2012).

Laribi, B., *et al.:* «Coriander (Coriandrum sativum L.) and Its Bioactive Constituents», *Fitoterapia,* vol. 103, pp. 9-26 (2015).

Parker J., *et al.:* «Therapeutic Perspectives on Chia Seed and Its Oil: A Review», *Planta Medica,* vol. 84, pp. 606-612 (2018).

# Índice analítico

Observación: Los números de página en cursiva indican fotos o pies de foto. Los asteriscos (*) tras los títulos de las recetas indican las recetas que se utilizan en más de un plan.

## A

actividad, importancia de la, 288-289
adventistas del séptimo día de Loma Linda, 69
afirmaciones, practicar, 292
alcalinidad. *Véase* pH del cuerpo
alcohol, pausa en el, 91
alimentos frescos. *Véase* listas de la compra; *planes específicos*
almuerzos (recetas del plan para modificar los carbohidratos), 259-267 *Véase también* Planes de menús de 6 días
andropausia, planes de alimentación de 6 días para hombres y, 24
antojos, reducir los, 89, 90
Arroz de coliflor con verduras, 133
Asado con puerros e hinojos, 154-*155*
aves criadas ecológicamente, beneficios, 79

## B

Bacalao escaldado a las finas hierbas, 212
Batido cremoso de vainilla y menta, *230*, 234
Batido de ensalada de la huerta, 166
Batido de limón y jengibre, 236
Batido de melocotón melba, *238*, 239
Batido de proteína de calabaza, *238*, 240
Batido sustitutivo básico keto verde de la Dra. Anna, 120
Batido verde con anacardos, 236
Batido verde extremo, 121
Batido verde, *230*, 235
Bol de quinoa con salmón, *262*, 263
Bollitos de vainilla e higos con pistachos, 282-*283*
Boniatos asados dos veces, 266
Brécol al limón, 142
Brochetas de kafta, 210-*211*

## C

cafeína, pausa en la, 91-92, 94-95
caídas, menopausia y, 38-39
Caldo de huesos con ajo asado, 245
Caldo de huesos de cerdo, 241, *242*
Caldo de huesos de pollo asado, 241, *242*
Caldo de huesos de ternera de la Dra. Anna, 242-*243*
caldo de huesos, 240-243
Caldo de verduras de la Dra. Anna, 244
capacidad mental, 75
carnes, mejor calidad, 79
cenas (recetas del plan para modificar los carbohidratos), 268-275. *Véanse también* platos principales; Planes de menús de 6 días
Champiñones a la mexicana, 167
Chocolate caliente con colágeno, 232-233
Chuletas de cerdo bañadas con ghee, 222
Chuletas de cordero al cilantro, 269
claridad mental, 89
colágeno, beneficios del, 74-75
Coles de Bruselas asadas con rábanos, *140*, 141
comida y nutrición
  activar genes sanos, 33
  beneficios de cambiar, 11-13
  combatir la inflamación, 28-31
  cómo *MenuPausia* puede curar tu cuerpo, 28-33
  impacto de la comida sana en una semana, 21
  importancia de, 10-11
  nutrición equilibrada, 31
  resistencia a la insulina y, 31
  salud celular y, 31
  salud inmunitaria y, 33
Contramuslos de pollo crujientes, *208*, 209
Coq au vin de mamá, *160*
Corazón de ternera marinado, 220
corazón. *Véase* salud cardiovascular
Costillas de ternera con beicon, 206-207

## D

Delicia keto de almendra, 284-285
Desayuno vaquero a la sartén, *252*, 253

desayunos y batidos. *Véanse también* Planes de menús de 6 días; recetas de planes específicos
  Pausa en los carbohidratos, 196-200
  Plan keto verde desintoxicante a base de plantas, 164-166
  Plan keto verde extremo, 120-125
  Plan para modificar los carbohidratos, 250-258
desintoxicación. *Véanse* Plan keto verde depurativo; Plan keto verde desintoxicante a base de plantas
diabetes, 38
digestión saludable, 90-91
dulces (recetas del plan para modificar los carbohidratos), 276-287
  Bollitos de vainilla e higos con pistachos, 282-*283*
  Delicia keto de almendra, 284-285
  Fudge de chocolate helado, 279
  Galletas sin gluten con pepitas de chocolate, 276-277
  Mousse de calabaza y mango, *286*, 287
  Panna cotta de limón, 280
  Parfait de frutas a tu manera, *278*, 279
  Peras escalfadas al riesling, 281

## E

ejercicio, importancia del, 288-289
enlaces de vídeos
  cura de antojos, 90
  preparación de recetas, 119
Ensalada árabe de la huerta, 171
Ensalada arcoíris, 131
Ensalada costera de gambas y aguacate a la lima, *128*, 129
Ensalada de brécol al limón, 149
Ensalada de col kale con salmón ahumado y aguacate, 255
Ensalada de coles de Bruselas, 267
Ensalada de jícama, *176*, 177
Ensalada de pollo al estragón con manzanas y pecanas, 264-*265*
Ensalada de tomate, 172
Ensalada griega keto verde, 137, 168
Ensalada keto verde todoterreno, 267
Ensalada templada de espinacas y col kale con beicon y vinagreta de albahaca y tomillo, 138-139
Ensalada templada de setas, 126
Entrecot de buey con ghee especiado, 228-*229*

Espárragos asados al ajo, 127
Espinacas y garbanzos reconfortantes, 189
Estofado de setas y col kale, 190-*191*
estrategias para el éxito. *Véanse planes específicos*
estrés
  aumento de peso y, 37-38
  efectos adversos de, 37-38, 76, 289-290
  salud pelo/piel y, 76
  técnicas para controlar, 290, 291-292
  tés para aliviar, 96, 97
estrógeno, aumento de peso y, 36

## F

Filetes de coliflor asada, *162*, 192
Fletán con ensalada de rúcula y chimichurri de aguacate, *118*, 158-*159*
Frittata del granjero, 122-*123*
frutas, para almacenar. *Véase* listas de la compra; *planes específicos*
frutos secos y semillas, para almacenar. *Véase* listas de la compra; *planes específicos*
Fudge de chocolate helado, 279

## G

Galletas sin gluten con pepitas de chocolate, 276-*277*
Gambas al cilantro y ajo, 275
Gazpacho especiado, 174-*175*
genes sanos, activar los, 33
Granola sin cereales, 164-*165*
gratitud, pausar la negatividad con, 291
guarniciones, ensaladas y sopas. *Véase también* recetas de *planes específicos*
  Plan keto verde desintoxicante a base de plantas, 167-183
  Plan keto verde extremo, 126-142

## H

hábitos poco saludables, 289
hígado, limpieza con limón, 93, 232
hombres, planes de alimentación de 6 días para, 24
hormonas, equilibrio, 62-63, 72, 88
huesos, fortalecimiento, 73-75
Huevos a la diabla picantes, 196-*197*
Huevos encurtidos con remolacha, 198

Huevos escalfados sobre acelgas, 258
Huevos escoceses, 199
Hummus keto verde, 173

## I

incontinencia urinaria, 39
inflamación, combatir la, 28-31, 77, 88
intestino, curación en tres días, 20-21
inuit, mujeres, 85

## L

leches vegetales, 57, 67, 82, 101, 112
Limpieza del hígado con limón, 93, 232
limpieza. *Véase* Plan keto verde depurativo
listas de la compra
  Pausa en los carbohidratos, 81-82
  Plan keto verde depurativo, 100-101
  Plan keto verde desintoxicante a base de plantas, 66-67
  Plan keto verde extremo, 56-57
  Plan para modificar los carbohidratos, 110-112
  suplementos y alimentos básicos, 56, 100

## M

Margarita Mighty Maca, 234
Mejillones a la crema de coco y azafrán, *216*, 217
menopausia
  sobre: la realidad de, 19; este libro y, 10, 11-13
  buenas noticias sobre, 16-18 estrés y (*Véase* estrés)
  comida/dieta, importancia, 10-11
  curación del intestino durante, 20-21
  edad media de, 19
  falta de apoyo de los médicos, 19
  historia de la autora, 9-10
  nutrición, estilo de vida y, 19
  pausar sustancias que dañan la salud y empeoran los síntomas, 18
  peso y. *Véase* peso
  riesgos para la salud, 38-40. *Véase también* peso
  síntomas e inquietudes a largo plazo, 16
  variedad de efectos de, 19
menopausia en el mundo
  sobre: resumen de, 10-11

  adventistas del séptimo día de Loma Linda, 69
  Asia (Japón), 27
  cultura maya, 41
  India, 103
  Italia, 113
  mujeres inuit, 85
  Oriente Medio, 32
  rituales de las comidas, 59
menopausia masculina, planes de alimentación de 6 días, 24
mentalidad, pausar la negatividad, 290-292
menús. *Véanse* Planes de menús de 6 días; *planes específicos de MenuPausia*
Mézclum de hojas verdes, 171
Mousse de calabaza y mango, *286*, 287
músculo, pérdida de, 37
Muslitos asados, *226*, 227

## N

Nachos keto verdes, 260-*261*
negativa, pausar la mentalidad, 290-292
nutrición equilibrada, 31

## P

Pad thai de fideos asiáticos, 150-151
Panna cotta de limón, 280
Parfait de frutas a tu manera, *278*, 279
Pastel de búfalo, 146
Pastel de pavo ranchero, 274
Pausa en los carbohidratos, 70-84. *Véase también* proteína, poder/beneficios
  sobre: analizar si es el mejor para ti, 23; resumen de, 23, 70; razones para seguir el plan, 23, 70
  estrategias para el éxito, 82-84
  Lista de la compra para 6 días, 81-82
  mejor proteínas y, 79-80
  Plan de menú de 6 días, 80-81
  recetas. *Véase* Recetas de la pausa en los carbohidratos
Pausa en los carbohidratos, recetas 195-229
  sobre: desayunos, 196-200; platos principales, 201-229
  Bacalao escaldado a las finas hierbas, 212

Índice analítico 299

Brochetas de kafta, 210-*211*
Chili tejano keto, 201
Chuletas de cerdo bañadas con ghee, 222
Contramuslos de pollo crujientes, *208*, 209
Corazón de ternera marinado, 220
Costillas de ternera con beicon, 206-*207*
Entrecot de buey con ghee especiado, 228-*229*
Huevos a la diabla picantes, 196-*197*
Huevos encurtidos con remolacha, 198
Huevos escoceses, 199
Mejillones a la crema de coco y azafrán, *216*, 217
Muslitos asados, *226*, 227
Picadillo de ternera crujiente, 200
Pierna de cordero con hierbas y ajo, 213-*215*
Pollo asado clásico, *204*, 205
Salmón con piel crujiente, 221
Solomillo de cerdo con especias tex-mex, 218-219
Superhamburguesas, 202
Ternera desmenuzada con soja y jengibre, 224-*225*
Tiras de pollo envueltas en beicon, 223
Vieiras envueltas en beicon, 203
pausar
 sobre: resumen de, 18
 beneficios del enfoque de MenuPausia, 13
 comidas durante los planes de seis días, 18
 empoderamiento mediante, 292
 estrés, 289-290
 lo que ya no te sirve, 288-292
 mentalidad negativa, 290-292
 relaciones tóxicas, 290
 sustancias que pausar, 18
 testimonio sobre los beneficios de, 18
Peras escalfadas al riesling, 281
pescado y marisco salvajes, beneficios, 80
peso
 desequilibrio de estrógenos y, 36
 enfermedad autoinmune y, 46
 esperanza con MenuPausia, 40
 estrés y, 37-38
 niveles bajos de vitamina D y, 37

otros riesgos para la salud asociados con, 38-40
pérdida de músculo y, 37
pérdida rápida de, 72
razones para engordar durante la menopausia, 36-38
retos de perder, 34, 46
pH del cuerpo
 alcalinidad, beneficios de y lograr, 22, 48-50
 estrés que causa acidez, 290
 pruebas, 49-50, 58, 102, 114
Picadillo de ternera crujiente, 200
Pierna de cordero con hierbas y ajo, 213-*215*
Pilaf de arroz salvaje, 268
Piña colada sin alcohol, *238*, 239
Pisto, 193
Plan keto verde depurativo, 86-102.
 *Véase también* Limpieza del hígado con limón
 sobre: analizar si es el mejor para ti, 25; resumen de, 86; razones para seguir el plan, 86
 beneficios del, 88-91
 claridad mental con, 89
 combatir la inflamación, 88
 comida, 93
 desintoxicación con, 89-90
 equilibrio hormonal, 88
 estrategias para el éxito, 102
 estudios/datos científicos, 86-88
 Lista de la compra para 6 días, 100-101
 pausa en el alcohol y la cafeína, 91-92, 94-95
 Plan de menú de 6 días, 98-99
 recetas. *Véase* Recetas del plan keto verde depurativo
 reducción de los antojos, 89, 90
 salud digestiva con, 90-91
 tés para tomar, 94-97
Plan keto verde depurativo, recetas, 231-247
 Batido cremoso de vainilla y menta, *230*, 234
 Batido de limón y jengibre, 236
 Batido de melocotón melba, *238*, 239
 Batido de proteína de calabaza, *238*, 240
 Batido verde con anacardos, 236
 Batido verde, *230*, 235
 Caldo de huesos con ajo asado, 245
 Caldo de huesos de cerdo, 241, *242*

Caldo de huesos de pollo asado, 241, *242*
Caldo de huesos de ternera de la Dra. Anna, 242-*243*
Caldo de verduras de la Dra. Anna, 244
Chocolate caliente con colágeno, 232-*233*
Limpieza del hígado con limón, 232
Margarita Mighty Maca, 234
Piña colada sin alcohol, *238*, 239
Sopa de cebolla y caldo de huesos, 246
Sopa mediterránea de limón, 247
Yogur de frutas del bosque bebible, *230*, 235
Zumo verde de piña, 237
Zumo verde vegetal, 237
Plan keto verde desintoxicante a base de plantas, 60-68
 sobre: analizar si es el mejor para ti, 23; resumen de, 23, 60; razones para seguir el plan, 23, 60
 beneficios para el corazón y otros, 60-62
 comida, 63-64
 equilibrio hormonal, 62-63
 estrategias para el éxito, 68
 Lista de la compra para 6 días, 66-67
 Monta tu propio plato, 65
 Plan de menú de 6 días, 64-65
 recetas. *Véase* Recetas del plan keto verde desintoxicante a base de plantas *platos principales*
 resultados rápidos de, 62
Plan keto verde desintoxicante a base de plantas, recetas de otros planes
 Arroz de coliflor con verduras*, 133
 Batido sustitutivo básico keto verde de la Dra. Anna*, 120
 Brécol al limón*, 142
 Chili tejano keto, 201
 Coles de Bruselas asadas con rábanos*, *140*, 141
 Ensalada arcoíris*, 131
 Ensalada de coles de Bruselas*, 267
 Ensalada griega keto verde*, 137, 168
 Ensalada templada de setas*, 126
 Espárragos asados al ajo*, 127
 Sopa de coliflor y puerros de la Dra. Anna*, 132
 Tom kha gai keto verde, 143-*145*
 Tostada vegetariana de aguacate*, 124

Plan keto verde desintoxicante a base de plantas, recetas, 163-193. *Véase también* Recetas del plan keto verde desintoxicante a base de plantas de otros planes
  sobre: platos principales, 184-193; ensaladas, guarniciones y sopas, 167-183; batidos y desayunos, 164-166
  Batido de ensalada de la huerta, 166
  Champiñones a la mexicana, 167
  Ensalada árabe de la huerta, 171
  Ensalada de jícama, *176*, 177
  Ensalada de tomate, 172
  Espinacas y garbanzos reconfortantes, 189
  Estofado de setas y col kale, 190-*191*
  Filetes de coliflor asada, *162*, 192
  Gazpacho especiado, 174-*175*
  Granola sin cereales, 164-*165*
  Hummus keto verde, 173
  Mézclum de hojas verdes, 171
  Pisto, 193
  Ramen con miso y jengibre, *186*, 187-188
  Ramilletes de coliflor crujientes, 170
  Sopa de coliflor con tahini, *168*, 169-170
  Sopa de lentejas rojas y calabaza, 178-*179*
  Sopa dorada de col y garbanzos, 180-181
  Tabulé keto verde de la Dra. Anna, 182-*183*
  Tacos de col kale y tempeh, 184-*185*
Plan keto verde extremo, 44-58
  sobre: analizar si es el mejor para ti, 22; resumen de, 22; razones para seguir el plan, 22, 44
  cetosis y, 22
  comida, 51
  Crea tu propio plato, 55
  estrategias para el éxito, 58
  explicación, 47-50
  hombres también pueden, 24
  Lista de la compra para 6 días, 56-57
  nutrición cetogénica y, 47-48
  pH/alcalinidad y, 22, 48-50
  Plan de menú de 6 días, 54-55
  protección inmunitaria, 22, 50, 52
  qué pondrás en pausa, 52-53

  recetas. *Véase* Recetas del plan keto verde extremo *platos principales*
  resistencia a perder peso y, 46
Plan keto verde extremo, recetas de otros planes
  Bacalao escaldado a las finas hierbas*, 212
  Brochetas de kafta*, 210-*211*
  Champiñones a la mexicana*, 167
  Contramuslos de pollo crujientes*, *208*, 209
  Corazón de ternera marinado*, 220
  Ensalada de col kale con salmón ahumado y aguacate*, 255
  Estofado de setas y col kale*, 190-*191*
  Mézclum de hojas verdes*, 171
  Muslitos asados*, *226*, 227
  Picadillo de ternera crujiente*, 200
  Pierna de cordero con hierbas y ajo*, 213-*215*
  Pollo asado clásico*, *204*, 205
  Salmón con piel crujiente*, 221
  Tiras de pollo envueltas en beicon*, 223
  Vieiras envueltas en beicon*, 203
Plan keto verde extremo, recetas, 119-161. *Véase también* Recetas del plan keto verde extremo de otros planes
  sobre: platos principales, 143-161; ensaladas, guarniciones y sopas, 126-142; batidos y desayunos, 120-125
  Arroz de coliflor con verduras, 133
  Asado con puerros e hinojos, 154-*155*
  Batido sustitutivo básico keto verde de la Dra. Anna, 120
  Batido verde extremo, 121
  Brécol al limón, 142
  Coles de Bruselas asadas con rábanos, *140*, 141
  Coq au vin de mamá, *160*
  Ensalada arcoíris, 131
  Ensalada costera de gambas y aguacate a la lima, *128*, 129
  Ensalada de brécol al limón, 149
  Ensalada griega keto verde, 137, 168
  Ensalada templada de espinacas y col kale con beicon y vinagreta de albahaca y tomillo, 138-139
  Ensalada templada de setas, 126
  Espárragos asados al ajo, 127

  Fletán con ensalada de rúcula y chimichurri de aguacate, 118, 158-*159*
  Frittata del granjero, 122-123
  Pad thai de fideos asiáticos, 150-*151*
  Pastel de búfalo, 146
  Rollitos de lechuga con atún y apio, 130
  Salchichas bratwurst con repollo y col kale, *152*, 153
  Salmón al horno con ensalada de brécol al limón, 147-149, *148*
  Salteado de pollo y beicon con crucíferas, *156*, 157
  Sopa de coliflor y puerros de la Dra. Anna, 132
  Sopa de rollitos chinos, 134-136, *135*
  Tom kha gai keto verde, 143-*145*
  Torre de salmón ahumado, 125
  Tostada vegetariana de aguacate*, 124
  Vinagreta de albahaca y tomillo, 139
Plan para modificar los carbohidratos, 104-114
  sobre: analizar si es el mejor para ti, 25; resumen de, 25, 104; razones para seguir el plan, 25, 104
  cambiar a, 106-108
  Crea tu propio plato, 110
  cuándo comer carbohidratos, 108
  elegir los carbohidratos adecuados (lista por tipos y cantidades), 106-108
  estrategias para el éxito, 114
  Lista de la compra para 6 días, 110-112
  pausa en los carbohidratos ricos en azúcar, 108
  Plan de menú de 6 días, 109-110
  recetas. *Véase* recetas del plan para modificar los carbohidratos platos principales
  seguir con la nutrición keto verde, 106
Plan para modificar los carbohidratos, recetas 249-287
  sobre: desayunos, 250-258; cenas, 268-275; almuerzos, 259-267; dulces, 276-287
  Bol de quinoa con salmón, 262, 263
  Bollitos de vainilla e higos con pistachos, 282-283
  Boniatos asados dos veces, 266
  Chuletas de cordero al cilantro, 269
  Delicia keto de almendra, 284-285

Desayuno vaquero a la sartén, 252, 253
Ensalada de col kale con salmón ahumado y aguacate, 255
Ensalada de coles de Bruselas, 267
Ensalada de pollo al estragón con manzanas y pecanas, 264-265
Ensalada keto verde todoterreno, 267
Fudge de chocolate helado, 279
Galletas sin gluten con pepitas de chocolate, 276-277
Gambas al cilantro y ajo, 275
Huevos escalfados sobre acelgas, 258
Mousse de calabaza y mango, 286, 287
Nachos keto verdes, 260-261
Panna cotta de limón, 280
Parfait de frutas a tu manera, 278, 279
Pastel de pavo ranchero, 274
Peras escalfadas al riesling, 281
Pilaf de arroz salvaje, 268
Pollo con queso de cabra, mermelada de higos y albahaca, 270, 271
Pudin verde de chía, 250-251
Salmón al horno con zaatar con puré de alubias al ajo, 272-273
Shakshuka, 256-257
Sopa campestre de jamón y judías blancas con hojas de mostaza, 259
Tartaletas de huevos con beicon, 254
Plan para modificar los carbohidratos, recetas de otros planes
  Arroz de coliflor con verduras*, 133
  Asado con puerros e hinojos*, 154-*155*
  Bacalao escaldado a las finas hierbas*, 212
  Brécol al limón*, 142
  Brochetas de kafta*, 210-*211*
  Champiñones a la mexicana*, 167
  Chili tejano keto*, 201
  Chuletas de cerdo bañadas con ghee*, 222
  Coles de Bruselas asadas con rábanos*, *140*, 141
  Contramuslos de pollo crujientes*, 208, 209
  Coq au vin de mamá*, *160*
  Corazón de ternera marinado*, 220
  Costillas de ternera con beicon*, 206-207
  Ensalada árabe de la huerta*, 171
  Ensalada arcoíris*, 131
  Ensalada costera de gambas y aguacate a la lima*, 128, 129
  Ensalada de brécol al limón*, 149
  Ensalada de jícama*, 176, 177
  Ensalada de tomate*, 172
  Ensalada griega keto verde*, 137, 168
  Ensalada templada de espinacas y col kale con beicon y vinagreta de albahaca y tomillo*, 138-139
  Ensalada templada de setas*, 126
  Entrecot de buey con ghee especiado*, 228-*229*
  Espárragos asados al ajo*, 127
  Espinacas y garbanzos reconfortantes*, 189
  Estofado de setas y col kale*, 190-*191*
  Filetes de coliflor asada*, *162*, 192
  Fletán con ensalada de rúcula y chimichurri de aguacate*, *118*, 158-*159*
  Gazpacho especiado*, 174-*175*
  Huevos a la diabla picantes*, 196-*197*
  Huevos encurtidos con remolacha*, 198
  Huevos escoceses*, 199
  Hummus keto verde*, 173
  Mejillones a la crema de coco y azafrán*, 216, 217
  Mézclum de hojas verdes*, 171
  Muslitos asados*, *226*, 227
  Pad thai de fideos asiáticos*, 150-151
  Pastel de búfalo*, 146
  Picadillo de ternera crujiente*, 200
  Pierna de cordero con hierbas y ajo*, 213-*215*
  Pisto*, 193
  Pollo asado clásico*, 204, 205
  Ramilletes de coliflor crujientes*, 170
  Rollitos de lechuga con atún y apio*, 130
  Salchichas bratwurst con repollo y col kale*, 152, 153
  Salmón al horno con ensalada de brécol al limón*, 147-149, *148*
  Salmón con piel crujiente*, 221
  Salteado de pollo y beicon con crucíferas*, 156, 157
  Solomillo de cerdo con especias tex-mex*, 218-219
  Sopa de coliflor con tahini*, *168*, 169-170
  Sopa de coliflor y puerros de la Dra. Anna*, 132
  Sopa de lentejas rojas y calabaza*, 178-*179*
  Sopa de rollitos chinos*, 134-136, *135*
  Sopa dorada de col y garbanzos*, 180-181
  Superhamburguesas*, 202
  Tabulé keto verde de la Dra. Anna*, 182-183
  Ternera desmenuzada con soja y jengibre*, 224-*225*
  Tiras de pollo envueltas en beicon*, 223
  Tom kha gai keto verde*, 143-*145*
  Tostada vegetariana de aguacate*, 124
  Vieiras envueltas en beicon*, 203
  Vinagreta de albahaca y tomillo*, 139
planes de alimentación de 6 días. *Véanse también* plan para modificar los carbohidratos; pausa en los carbohidratos; plan keto verde depurativo; plan keto verde extremo; plan keto verde desintoxicante a base de plantas
  sobre: beneficios de, 13; resumen de, 18
  activar genes sanos, 33
  analizar cuál es el mejor para ti, 22-26
  combatir la inflamación, 28-31
  cómo curan tu cuerpo, 28-33
  impacto de la comida sana en una semana, 21
  nutrición equilibrada, 31
  para hombres y andropausia, 24
  pausar ciertos alimentos durante, 18
  por qué cinco planes, por qué seis días, 18
  recetas. *Véase planes específicos*; *recetas específicas*
  resistencia a la insulina y, 31
  salud celular y, 31
  salud inmunitaria y, 33
  salud intestinal, curación y, 20-21

planes de alimentación. *Véanse* planes de alimentación de 6 días; *planes específicos*
Planes de menús de 6 días
  Pausa en los carbohidratos, 80-81
  Plan keto verde depurativo, 98-99
  Plan keto verde desintoxicante a base de plantas, 64-65
  Plan keto verde extremo, 54-55
  Plan para modificar los carbohidratos, 109-110
platos principales. *Véanse también* Cenas (recetas del plan para modificar los carbohidratos); recetas de *planes específicos*
  Pausa en los carbohidratos, 201-229
  Plan keto verde desintoxicante a base de plantas, 184-193
  Plan keto verde extremo, 143-161
Pollo asado clásico, *204*, 205
Pollo con queso de cabra, mermelada de higos y albahaca, *270*, 271
pollo criado ecológicamente, beneficios, 79
proteína, poder/beneficios, 72-78
  antienvejecimiento beneficios, 72-73, 74-75
  capacidad mental, 75
  colágeno y huesos fuertes, 73-75
  combatir la inflamación, 77
  equilibrio hormonal, 72
  inmunidad y autoinmunidad, 77, 78
  mejor proteínas y, 79-80
  pérdida de peso rápida, 72
  salud cardiovascular, 76-77
  salud pelo/piel, 75-76
Pudin verde de chía, 250-*251*

# R
Ramen con miso y jengibre, *186*, 187-188
Ramilletes de coliflor crujientes, 170
Recetas de inspiración asiática, 27
Recetas de inspiración maya, 41
Recetas de Oriente Medio, 32
Recetas indias, 103
Recetas italianas, 113
relaciones tóxicas, 290
resistencia a la insulina, resolver la, 31
resistencia a perder peso y, 46
riesgo de cáncer, 38
riesgos para la salud, menopausia y, 38-40. *Véanse también* estrés; peso
Rollitos de lechuga con atún y apio, 130

# S
Salchichas bratwurst con repollo y col kale, 152, 153
Salmón al horno con ensalada de brécol al limón, 147-149, *148*
Salmón al horno con zaatar con puré de alubias al ajo, 272-*273*
Salmón con piel crujiente, 221
Salteado de pollo y beicon con crucíferas, *156*, 157
salud autoinmune, 22, 23, 44, 46, 50, 52
salud cardiovascular, 38, 60-62, 76-77
salud celular, 31
salud inmunitaria, 33, 77, 78
salud psicológica, 40
Shakshuka, 256-*257*
Solomillo de cerdo con especias tex-mex, 218-219
Sopa campestre de jamón y judías blancas con hojas de mostaza, 259
Sopa de cebolla y caldo de huesos, 246
Sopa de coliflor con tahini, *168*, 169-170
Sopa de coliflor y puerros de la Dra. Anna, 132
Sopa de lentejas rojas y calabaza, 178-*179*
Sopa de rollitos chinos, 134-136, *135*
Sopa dorada de col y garbanzos, 180-181
Sopa mediterránea de limón, 247
Superhamburguesas, 202
Suplementos y alimentos básicos, 56, 100

# T
Tabulé keto verde de la Dra. Anna, 182-*183*
Tacos de col kale y tempeh, 184-*185*
Tartaletas de huevos con beicon, 254
té
  sobre una pausa con, 94-95
  botánica, para la menopausia, 96-97
  ceremonia, pasos, 94-95
  síntomas que trata, 96-97
Ternera desmenuzada con soja y jengibre, 224-*225*
Tiras de pollo envueltas en beicon, 223
Torre de salmón ahumado, 125
Tostada vegetariana de aguacate*, 124

# U
urinaria, incontinencia, 39

# V
verduras, para almacenar. *Véanse* listas de la compra; *planes específicos*
Vieiras envueltas en beicon, 203
Vinagreta de albahaca y tomillo, 139
vitamina D, 37

# Y
Yogur de frutas del bosque bebible, *230*, 235

# Z
Zumo verde de piña, 237
Zumo verde vegetal, 237

## Acerca de la autora

Anna Cabeca es ginecobstetra, osteópata y miembro del Colegio Estadounidense de Obstetras y Ginecólogos. En Estados Unidos se la conoce como La Doctora Amiga y presenta el programa online *The Girlfriend Doctor Show*, donde expertos e invitados comparten sus conocimientos sobre cómo las mujeres pueden prosperar en cuerpo, mente y espíritu. Anna Cabeca tiene una licenciatura triple en Ginecobstetricia, Medicina integrativa y Medicina antienvejecimiento y regenerativa. Tiene también certificaciones especiales en medicina funcional, salud sexual y terapia de reemplazo hormonal bioidéntica. Imparte conferencias sobre estos temas en todo el mundo ante un público muy numeroso.

Sus dos primeros libros, *The Hormone Fix* y *Keto-Green 16,* fueron muy aclamados. Además, ha creado varios programas virtuales de transformación que son muy populares: Sexual CPR, Breeze Through Menopause y Magic Menopause. Ofrece planes de nutrición keto verde a sus suscriptoras y ha fundado el Club de la Doctora Amiga y una amplia comunidad keto verde en Facebook.

Defensora apasionada de la salud de las mujeres y también de los hombres, ha salido en varios programas de televisión y la han entrevistado en cadenas como ABC, CBS y NBC. También apareció en un episodio de la serie de telerrealidad *Real Housewives of Atlanta.* Ha colaborado como experta en salud femenina, nutrición, pérdida de peso y hormonas en las revistas *Shape Magazine, Woman's World, First for Women, InStyle,* el periódico *HuffPost,* el portal Mindbodygreen, entre otros medios de comunicación.

La revista *Forbes* escribió un reportaje sobre el éxito de su empresa y su producto estrella, Julva, una crema totalmente natural y de venta libre que desarrolló para tratar la sequedad y las molestias vaginales. También ha creado otros productos sanitarios muy populares, como Mighty Maca Plus.

La Dra. Anna vive en Dallas con sus hijas, sus caballos y sus perros.